Barbara EVG

natural diet

Il prodigioso metodo di dimagrimento rapido
con alimenti naturali e piatti appetitosi

Rizzoli

Pubblicato per

Rizzoli

da Mondadori Libri SpA

ISBN: 978-88-17-10577-4
Prima edizione: settembre 2018
Seconda edizione: settembre 2018
Art direction: Sergio Pappalettera / Studio Prodesign
Progetto grafico e impaginazione: Giulia Faraon / Studio Prodesign

Le informazioni contenute in questo libro non intendono sostituirsi al parere professionale di un medico. L'utilizzo di qualsiasi informazione qui riportata è a discrezione del lettore. L'Autore e l'Editore sono esonerati da qualsiasi responsabilità diretta o indiretta derivante dall'uso e dall'applicazione di qualsivoglia indicazione riportata nel testo.

SOMMARIO

NATURAL DIET

A chi è così importante
da non rendersene conto
A chi ha il coraggio
di cambiare la propria vita

MI PRESENTO

Sono Barbara Esposito Vulgo Gigante, trentenne napoletana, biologa nutrizionista specializzata nel dimagrimento rapido e ideatrice della **NATURAL DIET**, un metodo rivoluzionario diffuso in tutto il mondo per perdere il peso in eccesso.

Grazie all'ausilio di una piattaforma online, raggiungibile dal sito www.naturaldietevg.com, seguo infatti pazienti provenienti da ogni dove: non solo dall'Italia, ma anche da Londra, dal Texas, da Miami e da New York, dall'Australia, dalla Cina e da tante altre città sparse in tutto il mondo: non è necessario recarsi presso il mio studio, è sufficiente sedersi davanti a un computer per avere una dieta personalizzata ed essere seguiti passo dopo passo nel proprio percorso.

Prima di raccontare chi sono oggi, però, vorrei ripercorrere questo viaggio, intrapreso circa quattro anni fa appena dopo aver lasciato i banchi universitari, che mi ha condotto fino a qui, in una realtà che va oltre il più ardito volo dell'immaginazione. Sì, perché se avessi potuto esprimere un desiderio, non avrei mai osato chiedere di realizzare un sogno così grande.

Dopo aver conseguito, nel 2009, la laurea in Scienze motorie nella mia città, mi sono trasferita a Firenze per continuare gli studi e ottenere una seconda laurea in Scienze della nutrizione umana, con il massimo dei voti.

Dopo l'abilitazione, nel febbraio 2014, come ogni studentessa neolaureata ero alla ricerca di un lavoro, ma ero anche molto scoraggiata perché purtroppo, come ben sappiamo, viviamo in una realtà fatta di poche possibilità e molto sfruttamento, dove capita di avere un numero limitato di colloqui e tanti "le faremo sapere".

Senz'altro, però, a contraddistinguermi è da sempre la tenacia. Non volendo assolutamente gravare sulla mia famiglia e desiderando la mia indipendenza, ho cercato imperterrita un lavoro per sfruttare le mie conoscenze in modo che tanti anni di studio non si riducessero a un foglio di carta.

Neanche dieci giorni dopo le prime candidature, infatti, mi sono ritrovata a elaborare centinaia di diete per una società sportiva a Roma. Probabilmente le mie due lauree hanno rappresentato un punto di forza e così ho iniziato la mia avventura, avanti e indietro con il treno.

Durante questa esperienza ho cercato di parlare il più possibile con i pazienti, ascoltando i loro racconti, le loro speranze e le delusioni a cui sono andati incontro, facendo tesoro di ogni criticità riscontrata nei loro trascorsi alle prese con diete di vario tipo: percorsi lunghi, spesso monotoni e con scarsi risultati, che li portavano a gettare la spugna. Più li ascoltavo, più sentivo il peso dei loro problemi, convincendomi di dover fare qualcosa.

COSÌ HO DECISO DI BUTTARMI, facendo un passo che poi però si è rivelato sbagliato: ho acquistato l'apparecchiatura per l'impedenziometria, cioè uno strumento che determina la quantità di massa magra e di massa grassa, e un programma per elaborare diete. Ma, come dicevo, non è stata una scelta azzeccata, perché fin dall'inizio avevo intuito il principio che ora impronta il mio metodo, rivoluzionando il tradizionale approccio alimentare: non volevo assolutamente standardizzare le persone né vincolarle a delle quote caloriche prefissate. Pertanto anche il miglior programma elaborato da altri sul mercato non avrebbe rispecchiato le mie idee.

Questo avveniva in un periodo particolare della mia vita, quando i miei genitori si sono separati e, come un castello di sabbia, tutto è crollato; ciò in cui credevo non esisteva più, ed è venuto a mancare anche il sostegno economico su cui fino a quel momento avevo potuto contare, ponendomi davanti a spese più grandi di me, che non sapevo come affrontare.

Eppure, se non avessi vissuto questo capitolo della mia vita, se non ci fossero stati tali momenti di burrasca, non sarei arrivata fin qui. La voglia di riscatto, di reagire alla negatività che mi circondava, mi ha permesso di trovare dentro di me una nuova energia. È stato così che ho deciso ancora più fermamente di puntare tutto su me stessa, senza aspettare che la soluzione dei miei problemi arrivasse da qualcun altro, ma dedicandomi a corsi privati per allargare i miei orizzonti.

La più grande consapevolezza che ho acquisito? **PER FARE LA DIFFERENZA BISOGNA CREDERE NELLE PROPRIE CAPACITÀ**, ecco perché un grazie speciale lo devo a un professore, divenuto poi amico, che ho incontrato lungo questo cammino. Ha cambiato il mio modo di pensare, di lavorare e di affrontare le tante responsabilità che mi travolgono quotidianamente.

Credeteci quando dico che **QUANTO PIÙ SI HA FIDUCIA IN SE STESSI, TANTO PIÙ È FACILE FISSARE DEGLI OBIETTIVI E IMPEGNARSI PER RAGGIUNGERLI**. È una filosofia che abbraccio nel lavoro, oltre che nella vita.

Il successo? Se qualcuno se la cava meglio è perché fa qualcosa di diverso e impiega il proprio tempo più attivamente di quanto faccia qualcun altro.

L'informazione sul cibo esiste da sempre, semplicemente ognuno la interpreta e la applica a modo suo. Io sono partita dalla classica dieta mediterranea e l'ho rivisitata, eliminando alcuni alimenti e prediligendone altri, forse più "sconosciuti" ma non per questo sbagliati.

La prima persona a cui ho regalato un sorriso è stata mia cugina, da sempre in conflitto con il suo corpo. Dopo soli sette giorni, a notare il cambiamento repentino è stato addirittura il parrucchiere da cui era stata la settimana precedente. Stupefatto dalla trasformazione che ha visto in lei, ha dato il via a un vero e proprio passaparola tra le sue clienti e molte persone hanno cominciato a rivolgersi a me. È stato allora che ho iniziato a prendere coraggio e ho deciso che era il momento di smetterla con le visite a domicilio e di trovarmi uno studio in cui ricevere i miei "pazienti".

Per raggiungere più persone possibile, ho pensato di pubblicare sui vari social (in particolare su Instagram, dove potete trovarmi come barbaraevg) i risultati di coloro che erano pronti a testimoniare per me. Ed è così che le persone sono diventate non solo dei destinatari a cui dare prova del mio operato, ma anche il contenuto. L'hanno creato, criticato e supportato, aiutandomi a perfezionarlo, migliorarlo e valorizzarlo sempre più. Sono poi arrivati i primi vip, e con loro le interviste su riviste e siti specializzati.

Il bello dei social network è che tutti possono fare pubblicità a prescindere dal budget a disposizione. Se sono giunta fin qui, è grazie a quel piccolo dispositivo, lo smartphone, che mi permette di essere sempre in contatto con le persone che stanno seguendo la mia Natural Diet, rispondendo in tempo quasi reale ai loro dubbi e partecipando alla loro gioia per i traguardi che raggiungono.

Ed eccomi qui, dopo anni in cui propongo con successo la mia Natural Diet alle persone, a scrivere un libro in modo da farla conoscere a tutti voi, per permettere a quante più persone possibile di ritrovare una buona forma fisica e sentirsi così di nuovo bene nel proprio corpo.

Non voglio essere semplicemente una nutrizionista, ma soprattutto una compagna di viaggio dei miei pazienti, onnipresente a ogni passo di un lungo percorso, sino ad arrivare insieme al traguardo. Credo in ciascuno di loro forse più di quanto facciano loro stessi, ed è proprio parlando quotidianamente con le persone, esercitando la mia professione di biologa nutrizionista, che sono arrivata man mano a elaborare e perfezionare sempre più i principi guida su cui si fonda la mia dieta, la Natural Diet.

Vi accorgerete subito che non è una normale dieta: di solito questo termine ha un'accezione negativa, qualcosa che implica privazione e rinunce. **MI PIACE PENSARE INVECE CHE LA NATURAL DIET**

SIA UNA COSA DIVERSA, UN VERO E PROPRIO STILE DI VITA. E siccome io per prima non vorrei seguire un'alimentazione monotona e insapore, allo stesso modo non la voglio imporre agli altri: per me è stato un piacere e un divertimento inventare ricette rispondenti ai miei principi ma che deliziassero comunque il palato di molte persone. Ho sempre nutrito una grande passione per la cucina, e soprattutto per i dolci... e **UNA CARATTERISTICA DELLA NATURAL DIET È PROPRIO LA VARIETÀ DEI CIBI PROPOSTI**, che permette di sperimentare e associare tutti gli ingredienti in modo libero, a seconda dei propri gusti.

Le ricette contenute in questo libro (ben 105, fantastiche e deliziose!) sono adatte a tutti, anche a chi soffre di allergie, intolleranze, o è in una particolare condizione che impedisce di assumere determinati alimenti: vegetariani, vegani, celiaci... Ognuno può dormire sonni tranquilli e risvegliarsi sereno e dimagrito!

IL CONTEGGIO DELLE CALORIE, ODIATO PROTAGONISTA DI QUASI TUTTE LE DIETE, NELLA NATURAL DIET È TABÙ, pensate un po'! Lo stesso vale per le pillole, i beveroni o le ore infinite a fare attività fisica! Non serve niente di tutto questo per eliminare le tossine. Molto meglio un bagno caldo con del bicarbonato, così usiamo al meglio quei venti minuti di tempo in cui invece ci ingozzeremmo. E come per magia (ma non è magia, succede davvero!) sparirà anche la tanto detestata cellulite.

Questo libro è il frutto della mia fantasia e dell'entusiasmo travolgente dei pazienti che giorno dopo giorno mi trascinano a tavola con loro.

Quindi, grazie per averlo scelto: l'ho scritto nella speranza di regalare sorrisi e un corpo nuovo a quante più persone possibile. Ricordate che per raggiungere qualsiasi obiettivo è necessario liberarsi di tutto ciò che ci fa distogliere l'attenzione dalla meta, che ci fa disperdere energie.

Guardate dritto verso il traguardo e vedrete che lo raggiungerete ancora prima di quanto pensiate.

IN BOCCA AL LUPO PER LA VOSTRA AVVENTURA CON NATURAL DIET!

CHE COS'È LA NATURAL DIET

IL CONCETTO DI DIETA

Chiariamo subito un concetto fondamentale che poco fa ho già accennato: la parola "dieta" non deve richiamare sofferenze, privazioni, periodi difficili in cui ci siamo sentiti irritabili e giù di morale, né qualcosa che ci è toccato fare ma che abbiamo desiderato dimenticare il prima possibile.

"Dieta" deriva dal latino *diaeta*, una parola che vuol dire semplicemente "modo di vivere", "abitudini", e che noi oggi riferiamo a quelle alimentari. Niente di più!

Ed è così che voglio intendere io la dieta: **LA DIETA GIUSTA È QUELLA CHE PERMETTE DI MANGIARE GLI ALIMENTI ADATTI ALL'ORGANISMO**, riconoscendo quelli che fanno stare bene.

Se seguirete la Natural Diet, dopo il primo periodo in cui dovrete attenervi rigorosamente alle mie indicazioni, sarete poi in grado di proseguire autonomamente e saprete distinguere quei cibi che fanno solo ingrassare o venire la cellulite da quelli che danno energia, sazietà e benessere.

UNA VERA RIEDUCAZIONE ALIMENTARE

Quella che propongo io è una vera e propria **RIEDUCAZIONE ALIMENTARE**, perché solo in questo modo – ovvero cambiando definitivamente le vostre abitudini scorrette – potrete mantenere nel tempo gli obiettivi raggiunti. Con la Natural Diet imparerete a guardare con occhio critico quello che trovate sugli scaffali del supermercato, a **PREDILIGERE PRODOTTI NATURALI, POCO LAVORATI, DI STAGIONE E POSSIBILMENTE BIOLOGICI**. Sarete in grado di accostare in modo corretto gli alimenti e di programmare un pasto equilibrato e bilanciato, tenendo sempre a mente una cosa importante: mangiare come avete fatto fino adesso vi ha fatto diventare come siete, cuscinetti di grasso e cellulite compresi.

Dopo il periodo di dimagrimento, se seguirete le mie indicazioni riuscirete a tornare in forma, ma è chiaro che se poi riprenderete le cattive abitudini, i risultati svaniranno.

È per questo che insisto sul concetto di "rieducazione alimentare": la Natural Diet vuole insegnare a mangiare in modo corretto per sempre, e se la cosa vi spaventa è perché non avete ancora iniziato. Quando comincerete a sentirvi meglio, carichi di energia e vitalità, non vorrete più tornare indietro. **VI SEMBRERÀ DI ESSERE RINATI, IN UN NUOVO CORPO E CON NUOVA FORZA**.

Se avete già tentato di perdere i chili in eccesso e di rimodellare il vostro corpo e non ci siete riusciti, sapete bene quali siano le difficoltà a cui si va incontro: magari avete provato a diminuire significativamente le vostre porzioni, con il risultato che avevate sempre fame ma la lancetta della bilancia non scendeva neanche di un grammo, o magari siete anche riusciti a perdere qualche chilo, ma poi è bastato un fine settimana senza pensare alla dieta e tutti gli sforzi si sono vanificati.

Il motivo è chiaro: **NESSUNA DIETA È PER SEMPRE**. Per questo ho studiato una serie di piatti che non sono solo equilibrati e corretti dal punto di vista nutrizionale, ma anche gustosi e accattivanti, come potrete vedere voi stessi sfogliando la sezione delle ricette più avanti in questo libro. Vi verrà voglia di continuare a gustare queste prelibatezze anche dopo il periodo di quattro settimane dedicate al dimagrimento e mettersi a tavola sarà sempre un momento di serenità e appagamento.

GLI
OBIETTIVI

Il mio metodo di dimagrimento funziona: non lo dico solo io, lo dicono le centinaia di persone che grazie alla Natural Diet sono riuscite a rientrare nei loro vecchi jeans o a sentirsi a proprio agio in bikini sulla spiaggia.

Uno dei primi effetti che noterete sul vostro corpo già nelle settimane iniziali di Natural Diet è la scomparsa della cellulite. Questo odiosissimo inestetismo è causato da un eccesso di tossine e grassi che si accumulano nel tessuto sottocutaneo. Perciò, è eliminando tutti quegli alimenti che creano tossine – e cioè tutti i prodotti raffinati, molto lavorati, che hanno molte calorie e pochi nutrienti – e introducendo cibi sani e naturali che questi accumuli se ne andranno, facendo sparire l'orrendo effetto "buccia di arancia".

SEGUENDO CON ATTENZIONE IL PROGRAMMA, IN QUATTRO SETTIMANE VEDRETE PROGRESSIVAMENTE SPARIRE LA MASSA GRASSA ED EMERGERE LE VOSTRE VERE FORME: glutei, addominali, spalle, gambe. Lo scopo di questa dieta è proprio modellare il corpo e per farlo non servirà sfinirsi in palestra: anzi, soprattutto nelle prime settimane, il vostro fisico sarà già abbastanza impegnato ad abituarsi al nuovo regime alimentare e non sarà proprio il caso di procurargli un'ulteriore fonte di stress. A mano a mano che il grasso diminuirà vedrete che acquisirete un aspetto armonioso, in forma. I vostri muscoli, infatti, sono sempre stati lì, solo che erano nascosti!

Non dobbiamo dimenticare, soprattutto, quanto una sana e corretta alimentazione sia la base della nostra salute. E non è un caso che molte delle malattie più diffuse al giorno d'oggi siano collegabili proprio a quello che mettiamo in tavola: il consumo di determinati cibi, così come l'assenza di altri nella dieta, oltre alle scelte che facciamo in materia di condimenti e tecniche di cottura, sono direttamente relazionabili all'insorgere di determinate patologie. Analizzeremo più avanti in dettaglio alcuni di questi alimenti.

Seguire un regime alimentare equilibrato e corretto, com'è la Natural Diet, non significa quindi solo stare bene con se stessi, migliorarsi da un punto di vista estetico e sentirsi più energici, ma aiuta anche a prevenire tante patologie croniche come l'obesità e il sovrappeso, l'ipertensione arteriosa, le malattie dell'apparato circolatorio, il diabete, alcune forme di tumori e problemi ai denti.

CIBI SÌ CIBI NO

Per ottenere tutto questo non soffrirete la fame e mangerete di tutto: carboidrati, proteine e grassi, in modo equilibrato. Mangerete frutta, verdura, riso, patate, pesce e carne e, soprattutto, mangerete fino a essere sazi. Quindi anche a cena fuori con gli amici non avrete problemi, perché di certo una bella tagliata con rucola e funghi, o un bel piatto di pesce con verdure grigliate non vi faranno pesare il fatto di essere a dieta.

Naturalmente, però, nella fase di dimagrimento dovrete evitare nel modo più assoluto di mangiare insaccati, panini, pizzette, salse, torte e gelati. In questo periodo è fondamentale attenersi in modo preciso alle mie indicazioni, perché anche il minimo sgarro può vanificare tutti gli sforzi. Superate però queste quattro settimane, avrete la possibilità di inserire uno o più pasti liberi, integrando alcuni cibi.

Ci sono alcuni alimenti che andrebbero banditi da ogni tavola: biscotti, merendine, cereali per la colazione... Sono cibi che, prima di arrivare sugli scaffali dei supermercati, avvolti in confezioni colorate e accattivanti, hanno subìto un processo di lavorazione lunghissimo e spesso contengono sostanze chimiche che ne esaltano il sapore, oltre a tanto, tanto, tanto zucchero. Una sana e corretta alimentazione dovrebbe quindi per prima cosa eliminare tutti questi cibi, sostituendoli con alimenti freschi: questo comporta, tra le tante cose, anche fare a meno di contare le calorie ogni qualvolta si mangia. Magari un paio di biscotti contengono le stesse calorie di una mela, ma gli elementi nutritivi non sono equiparabili. Non a caso, quando consumiamo cibi ricchi di calorie ma con carente valore nutritivo non ci saziamo, anzi avvertiamo il senso di fame già dopo pochissimo tempo.

Nella Natural Diet non è prevista l'assunzione di farinacei, quindi pasta e pizza, perché contengono glutine e lectine che hanno proprietà infiammatorie sulla mucosa intestinale e un alto carico insulinico. No anche a legumi in grande quantità e a latticini, dannosi per l'intestino. Sul tema dei latticini, la scienza è in continua evoluzione, ma nella mia esperienza ho notato che alla maggior parte delle persone fa male il latticino con tanti grassi (oltre 10-12 per 100 g) e con lattosio: li sconsiglio quindi non solo a chi è intollerante, ma anche a tutti gli altri. Fanno eccezione la ricotta senza panna, i fiocchi di latte senza lattosio e la feta light, quelli cioè che hanno proteine del latte e siero del latte, pochi grassi e niente lattosio.

Va evitato assolutamente l'alcool, le cui calorie vuote mettono inutilmente sotto stress il fegato, e lo stesso vale per le bibite gassate, cariche di zuccheri che aumentano i livelli di glicemia, e quindi di insulina, predisponendo il corpo a ingrassare.

Infine, meglio diffidare dei prodotti "zero zuccheri" o "zero grassi", perché contengono dolcificanti chimici che abituano il palato ai gusti dolci innescando quella voglia di zuccheri che, se soddisfatta, fa inevitabilmente ingrassare.

E, ovviamente, no a caramelle, gomme da masticare, barrette proteiche, dolcificanti eccetera.

E quindi, cosa rimane? Il cioccolato! Un consumo regolare (ma senza esagerare nelle quantità, mi raccomando!) di cioccolato fondente con percentuali di cacao superiori al 70% aiuta a mantenersi attivi e facilita l'apprendimento, grazie al suo contenuto di flavonoidi, ovvero antiossidanti che hanno la capacità di proteggere la pelle dai raggi UV. I benefici del cioccolato, inoltre, sono molteplici: riduce la fame nervosa, grazie al contenuto di fibre, e lo stress, grazie alla presenza del cacao. Quest'ultimo, infatti, stimola la produzione di serotonina svolgendo un'azione eccitante e antidepressiva. Aiuta, infine, a ridurre il colesterolo cattivo nel sangue e migliora la circolazione sanguigna.

LO SPORT

Come ho accennato, nella prima fase della Natural Diet non è prevista l'attività fisica.

Questo perché nel cambiare le proprie abitudini alimentari, si genera nell'individuo una sensazione di imposizione restrittiva a cui non è sicuramente opportuno aggiungere lo stress psicologico legato alla stanchezza che deriva dal consumo di energia per fare attività fisica. Si creerebbero di certo delle difficoltà maggiori nel seguire un'alimentazione che inevitabilmente prevede di limitare quantità e scelta degli alimenti.

Un secondo motivo, non meno importante, è che quando si inizia a fare sport, soprattutto se fino a quel momento è stata condotta una vita molto sedentaria e magari si è optato per il fai-da-te, senza farsi seguire da un professionista, non si può prevedere la reazione fisiologica del corpo, sia da un punto di vista dell'impatto calorico sia degli effetti collaterali causati magari da un'attività fisica eccessiva o non corretta. Il corpo potrebbe recepirla come una vera e propria aggressione, rispondendo a questo allarme con una frenata del metabolismo.

Il sovrallenamento, detto anche **OVERTRAINING**, provoca infatti un innalzamento del cortisolo e, di conseguenza:

→ Cresce l'insulina (l'ormone degli zuccheri) e viene stimolato lo stoccaggio dei grassi sull'addome. L'aumento di insulina provoca a sua volta un aumento della sensazione di fame.

- Il metabolismo rallenta per difendere il corpo da un eccessivo affaticamento.
- Aumenta la ritenzione idrica.
- Aumenta il catabolismo, effetto indesiderato del ricambio tissutale caratterizzato da uno scompenso tra demolizione del muscolo e conseguente ripristino della massa muscolare.
- Aumenta la stanchezza generale.

Questo non significa che non si possa mai fare sport, però è importante rivolgersi a centri sportivi con personale qualificato, che sappiano guidare nella scelta dell'attività fisica più adatta alle caratteristiche, alle esigenze e agli obiettivi di ognuno: il dimagrimento, la normalizzazione o anche un incremento della massa corporea. Il tipo di attività fisica consigliato può essere anche molto diverso a seconda dei casi: per esempio, nel corso di un dimagrimento di un soggetto con sovrappeso di secondo grado *(vedi box sull'Indice di massa corporea a pagina 26)*, sarà sufficiente praticare 2 volte a settimana 20-30 minuti di passeggiata, mentre nel caso di una tonificazione sarà fondamentale scegliere un allenamento con i pesi di 2-3 sessioni da 50 minuti a settimana.

Quindi, sì all'attività fisica dopo i primi 30 giorni, ma con moderazione e avendo sempre ben presente l'obiettivo che si vuole raggiungere (per esempio una tonificazione dei glutei per la donna o dei pettorali per l'uomo). Bisognerà perciò scegliere dei professionisti seri che si interfaccino con il nutrizionista che ha elaborato il piano alimentare, al fine di mettere a punto un allenamento adeguato anche alle calorie assunte. In questo modo, **I RISULTATI SONO ASSICURATI**!

INDICE DI MASSA CORPOREA (BMI)

Il BMI (*Body Max Index*) è un parametro molto diffuso per valutare il proprio peso corporeo. Si ricava con una semplice formula: bisogna dividere il peso, espresso in chilogrammi, per il quadrato dell'altezza espressa in metri. Dopo aver fatto il calcolo, basta controllare la tabella qui sotto per capire in che situazione ci si trova:

< 16.5: grave magrezza
16-18,49: sottopeso
18.5-24,99: normopeso
25-29,99: sovrappeso
30-34,99: obesità classe I (lieve)
35-39,99: obesità classe II (media)
> 40: obesità classe III (grave)

Prima di cominciare dovete avere chiaro che, all'inizio, potrebbe non essere facile. Il vostro corpo attraverserà una vera e propria fase di "disintossicazione" da tutte quelle tossine di cui vi siete ingozzati fino a questo momento e che talvolta creano una vera e propria dipendenza: caffeina, conservanti, dolcificanti e additivi vari vanno smaltiti e questo può comportare giorni di mal di testa, stanchezza, irritabilità... Ma non demordete, state ripulendo il vostro organismo da tutte le sostanze nocive di cui lo avete nutrito.

È proprio come quando si fanno grandi pulizie in casa: prima bisogna mettere tutto sottosopra e, durante il lavoro, sembra che sia passato un uragano. **MA ALLA FINE, TUTTO SPLENDE!**

Quindi, dopo questa tempesta, ecco che vi sentirete carichi di energia e di forza e più lucidi nei pensieri; vi accorgerete di avere meno dolori, di soffrire meno di raffreddore, di non avere difficoltà a digerire; subirete meno gli effetti delle allergie stagionali, spariranno le impurità della pelle, rendendola più chiara e splendente... **INSOMMA, UNA SERIE DI BENEFICI CHE VI FARANNO STARE MEGLIO NON SOLO FISICAMENTE MA ANCHE MENTALMENTE, PERMETTENDOVI DI ENTRARE IN UNA NUOVA VITA!**

I PRINCIPI DELLA NATURAL DIET

SCEGLIERE BENE GLI ALIMENTI

Ci sono alcune regole, riconosciute universalmente, che stanno alla base di un'alimentazione corretta. Già seguendo questi semplici consigli, sicuramente staremo tutti un po' meglio!

I cibi che portiamo in tavola dovrebbero essere: di buona qualità, legati alla stagione, nelle giuste porzioni, vari e, ultimo ma non meno importante, gustosi, perché mangiare deve essere anche un piacere.

Ecco nel dettaglio i parametri a cui possiamo riferirci per valutare ciò che mettiamo nel piatto:

TIPOLOGIA: Gli alimenti sono suddivisi in sette gruppi fondamentali, elaborati dall'Istituto nazionale di ricerca per gli alimenti e la nutrizione (INRAN) insieme alla Società italiana di nutrizione umana (SINU). Il raggruppamento è avvenuto secondo un criterio di omogeneità, ovvero differenziando i vari prodotti in base alla loro prevalenza nutrizionale. Per una sana alimentazione, **SAREBBE OPPORTUNO CONSUMARE CON FREQUENZA GIORNALIERA ALMENO UN PRODOTTO APPARTENENTE A OGNUNO DEI SETTE GRUPPI FONDAMENTALI**: carne, pesce e uova; latte e derivati; cereali e derivati e tuberi; legumi; grassi e oli da condimento; ortaggi e frutti fonti di vitamina A; ortaggi e frutti fonti di vitamina C. Solo in questo modo si garantiscono all'organismo tutte le sostanze nutrienti di cui ha bisogno.

QUALITÀ: Il prodotto deve essere **SANO, SICURO, NUTRIENTE E OTTENUTO NEL RISPETTO DELL'AMBIENTE**. Deve quindi attenersi ai parametri di qualità igienico-sanitaria, chimico-nutrizionale, legale, organolettica e di origine. Non potendo noi consumatori verificare personalmente tutti questi requisiti in ogni prodotto, consiglio di scegliere sempre alimenti prodotti da aziende certificate che rispettino ognuno di tali parametri.

QUANTITÀ: La quantità degli alimenti da consumare è sicuramente importante durante una dieta, ma anche in generale quando si parla di corretta alimentazione, perché **DEVE SEMPRE ESSERCI UN GIUSTO EQUILIBRIO QUANTITATIVO** di tutti i nutrienti che vanno a comporre il pasto. Anche l'alimento più "magro", se utilizzato nelle quantità non opportune, potrebbe non essere più in linea con un piano alimentare: per esempio, anche se è concesso il miele al posto dello zucchero per dolcificare una bevanda, consumarne in dosi eccessive potrebbe causare problemi di iperglicemia in un soggetto diabetico o potrebbe impedire il dimagrimento di una persona che sta seguendo una dieta ipocalorica.

VARIETÀ: È necessario variare la tipologia dei cibi che consumiamo perché il nostro corpo, per funzionare correttamente, ha bisogno di più di cento sostanze differenti al giorno e nessun alimento le contiene contemporaneamente tutte quante. Inoltre, tutti gli alimenti conterranno sempre, oltre alle sostanze che servono al nostro organismo, molecole o agenti potenzialmente tossici (additivi, contaminati ambientali, contaminati microbiologici quali muffe o tossine eccetera), quindi **UN'ALIMENTAZIONE VARIA CI CONSENTE DI RIDURRE I RISCHI DI INGERIRE IN MODO RIPETUTO LE SOSTANZE DANNOSE PRESENTI NEGLI ALIMENTI**.

Ancora: l'assunzione variata di frutta e verdura potrebbe ridurre il rischio di sviluppare diabete di tipo 2 nella popolazione adulta (il tipo di diabete più diffuso, non insulino-dipendente, che ha cause non solo ereditarie ma anche ambientali).

Infine, molto importante: assumere ogni giorno alimenti diversi fa sì che i pasti siano più piacevoli e non ripetitivi, aspetto fondamentale soprattutto nel caso di diete per l'educazione alimentare.

STAGIONALITÀ: Gli alimenti di stagione, in particolare frutta e verdura, sono meno trattati e "pompati" rispetto a quelli coltivati in serra. Sono più ecologici, perché richiedono molta meno energia per essere prodotti. Sono **PIÙ SAPORITI E GUSTOSI** e inoltre tutelano meglio la nostra salute dando l'apporto vitaminico e minerale ottimale per affrontare la stagione in corso. E costano anche meno di quelli non di stagione!

Può comunque capitare di voler acquistare alimenti non di stagione: in questo caso, meglio sceglierli surgelati, dal momento che sono stati raccolti e surgelati nel loro giusto momento di maturazione

LA STAGIONALITÀ DELLA FRUTTA

	ALBICOCCHE	ANGURIE	ARANCE	BANANE	CACHI	CILIEGIE	FICHI	FICHI D'INDIA	FRAGOLE	KIWI	LAMPONI
GENNAIO			♥	♥						♥	
FEBBRAIO			♥	♥						♥	
MARZO			♥	♥						♥	
APRILE			♥	♥					♥	♥	
MAGGIO			♥	♥		♥			♥	♥	
GIUGNO	♥			♥		♥			♥		
LUGLIO	♥	♥				♥	♥		♥		♥
AGOSTO		♥		♥			♥				♥
SETTEMBRE				♥			♥	♥			
OTTOBRE				♥	♥						
NOVEMBRE			♥		♥					♥	
DICEMBRE			♥							♥	

	♥	♥				♥	♥	♥	♥			LIME
♥	♥	♥			♥	♥		♥	♥			LIMONI
♥	♥								♥	♥	♥	MANDARINI
♥	♥	♥	♥	♥			♥	♥	♥	♥	♥	MELE
			♥	♥	♥	♥						MELONI
				♥	♥							MIRTILLI
				♥								MORE
		♥	♥	♥	♥							PERE
			♥	♥	♥	♥						PESCHE
♥	♥							♥	♥	♥	♥	POMPELMI
			♥	♥	♥							PRUGNE
			♥	♥	♥	♥						SUSINE
		♥	♥									UVA

LA STAGIONALITÀ DELLA VERDURA

	AGLIO	ASPARAGI	BASILICO	BIETOLE	BROCCOLI	CARCIOFI	CAROTE	CAVOLFIORI	CAVOLI	CETRIOLI	CIME DI RAPA	CIPOLLE
GENNAIO					♥		♥	♥	♥		♥	
FEBBRAIO					♥		♥	♥			♥	
MARZO		♥			♥	♥	♥	♥			♥	
APRILE		♥			♥	♥		♥				
MAGGIO		♥		♥	♥	♥		♥				♥
GIUGNO	♥	♥	♥	♥	♥	♥						♥
LUGLIO	♥		♥	♥						♥		♥
AGOSTO				♥						♥		♥
SETTEMBRE				♥	♥		♥		♥	♥		♥
OTTOBRE				♥	♥		♥	♥	♥			
NOVEMBRE				♥	♥		♥	♥	♥		♥	
DICEMBRE					♥		♥	♥	♥		♥	

							♥	♥	♥			LATTUGA
♥	♥	♥										NOCI
	♥	♥										OLIVE
		♥	♥	♥	♥	♥						PEPERONI
												PORCINI
♥	♥	♥						♥		♥	♥	RADICCHIO
			♥	♥	♥	♥	♥	♥				RAPE
				♥	♥	♥	♥	♥	♥			RAVANELLI
		♥	♥	♥	♥	♥	♥	♥	♥			RUCOLA
				♥	♥	♥	♥					SCAROLA
♥	♥	♥	♥					♥	♥	♥	♥	SEDANO
		♥	♥	♥				♥	♥	♥		SPINACI
	♥	♥	♥									VERZE
♥	♥	♥	♥	♥	♥					♥	♥	ZUCCHE
			♥	♥	♥	♥						ZUCCHINE

e conservano così i propri valori nutritivi (nelle mie ricette spesso prevedo l'uso anche di pesce surgelato: è importante in questo caso controllare l'etichetta ed evitare prodotti lavorati). Le tabelle alle pagine 36-39 mostrano quando è il momento giusto per mangiare la migliore frutta e verdura di stagione!

Un altro modo per essere sicuri di assorbire tutte le preziose sostanze nutritive presenti nelle verdure è scegliere il corretto metodo di cottura: alcuni contribuiscono alla trasformazione degli alimenti, altri invece permettono di conservarne le proprietà nutritive. Nel caso della bollitura, per esempio, buona parte delle vitamine, dei minerali e degli aminoacidi presenti nelle verdure si trasferisce nell'acqua, impoverendo così l'alimento che arriva nei nostri piatti. Con la cottura al vapore le verdure invece non entrano in contatto diretto con l'acqua e riescono così a conservare buona parte dei loro nutrienti. Nelle mie ricette consiglio la cottura al vapore usando il microonde, ma lo stesso risultato si può ottenere con una vaporiera elettrica o con gli appositi cestelli (in bambù o acciaio) da utilizzare sopra una pentola piena di acqua sul fornello.

SODDISFAZIONE DEL PALATO: Mangiare è uno dei piaceri della vita. E a nessuno piace mangiare cibi insapore! Forse è anche questo uno dei motivi per cui molte diete falliscono. Attraverso le mie ricette, invece, sarà possibile seguire **UN'ALIMENTAZIONE CORRETTA SENZA RINUNCIARE A PIETANZE DAVVERO DELIZIOSE**: con gli ingredienti giusti, anche un dolce può non essere grasso e dannoso.

AL POSTO DELLO ZUCCHERO

Lo zucchero non sempre è benefico, anzi. Il consumo di cibi ricchi di zuccheri, tra l'altro raffinati, innalza la glicemia, ovvero il livello di glucosio nel sangue, e per un arco temporale troppo breve. Gli alimenti ad alto indice glicemico danneggiano le cellule cerebrali, ecco perché è consigliato sostituire lo zucchero bianco con il miele, uno degli alimenti raccomandati per mantenere in salute il cervello grazie alle vitamine e agli enzimi in esso contenuto, o con lo zucchero di cocco. Quest'ultimo è uno zucchero naturale ottenuto dalla linfa dei fiori della palma da cocco e non subisce alcun processo di raffinazione, ragion per cui conserva diverse proprietà nutritive tra cui vitamine e sali minerali. Ha un indice glicemico più basso rispetto al comune zucchero bianco grazie a una fibra chiamata inulina che rallenta l'assorbimento del glucosio. È possibile, inoltre, dolcificare yogurt, tisane, gallette di riso anche con lo sciroppo d'agave o d'acero, adatti a potenziare l'attività cellulare. Ottima alternativa è anche la stevia, una pianta che cresce in Sud America le cui foglie verdi contengono una quantità significativa di stevioside, un dolcificante trecento volte più dolce dello zucchero. Grazie all'apporto di minerali essenziali e vitamine che aiutano a rafforzare il sistema immunitario è una valida alternativa ai dolcificanti artificiali, adatta anche in caso di obesità o diabete. Comunque, è bene consumarla con moderazione.

L'IMPORTANZA DI OGNI PASTO

Uno dei segreti principali per una corretta alimentazione è fare almeno quattro pasti al giorno, salutari e bilanciati: colazione, pranzo, cena e almeno uno spuntino, in base allo stile di vita di ognuno, più o meno sedentario, e quindi al fabbisogno calorico.

Per affrontare la giornata con la giusta energia fisica e psicologica è necessario ricaricare costantemente il corpo. Inoltre è bene che le calorie necessarie provengano da alimenti che siano giusti sia da un punto di vista nutrizionale sia salutare.

COLAZIONE, PERCHÉ FARLA?

Al mattino il corpo, e anche il cervello, hanno bisogno per attivarsi dell'assunzione di un pasto che sia costituito dalla giusta quantità di proteine, carboidrati e grassi: può essere un pasto veloce con un frutto e una tisana, oppure più elaborato, per soddisfare le esigenze dei più golosi, con un mega pancake Natural (p. 248).

SAREBBE UN GROSSO ERRORE STARE DIGIUNI TROPPO A LUNGO, soprattutto durante un regime alimentare ipocalorico: arrivati all'ora di pranzo, non si riuscirebbe a raggiungere facilmente il senso di sazietà con il pasto, dato che al corpo, privato delle energie, non basterebbero porzioni di cibo limitate per recuperare a livello fisico e mentale.

Nella Natural Diet non è previsto il consumo di latte vaccino, in modo da ridurre i danni che il lattosio può provocare al nostro organismo: aumento dell'insulina, stitichezza, acne, possibile aggravamento dell'asma e una perdita di ferro in caso di utilizzo precoce. Le alternative vegetali al latte vaccino sono molte (latte di riso, di mandorla, di cocco, d'avena) e, oltre a essere gustose, sono ricche di nutrienti.

Io amo particolarmente il latte di cocco, e infatti lo troverete più volte suggerito nelle mie ricette, come del resto anche l'olio. Si compera già pronto oppure si ottiene grattugiando e schiacciando la polpa di cocco fresco e si presta benissimo alla preparazione e all'accompagnamento di molteplici piatti (minestre, dolci, salse). Fornisce nutrienti essenziali quali ferro, magnesio, fosforo e potassio e, a differenza del latte vaccino, non contiene tracce di lattosio, ragion per cui può essere consumato anche da tutti i soggetti sensibili a questo zucchero. Nonostante l'origine vegetale e l'assenza di colesterolo, è ricco di grassi saturi e antiossidanti, essenziali nel prevenire possibili problemi di salute.

CAFFÈ? NO GRAZIE!

Non tutti sanno che il caffè contiene tantissime tossine. Il caffè non ha niente di alimentare ed è solo il risultato di lavorazioni industriali che ne fanno un prodotto tutt'altro che sano e nutriente. La bevanda che si ottiene è un concentrato di elementi aromatici estratti da grani pressoché carbonizzati.

È un vero e proprio anti alimento, ogni tazzina contiene 2 kcal e più di 200 sostanze tossiche. Tra queste, teofillina e teobromina (metilxantine, come la caffeina o sostanze nervine), betaina e tamino, che danneggiano il sistema nervoso, quello vascolare e gli organi digestivi; altre sono origini di sintomi quali le palpitazioni, le vampate di calore, le angosce, le oppressioni cardiache, l'aumento del ritmo cardiaco, gli scompensi e la pressione sanguigna fino a tremori e nevrastenie.

La caffeina è sicuramente la sostanza più nota. Anche in piccole dosi è dannosa a cardiopatici con segni di insufficienza aortica, agli artritici, ai dispeptici, agli affetti di aritmia extra sistolica, ai portatori di alterazioni rigenerative dei vasi, agli arteriosclerotici, agli affetti da malattie renali ipertensive, a chi ha problemi alla prostata e infiammazioni croniche della vescica.

Ci sono controindicazioni anche per tutte le forme di gastriti e duodeniti, ulcera gastroduodenale, enterite, colite e stitichezza. La caffeina è controindicata anche alle donne in stato di gravidanza, infatti da esperimenti effettuati è stato accertato che passa dalla madre al cervello del feto, depositandosi per un certo periodo di tempo e intervenendo negativamente sull'attività di enzimi con gravi conseguenze tutt'ora oggetto di studio.

Estremamente nocivi sono anche i tannini: la loro presenza nell'organismo può provocare la diminuzione dell'accrescimento corporeo e l'utilizzazione dell'azoto proteico. I tannini infatti inattivano gli enzimi proteasi, lipasi e amilasi, che svolgono nell'organismo una funzione insostituibile; la loro inibizione comporta interferenze negative nell'utilizzazione metabolica di molte sostanze nutritive.

Un esempio di tale interferenza è dato dall'associazione del caffè con il latte: la caffeina aumenta la secrezione gastrica (aumentando l'acido clorico), mentre l'azione del tannino ostacola la digestione e l'assimilazione in particolare delle proteine ma anche degli altri componenti del latte.

PRANZO: COSA SCEGLIERE?

Le nostre giornate sono piene di impegni: lo studio, il lavoro, le faccende domestiche, l'organizzazione della famiglia e dei figli... Per far fronte a tutto ciò con la giusta energia, **IL PRANZO DEVE ESSERE IL PASTO CON IL PIÙ ALTO APPORTO CALORICO** e deve essere composto da 30 fino a 70 grammi di carboidrati complessi a basso indice glicemico, come segale, riso basmati, riso venere, riso rosso, farro, orzo, avena, quinoa, grano saraceno, patate americane eccetera.

Quando si segue un regime ipocalorico, i carboidrati complessi non devono essere presenti tutti i giorni, ma possono essere sostituiti dalla giusta quantità di legumi, verdura o frutta, altrettanto utili per garantire al corpo una sufficiente vitalità.

Ai carboidrati bisogna poi associare delle proteine animali come uova, carne bianca, carne rossa magra, pesce bianco e azzurro non di allevamento, ricotta di cestino. La quantità varia a seconda dall'esigenza specifica e del metabolismo basale e quotidiano di ciascun individuo.

PANE E PASTA

Non è consigliabile per nessuno, e non solo per chi soffre di celiachia, l'utilizzo di prodotti come pasta, pane, pizze e dolci con farine di tipo "00" e "0". Il problema va ricercato nella profonda raffinazione di tali farine, nelle elevate temperature e nella macinazione a cilindri, che determinano la perdita di molte sostanze nutrienti come vitamine e sali minerali. Inoltre nei grani moderni, con il lievito di birra e una veloce lievitazione, ritroviamo la causa di fastidiosi gonfiori addominali. Ma non è finita, perché c'è anche il problema dell'alto indice glicemico, che causa un repentino innalzamento dell'insulina a cui segue un altrettanto repentino calo, dopo circa mezz'ora, che porta con sé una sgradevole sensazione di sonnolenza e debolezza. Per questo si consiglia un'alimentazione a base di grani tradizionali macinati di tipo "2" a basse temperature e a lievitazione naturale, perché così si previene ipertensione, diabete, infiammazioni, adipe in eccesso e irritazioni del colon, favorendo la regolarizzazione del metabolismo dei glucidi. Tipi di grano che si possono utilizzare tranquillamente sono il grano duro Senatore Cappelli - la cui caratteristica è quella di conservare intatti i grani antichi, che dunque non hanno subìto alcuna trasformazione da parte dell'uomo - il grano saragolla, il farro, la timilia.

Sono inoltre necessarie 1-2 porzioni di verdure per raggiungere un senso di sazietà adeguato e stimolare il transito intestinale e, pochi lo sanno, anche per incamerare un'ulteriore dose di acqua, che è assolutamente necessaria per regolarizzare le funzioni vitali degli organi del corpo umano.

Infine, **NON MENO IMPORTANTI SONO I GRASSI BUONI** quali olio extravergine di oliva, olio di riso, olio di lino, olio di cocco, frutta secca e avocado che, oltre a insaporire le pietanze, garantiscono al corpo una dose adeguata di antiossidanti, perché ricchi di omega 3. Gli avocado in particolare presentano una limitatissima percentuale di zucchero e sono considerati la risorsa ricca di grassi e proteine più facilmente digeribile fra tutti i cibi. Forniscono più proteine del latte vaccino e includono tutti gli aminoacidi essenziali. L'alto contenuto di fibre aiuta anche a far calare il colesterolo "cattivo" e a tenere sotto controllo il diabete. Contengono molti grassi, specialmente monoinsaturi, e dunque sani per il cuore. Inoltre, non molti lo sanno ma sono tra gli alimenti consigliati per ridurre il rischio di contrarre il tumore al seno, grazie al loro alto contenuto di acido oleico.

SPUNTINO: VELOCE O GUSTOSO?

Tra i vari pasti non bisogna sottovalutare l'importanza dello spuntino: come ho già sottolineato poco fa, il corpo umano non può stare per troppe ore senza nutrimento e, soprattutto quando si segue un'alimentazione ipocalorica, ha ancora più bisogno di un rifornimento costante e adeguato di calorie, in modo da evitare un improvviso e brusco senso di fame. Quando accade, è facile essere portati a mangiare senza controllo e criterio qualsiasi cosa capiti sottomano, rischiando così di vanificare tutti i sacrifici fatti fino a quel momento.

LO SPUNTINO PERMETTE DI ARRIVARE AI PASTI PRINCIPALI CON LA DOVUTA SERENITÀ e quindi di rispettare senza troppe difficoltà la dieta che si sta seguendo.

Lo spuntino può essere a base di frutta di stagione, frutta secca, verdure crude, yogurt greco, cioccolata fondente all'85% o più, centrifugati, tisane o dolci e gelati Natural.

CENA: QUALI ALIMENTI SCEGLIERE PER EVITARE PROBLEMI DI DIGESTIONE O ECCESSI CALORICI PRIMA DI DORMIRE?

Soprattutto per noi italiani, la cena rappresenta **IL PASTO CONVIVIALE PER ECCELLENZA** di ogni famiglia, che si può gustare con tranquillità senza dover correre al lavoro, a studiare o ad accompagnare i figli a danza o a calcio. Ci si trattiene volentieri qualche minuto in più a tavola, ma il rischio è quello di sbocconcellare pane in abbondanza mentre si chiacchiera, o di tagliarsi un pezzo di formaggio anche se si avrebbe già mangiato a sufficienza.

A cena sarebbe bene scegliere di non consumare alcuna forma di carboidrati complessi e mangiare invece un secondo di carne o pesce con verdure in una quantità soddisfacente. A proposito di pesce, vedrete che nelle mie ricette consiglio l'utilizzo del salmone selvaggio, che in Italia si trova quasi solo surgelato. Rispetto a quello fresco, che generalmente è di allevamento, quello selvaggio si nutre secondo natura con i microrganismi che vivono nel suo ambiente naturale, e non con cibo più grasso somministrato appositamente per produrre pesci di maggiori dimensioni. Inoltre, il salmone di allevamento ha livelli più alti di contaminanti rispetto a quello selvaggio. Quindi, per una cena ottimale, per esempio si potrebbero scegliere polpette di spinaci (200 g), carne rossa magra (vedi ricetta a pp. 180-181) e carciofi (200 g) stufati con olive, oppure una sogliola agli agrumi (300 g) con asparagi (300 g) conditi con olio extravergine di oliva.

E IL DOLCE?

A cena, o comunque prima di andare a dormire, è sempre bene evitare di mangiare dolci. Infatti, durante il sonno il nostro metabolismo basale si azzera del tutto e quindi l'assunzione di dolci, con il loro alto contenuto di zuccheri semplici e grassi, comporta un eccesso di calorie che il corpo, non sfruttandole per ricavare energia, immagazzina in quelli che poi diventano depositi di grasso corporeo.

COME METTERE IN PRATICA LA NATURAL DIET

IL PROGRAMMA IN QUATTRO SETTIMANE

Ed eccoci qui, pronti per iniziare il programma in quattro settimane che vi porterà a riscoprire il vostro corpo, a sentirvi a vostro agio nel vostro fisico.

Ai fini del raggiungimento di un buon risultato è importantissimo sapere quando, quali e quanti pasti fare durante la giornata, come prepararli e in che quantità.

Per rendere il vostro percorso Natural ancora più semplice, ho deciso di guidarvi attraverso una tabella molto chiara e semplice, nelle prossime pagine, che vi faciliti nella scelta e nell'abbinamento delle mie ricette.

Come vedete, ho raccolto in questa tabella una settimana-tipo, con i cinque o sei pasti quotidiani che possono essere utilizzati in base alle esigenze fisiologiche di ognuno sia da un punto di vista estetico (per combattere ritenzione idrica, cellulite, inestetismi della pelle), sia della salute (per chi soffre di diabete, celiachia, intolleranze alimentari, obesità).

	LUNEDÌ	MARTEDÌ	MERCOLEDÌ
			ACQUA E LIMONE
COLAZIONE	**ESTRATTO**	**DOLCE CON ESTRATTO**	**DOLCE CON TISANA**
SPUNTINO MATTINA	**CENTRIFUGA**	**DOLCE CON ESTRATTO**	**CENTRIFUGA**
PRANZO	**ANTIPASTO, VELLUTATA, SECONDO E CONTORNO**	**ZUPPA CON CEREALI INTEGRALI, SECONDO E CONTORNO**	**ANTIPASTO VELLUTATA, SECONDO E CONTORNO**
SPUNTINO POMERIGGIO	**DOLCE**	**CENTRIFUGA**	**DOLCE**
CENA	**ZUPPA CON SECONDO SENZA CEREALI INTEGRALI E CONTORNO**	**SECONDO, CONTORNO ED ESTRATTO**	**SECONDO E VELLUTATA**
POST CENA	**CAMOMILLA**		**ESTRATTO**

È CONSIGLIABILE RISPETTARE VARIETÀ E STAGIONALITÀ (COME RIPORTATO NELLA SEZIONE "SCEGLIERE BENE GLI ALIMENTI" DEL CAPITOLO *I PRINCIPI DELLA NATURAL DIET*)

GIOVEDÌ	VENERDÌ	SABATO	DOMENICA
AL RISVEGLIO			
DOLCE	ESTRATTO	DOLCE CON TISANA	DOLCE CON CENTRIFUGA
ESTRATTO	CENTRIFUGA	ESTRATTO	DOLCE CON ESTRATTO
ANTIPASTO, RIMO, ZUPPA N SECONDO E NZA CEREALI INTEGRALI CONTORNO	PRIMO, SECONDO E CONTORNO	ZUPPA CON CEREALI INTEGRALI, SECONDO E CONTORNO	ANTIPASTO, VELLUTATA, PRIMO E SECONDO
ESTRATTO	CENTRIFUGA	DOLCE CON TISANA	DOLCE CON ESTRATTO
SECONDO CONTORNO D ESTRATTO	ANTIPASTO, VELLUTATA, SECONDO E CONTORNO	ANTIPASTO SECONDO E CONTORNO	SECONDO E CONTORNO
CAMOMILLA		ESTRATTO	

Ho volutamente lasciato le indicazioni generiche perché starà a voi, in base ai gusti e alle esigenze specifiche, scegliere nella vasta sezione di ricette che trovate nelle prossime pagine quelle di cui avete più voglia.

Per la colazione e per gli spuntini si può attingere alla sezione dei dolci o degli estratti; ovviamente, per quanto concerne i dolci, è importante non esagerare con le quantità perché, come ho già detto, qualsiasi pietanza, anche dietetica, non va mai utilizzata in eccesso.

Per il pranzo, che deve essere il pasto più ricco e più calorico della giornata, potete concedervi antipasto, primo o zuppa, secondo e contorno. Deve essere un pasto completo, e dovrà prevedere al suo interno una giusta quantità di carboidrati, proteine e grassi buoni. Potrete scegliere il primo sia nella sezione dei primi sia in quella delle zuppe, dove si trovano, oltre alle verdure, anche cereali integrali come riso, quinoa, amaranto e grano saraceno. Per i contorni si possono usare le ricette della sezione dedicata o quelle delle vellutate e delle zuppe.

Per l'antipasto e per il secondo ci sono le rispettive sezioni.

A cena scegliete un secondo associato a contorno o vellutate e zuppe composte solo da verdure. Prima di andare a dormire si può gustare una camomilla, una tisana o un estratto.

Per ogni ricetta ho indicato le categorie di persone per le quali è consigliata oppure no, ma spesso bastano poche modifiche per renderle adatte a tutti: ad esempio, il sale è sconsigliato per chi soffre di ritenzione idrica o cellulite, ma non è certo un ingrediente indispensabile! Allo stesso modo, chi soffre di gastrite dovrebbe evitare il limone, che è facilmente sostituibile con l'aceto di mele.

ACQUA E LIMONE

Mezzo bicchiere di acqua e limone, assunto al mattino a stomaco vuoto, apporta tantissimi benefici! Innanzitutto stimola l'attività intestinale e depura il fegato, regala energia e favorisce l'attività gastrica, e quindi aiuta a digerire meglio e a ridurre l'acidità di stomaco. Inoltre è disintossicante e fa bene alla pelle.
Ma perché proprio il limone? Contiene acido citrico, sali minerali, ferro, calcio, potassio e un elevato contenuto di vitamina C. Sebbene esso sia conosciuto per essere antidiarroico, chi è stitico non deve temere un peggioramento del problema.

Nella tabella qui di seguito trovate un esempio di giornata:

Al risveglio un bicchiere di acqua tiepida con 1/2 limone spremuto	
COLAZIONE	Cheesecake pistacchio e lampone Tisana
SPUNTINO MATTINA	Drink green
PRANZO	Maionese Natural e sticks di verdure Gnocchi di zucca agli asparagi Carciofi lime e menta Polpettine di tacchino con fegato, arancia, pinoli e uva passa
SPUNTINO POMERIGGIO	Tartufi nocciola e cacao amaro
CENA	Vellutata di cavolo rosso e pistacchi Fezzucchine al pesto di avocado e sesamo Salmone selvaggio in crosta di cipolla rossa e finocchietto
POST CENA	Camomilla

CUCINARE CON GUSTO

Ve l'ho promesso, con la Natural Diet non solo non si soffre la fame, ma potrete anche gustare delle ottime portate, ricche di sapori accattivanti. Il segreto è trovare sempre il condimento giusto, che esalti il gusto della pietanza senza caricarla con inutili e dannose calorie in eccesso. Il re dei condimenti è, naturalmente, l'olio extravergine di oliva. Rappresenta una fonte importante di acidi grassi essenziali che aiutano a ridurre il colesterolo e a proteggere la salute del cuore; riduce il rischio di cancro grazie all'acido oleico; contrasta i fattori di rischio del diabete se abbinato a una dieta sana ed equilibrata e, se consumato in maniera moderata, contribuisce al buon funzionamento dell'intestino.

Scoprirete poi che **NON SERVE INONDARE IL PIATTO DI SALE PER TROVARE UN SAPORE**. Il nostro consumo di sale è decisamente elevato, perché non dobbiamo pensare solo a quello che aggiungiamo ai nostri piatti, ma soprattutto a quello che assumiamo attraverso i prodotti maneggiati dall'industria alimentare: insaccati e carni conservate, formaggio, inscatolati, prodotti da forno, bibite gassate. **L'ECCESSO DI SALE COMPORTA LA RITENZIONE DI LIQUIDI NEI TESSUTI E GLI INESTETISMI DELLA PELLE A BUCCIA D'ARANCIA**, inoltre, naturalmente, favorisce l'insorgere dell'ipertensione arteriosa e l'aumento del rischio di ictus cerebrale e di malattie cardiache e renali. Un consumo moderato, invece, contrasta la pressione alta e i disturbi della circolazione. Come potrete vedere nelle mie ricette, io uso molto il sale rosa dell'Himalaya, che è privo di tossine e riduce il rischio di ritenzione idrica, così come il sale di Cervia. Ma perché non il classico sale marino? La risposta è semplice: è molto raffinato, pertanto le tracce di minerali vengono rimosse.

OTTIMI SOSTITUTI DEL SALE SONO LE SPEZIE, PERFETTE PER INSAPORIRE LE PIETANZE: curcuma, zenzero, zafferano, timo, cannella e tante altre. Lo zenzero, per esempio, è una radice dalle mille virtù: ha proprietà antiossidanti e detossinanti, è efficace contro le nausee, il raffreddore e vari disturbi quali il mal di mare o d'aereo. Ha un'azione antinfiammatoria e abbassa i livelli di colesterolo. Una tazza di acqua calda o tè allo zenzero migliora la digestione e aiuta a tenere sotto controllo la fame nervosa e il desiderio di cibo. Anche la curcuma apporta innumerevoli benefici: depura il fegato, rafforza il sistema immunitario, contrasta il diabete e il colesterolo, migliora il funzionamento di stomaco e intestino e aiuta la digestione. È usata anche per sanare le ferite grazie all'azione che svolge contro le infiammazioni e in generale contro i dolori, perfino quelli articolari. Inoltre, limita i danni prodotti dai radicali liberi, responsabili dell'invecchiamento precoce e di diverse malattie.

UN ALTRO OTTIMO ALLEATO DELL'UOMO CHE VUOLE MANTENERSI IN SALUTE È L'AGLIO: aiuta il fegato e il suo processo di disintossicazione, può prevenire l'insorgenza di tumori e aiuta a sconfiggere le infezioni. Per rendere leggero e digeribile questo alimento è consigliabile eliminare l'anima, ossia la parte interna, maggiore responsabile anche dell'alito cattivo, e consumarlo crudo, in quanto la cottura elimina alcuni enzimi che ne facilitano la digestione.

Spesso sottovalutati in questa loro funzione di "condimento", anche gli agrumi possono donare ai nostri piatti una nota di sapore in più davvero unica. Arance, limoni e lime sono alleati preziosissimi sia per la salute, con la loro ricchezza di preziosi minerali e vitamine, sia per la buona riuscita delle ricette, perché danno ai piatti colore e gusto. Oltre al succo, io uso spesso le *zest*, cioè le scorze, che si possono ricavare con l'apposita grattugia, facendo attenzione a non prendere anche la parte bianca, che è amara.

Quando invece serve solo il frutto, per esempio per i centrifugati (vedi p. 268), consiglio di pelarlo a vivo, quindi eliminare sia la buccia sia la parte bianca, in modo da ricavare la polpa.

A OGNUNO LA PROPRIA DIETA

Il vantaggio della mia dieta è che **PUÒ ESSERE SEGUITA DA TUTTI** coloro che vogliono stare meglio e ritrovare una buona forma fisica: donne, uomini, bambini o anziani. Dal momento che, come ho già detto, è una dieta completa ed equilibrata, si adatta anche a chi soffre di particolari patologie quali diabete, celiachia, intolleranza al lattosio, reflusso gastroesofageo o obesità; così come a chi si trova in stati fisiologici particolari come gravidanza, allattamento, sterilità, stitichezza, ritenzione idrica, cellulite o è colpito da inestetismi della pelle.

FRUTTA SECCA

La frutta secca stimola il cervello, combatte l'invecchiamento e dona buonumore. Inoltre, il consumo di frutta secca durante la giornata diminuisce il senso di fame. Grazie all'alto contenuto di fibre e acidi grassi mono e polinsaturi, esercita un'azione protettiva nei confronti del diabete, dell'ipercolesterolemia e dell'obesità. I grassi rappresentano indubbiamente il nutriente più importante: in particolare, le noci contengono un acido grasso omega 3, vitale per l'organismo che non è in grado di produrne; le mandorle sono ricche di magnesio e hanno una discreta percentuale di proteine; le nocciole apportano preziosi fitosteroli che sono in grado di aiutare a ridurre il colesterolo.

Sebbene esistano dei protocolli specifici da seguire per ogni patologia o stato fisiologico, nei miei piani alimentari alcuni alimenti sono banditi a priori e ho verificato che, indipendentemente dal sesso e dall'età, chi segue il mio regime gode di tanti benefici.

Di base, il concetto è: perché eliminare alcuni alimenti per esempio durante la gravidanza, per tutelare il feto, e non farlo durante il resto della vita, per tutelare noi stessi?!

La Natural Diet insegna a mangiare secondo natura, secondo le reali necessità del nostro organismo.

Come dice il nome stesso della mia dieta, credo che sia molto importante **PREDILIGERE GLI ALIMENTI NATURALI RISPETTO A QUELLI INDUSTRIALI** e molto lavorati, quindi anche rispetto ai cosiddetti cibi *light*. Un alimento naturale è un alimento che si presenta così come la natura lo propone, e quindi ben vengano frutta, verdure fresche, uova, frutta secca.

La diffusione e l'informazione riguardo i prodotti biologici ha migliorato la nostra coscienza alimentare, per cui oggi risulta meno difficile individuare quegli alimenti che contengono sostanze nocive.

Nelle prossime pagine analizzerò le principali patologie e condizioni fisiologiche: il punto di partenza per chi vuole seguire la Natural Diet resta sempre la tabella alle pagine 54-55, che andrà adattata secondo le informazioni che seguono in base alle proprie necessità particolari. Quindi,selezionando una ricetta per il proprio pasto, ognuno deve cercare quelle che contengono gli alimenti consigliati per le proprie eventuali patologie o per la particolare condizione fisiologica, evitando i cibi che non sono adatti. A questo scopo, possono farvi da guida i simboli (vedi legenda a p. 74).

Come spero ormai sia chiaro, **CI SONO ALIMENTI CHE CHIUNQUE DOVREBBE BANDIRE**: i salumi, i cibi eccessivamente lavorati o ricchi di zuccheri eccetera.

Tuttavia, ripeterlo è sempre utile, vanno banditi soprattutto nei casi in cui proprio il consumo di quegli alimenti, magari eccessivo e prolungato nel tempo, può aver avuto un ruolo nell'insorgere di un particolare stato fisiologico negativo (penso, per esempio, all'obesità, alla ritenzione idrica o alla cellulite).

DIABETE DI TIPO 2

Il diabete di tipo 2 è una malattia cronica caratterizzata dall'aumento della concentrazione di glucosio nel sangue. A differenza del diabete di tipo 1, che rientra nelle malattie autoimmuni, le cause del diabete di tipo 2 sono da ricercare in fattori ambientali, oltre che ereditari. Tra i fattori di rischio l'obesità, l'ipertensione e alti livelli di trigliceridi. Quindi, in caso di diabete di tipo 2, una corretta alimentazione ha un ruolo determinante.

☺ ALIMENTI DA CONSIGLIARE ☺

Cibi integrali
Ortaggi e frutta ricchi di fibre

☹ ALIMENTI DA EVITARE ☹

Zuccheri semplici
Salumi
Inscatolati
Affumicati
Latte intero
Succhi di frutta
Marmellata
Frutta sciroppata
Miele
Bibite zuccherate
Cioccolato al latte
Creme a base di uova

CELIACHIA

La celiachia è una malattia immunomediata provocata dall'ingerimento di glutine che, in soggetti geneticamente predisposti, causa un processo infiammatorio nell'intestino tenue e una conseguente difficoltà di assorbimento, accompagnati da manifestazioni extra intestinali.

ALIMENTI DA CONSIGLIARE

Frutta e verdura fresche
Carni, pesci e affettati
Latte e derivati
Riso e derivati
Mais e derivati

ALIMENTI DA EVITARE

Pane
Pasta
Pizza
Biscotti
Cereali per la prima colazione
Alimenti derivati da grano, orzo, segale, farro e kamut
Birra

Eliminare la classica farina non significa rinunciare a pasta, pane e dolci vari. Semplicemente, per la preparazione di questi ultimi si devono prediligere altri tipi di farine poco raffinate come la farina di riso, di mandorle, di quinoa e tante altre.
Attualmente una gran parte della popolazione risulta sensibile al grano che, per essere appetibile ed economico, viene eccessivamente lavorato.

INTOLLERANZA AL LATTOSIO

L'intolleranza al lattosio è una tipica condizione di eccessiva sensibilità alimentare metabolica dovuta al deficit di lattasi. In mancanza parziale o totale di questa, il lattosio non digerito passa all'intestino crasso e provoca disturbi gastrointestinali.
Ma perché eliminarlo completamente? A causa delle caseine, molecole proteiche infiammatorie, esso danneggia l'intestino e altera la risposta insulinica predisponendo il corpo a ingrassare.
Per farlo, è necessario leggere con attenzione gli elenchi degli ingredienti perché il lattosio potrebbe essere presente anche in cibi "insospettabili" (attenzione, se compare la scritta «lattosio: 0,0» non significa che il lattosio non sia presente, ma che è presente in minime quantità).

☹ ALIMENTI DA EVITARE ☹

Pane e prodotti da forno
Margarina
Cereali per la prima colazione
Bevande per la prima colazione come latte (vaccino, di bufala, di pecora, di capra), alcuni succhi di frutta, caffè istantaneo, bevande analcoliche in polvere
Salumi (prosciutto cotto)
Salse
Caramelle, merendine, gelati, cioccolato
Preparati per biscotti e dolci
Hamburger di carne confezionati

Rinunciare alla classica colazione con latte e biscotti, quindi? No, basta scegliere tra le molte alternative vegetali al latte vaccino, dal latte di riso a quello di avena o di mandorle. Molti ritengono il latte una fonte alimentare indispensabile per la crescita umana e per l'apporto di calcio, non sapendo che questo è contenuto in molti altri alimenti: vegetali a foglia verde, noci, cereali, frutta fresca e frutta secca.

GASTRITE

Il reflusso gastroesofageo designa una serie di disturbi dovuti alla risalita dei succhi gastrici acidi dello stomaco verso l'esofago. Se si protrae nel tempo può provocare un'erosione della mucosa esofagea (esofagite).

ALIMENTI DA CONSIGLIARE

Yogurt magro

Carni bianche

Pesce fresco

Condimenti leggeri da utilizzare a crudo (olio extravergine di oliva, olio di riso, olio ai semi di lino)

Verdure cotte lessate o al vapore

ALIMENTI DA EVITARE

Carni e pesci conservati

Condimenti troppo salati o speziati

Bevande irritanti, gassate, ghiacciate a base di thè, caffeina e cola

Alimenti troppo freddi o troppo caldi

Alimenti poco cotti o lievitati

Vino bianco

Creme a base di uova

Ortaggi e frutti aciduli (pomodori, peperoni, agrumi, frutti di bosco, ananas)

SENSIBILITÀ AL NICKEL

Il nickel è un minerale (metallo) che si trova un po' ovunque: tegami e posate, bigiotteria, monete, montature degli occhiali, chiavi, maniglie. Sebbene in quantità minori, è presente anche nelle tinture per capelli e nei cosmetici. Molti cibi contengono nickel, sia in quanto provenienti da terreni che ne sono ricchi, sia perché presente nei recipienti in cui sono conservati. L'allergia al nickel è una delle patologie più conosciute di dermatite allergica da contatto e si verifica nel momento in cui questo metallo entra in contatto con la pelle. Si presenta sotto forma di prurito o bruciore rendendo più difficili anche le più normali attività quotidiane. L'allergia può verificarsi anche quando si assumono alimenti con elevato contenuto di nickel provocando diversi sintomi come diarrea, stitichezza o crampi.

Per chi è sensibile al nickel la regola generale vuole che siano evitati tutti i cibi di colore arancione e quindi carote, zucca, arance eccetera.

☹ ALIMENTI DA EVITARE ☹

Cacao e cioccolato
Farina d'avena, farina di mais, farina integrale
Noci e mandorle
Legumi freschi e secchi
Cipolle
Spinaci, asparagi, pomodori
Margarina
Pere
Lievito in polvere
Cibi in scatola
Tonno, crostacei, salmone e sgombro

OBESITÀ

L'obesità è una condizione caratterizzata da un accumulo smisurato di grasso corporeo. Nella maggior parte dei casi la causa è uno stile di vita sbagliato, quindi vanno eliminati tutti quegli alimenti eccessivamente zuccherati, salati e raffinati che, comunque, dovrebbero sparire da ogni tavola!

ALIMENTI DA EVITARE

Alcolici
Bibite zuccherate
Dolci, biscotti, torte
Cibi da fast-food
Salumi
Snack salati (patatine, pop corn)
Burro

GRAVIDANZA

La gravidanza è un evento fisiologico importante durante il quale la salute della madre e del feto sono collegati: a giocare un ruolo fondamentale per una crescita corretta del bambino è proprio l'alimentazione della madre. Assolutamente, quindi, si devono evitare le diete sbilanciate che prevedono solo alcuni alimenti, eliminando sostanze indispensabili quali aminoacidi essenziali, zuccheri, vitamine o proteine.
È una fase della vita in cui bisogna fare particolare attenzione a cosa si mangia, perché uno stesso alimento può dare benefici e contemporaneamen-

te nascondere insidie: penso per esempio al pesce, che è ricco di proteine e, alcuni in particolare, di acidi grassi omega 3 preziosi per lo sviluppo cerebrale del feto. Tuttavia, è sconsigliato consumarlo crudo, in quanto potrebbe contenere batteri.

☺ ALIMENTI DA CONSIGLIARE ☺

Pasta

Verdure. In particolare broccoli, che contengono elevate quantità di vitamina C, vitamina A, acido folico e calcio; carote, tra le migliori fonti di vitamina A, vitamina C, vitamine B6 e betacarotene, che aiutano il sano sviluppo delle ossa, degli occhi e dei denti, e sono ricche di fibre che prevengono la stipsi; peperoni, meglio se rossi scuri, per le alte quantità di vitamine B6, vitamina A e vitamina C; spinaci, preferibilmente quelli dal verde più scuro, che hanno una percentuale molto alta di ferro e di acido folico, utilissimi per lo sviluppo del sistema nervoso e dei globuli rossi (il modo migliore per usufruire del ferro presente negli spinaci è di condirli con il limone, perché la vitamina C che questi contengono ne aiuta l'assorbimento)

Legumi

Frutta a guscio: noci, nocciole, mandorle, pinoli

Frutta, in particolare avocado, mango e frutti di bosco, per l'alto contenuto di vitamina C, vitamina A e acido folico

Cereali

Olio extravergine di oliva aggiunto a crudo

☹ ALIMENTI DA EVITARE ☹

Fritti e soffritti

Fegato e frattaglie

Verdure, carni e salumi crudi
(se non si è immuni alla toxoplasmosi)

Alcolici

Uova crude (per evitare la salmonellosi)

ALLATTAMENTO

L'allattamento è un processo delicato e impegnativo per ogni neomamma, il cui corpo deve produrre latte per nutrire il suo neonato.
Per prima cosa, è fondamentale bere moltissimo, soprattutto acqua e tisane (quelle a base di galega e fieno ne favoriscono la produzione).
L'alimentazione deve essere il più possibile sana, equilibrata e variegata: è un fattore vitale per garantire la corretta produzione di latte e per abituare il bimbo a tutti quei sapori che poi ritroverà – e apprezzerà più facilmente – durante lo svezzamento. Alcuni cibi, tuttavia, ne variano considerevolmente il gusto: è il caso di cipolla, aglio, cavoli, asparagi, spezie piccanti... Non sono sconsigliati, ma il latte che ne deriva potrebbe risultare meno gradito al piccolo. Alcune verdure, come per esempio i carciofi, pare invece che ne riducano la produzione: come al solito, comunque, è la quantità che fa il danno.

☺ ALIMENTI DA CONSIGLIARE ☺

Frutta
Verdura
Cereali integrali
Carne e pesce

☹ ALIMENTI DA EVITARE ☹

Cibi confezionati
Cioccolata (perché contiene caffeina)
Crostacei e frutti di mare

Verdure come peperoni, cavoli, broccoli, asparagi, carciofi, cime di rapa

Aglio e cipolla crudi

Spezie piccanti

Pesce affumicato

STERILITÀ

La sterilità è l'impossibilità di concepire. Non ci sono cibi specifici controindicati in questa situazione, o la cui assunzione sia una garanzia per risolvere il problema, ma è ormai accertato che una dieta ricca di grassi, zuccheri e cibi trattati e povera invece di sostanze nutrienti può essere una delle cause di questa condizione, a cui possono accostarsi problematiche fisiche, psicologiche e sociali.

ALIMENTI DA CONSIGLIARE

Frutta

Verdura

Cereali integrali

Olio extravergine di oliva a crudo

Pesce

ALIMENTI DA EVITARE

Cibi confezionati

Salumi

STITICHEZZA

La stitichezza è un disturbo gastrointestinale risultante dalla difficoltà di svuotare l'intestino espellendone le feci. Un'alimentazione ricca di fibre vegetali influisce positivamente su questa condizione, così come porta benefici bere molta acqua. Uno o due kiwi al giorno sono inoltre un ottimo rimedio: i semini di questi frutti hanno infatti un considerevole effetto regolatore sull'intestino.

ALIMENTI DA CONSIGLIARE

Cereali integrali
Tè
Yogurt
Kiwi

ALIMENTI DA EVITARE

Banane
Farina bianca
Alcol
Cibi confezionati
Carne grassa (salumi, carne di maiale)

STATI FISIOLOGICI

RITENZIONE IDRICA E CELLULITE

Ritenzione idrica e cellulite sono due diversi disturbi circolatori in cui liquidi in eccesso e tossine si accumulano nei tessuti sottocutanei e in alcune parti del

corpo. Come moltissime donne sanno bene, cosce e glutei tendono maggiormente a ritenere i liquidi e accumulare il grasso.
In assenza di patologie importanti, la causa è un'alimentazione scorretta e ricca di sale.
Come combatterle? Con un'alimentazione sana e bilanciata, ricca di frutta e verdure. Tra queste ultime annoveriamo gli asparagi e gli agretti, noti per la loro azione diuretica e anticellulite. Gli asparagi, in particolare, sono anche in grado di controllare i livelli di zuccheri nel sangue, impedendo così la formazione di grasso addominale.
Naturalmente rinunciare al sale non significa rinunciare al sapore degli alimenti, piuttosto scoprirne di nuovi utilizzando aromi, erbe e spezie come rosmarino, timo, curry eccetera.

☺ ALIMENTI DA CONSIGLIARE ☺

Frutta
Verdure quali asparagi, carciofi, carote, sedano e finocchi
Grano e farine raffinate
Latticini

☹ ALIMENTI DA EVITARE ☹

Sale
Cibi inscatolati
Salumi
Alcolici
Acqua gassata
Caffè
Bevande dolcificate

- DIABETE
- CELIACHIA
- INTOLLERANZA AL LATTOSIO
- GASTRITE
- INTOLLERANZA AL NICKEL
- OBESITÀ
- GRAVIDANZA
- ALLATTAMENTO
- STERILITÀ
- STITICHEZZA
- RITENZIONE IDRICA E CELLULITE

- PRIMAVERA
- ESTATE
- AUTUNNO
- INVERNO

LE RICETTE DELLA NATURAL DIET

ANTIPASTI

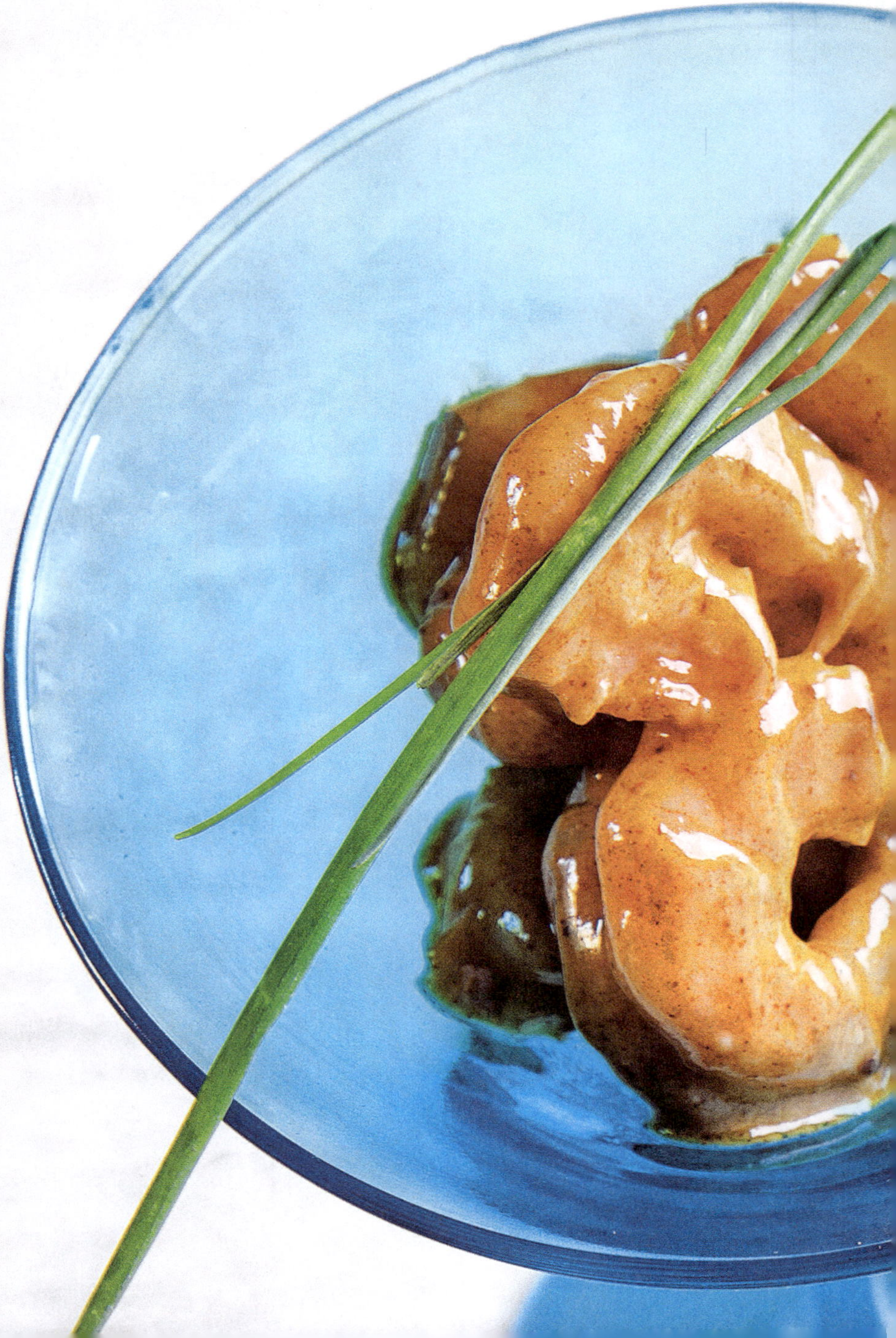

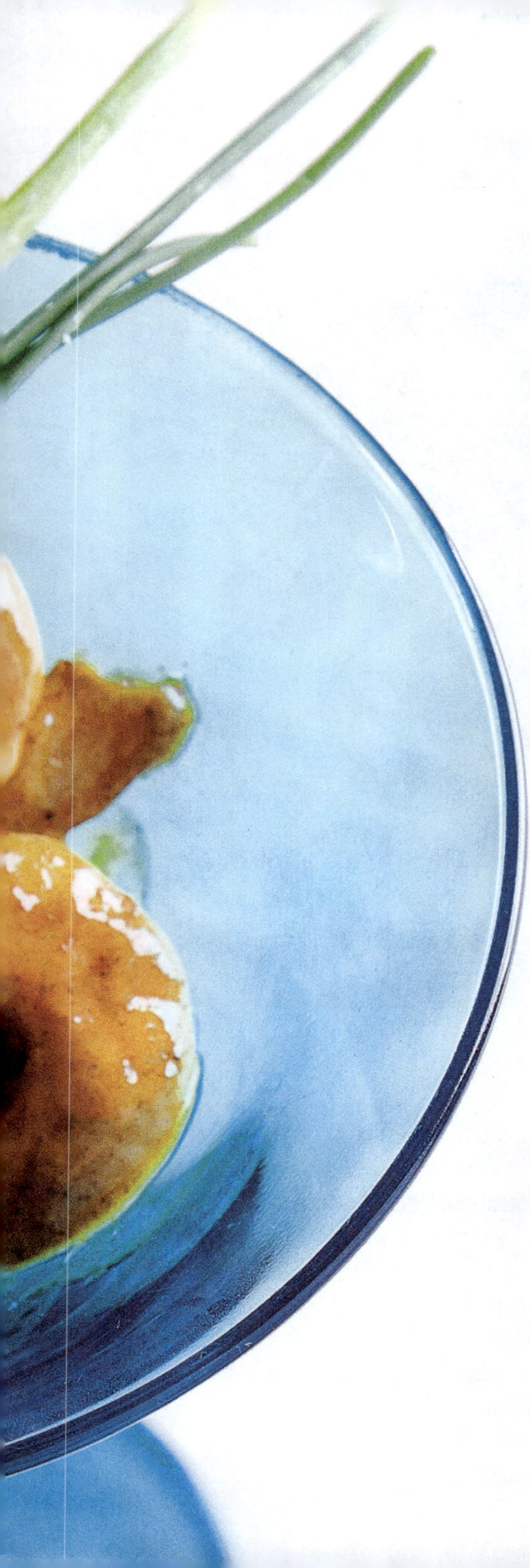

ZUSHI ROLLS

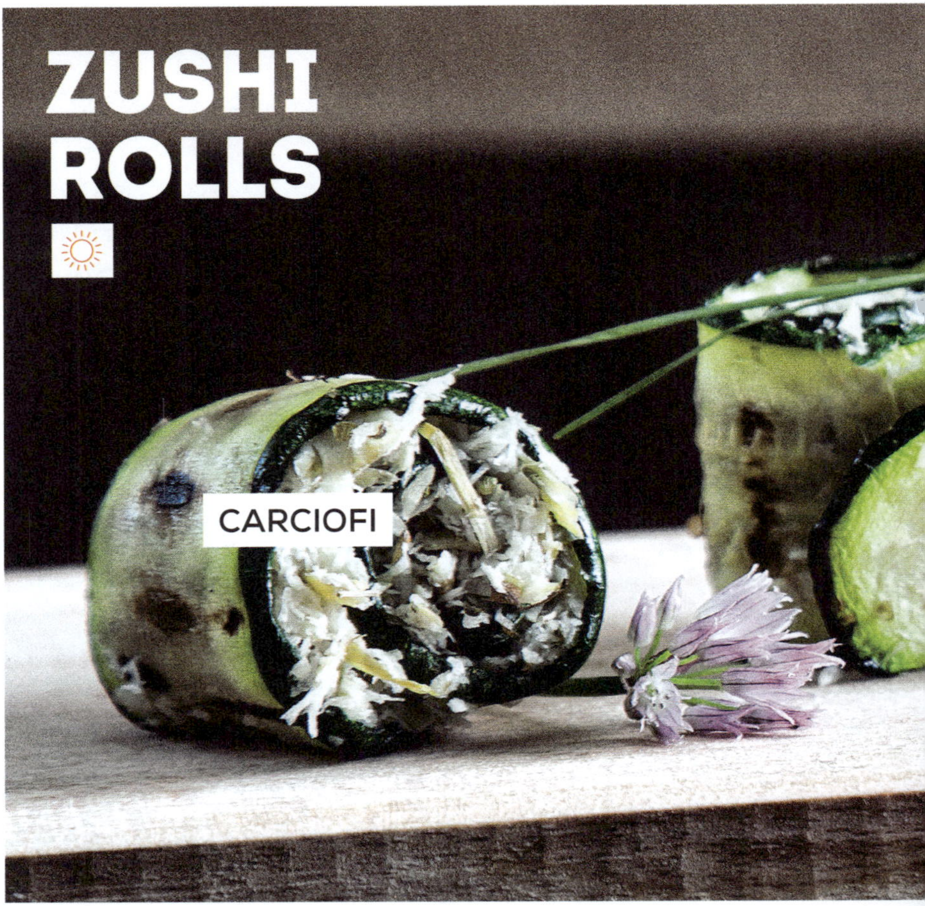

Tagliare le zucchine a fette sottili per il senso della lunghezza; grigliarle.

Cuocere al vapore i carciofi freschi o, se non di stagione, surgelati (se si utilizza il microonde, impostare 10 minuti a 750W), poi frullarli con il succo e le *zest* del limone, l'aglio, un pizzico di sale e un po' di aghi di rosmarino.

Distribuire il composto ottenuto sulle fette di zucchina e arrotolare. Servire con un filo di olio.

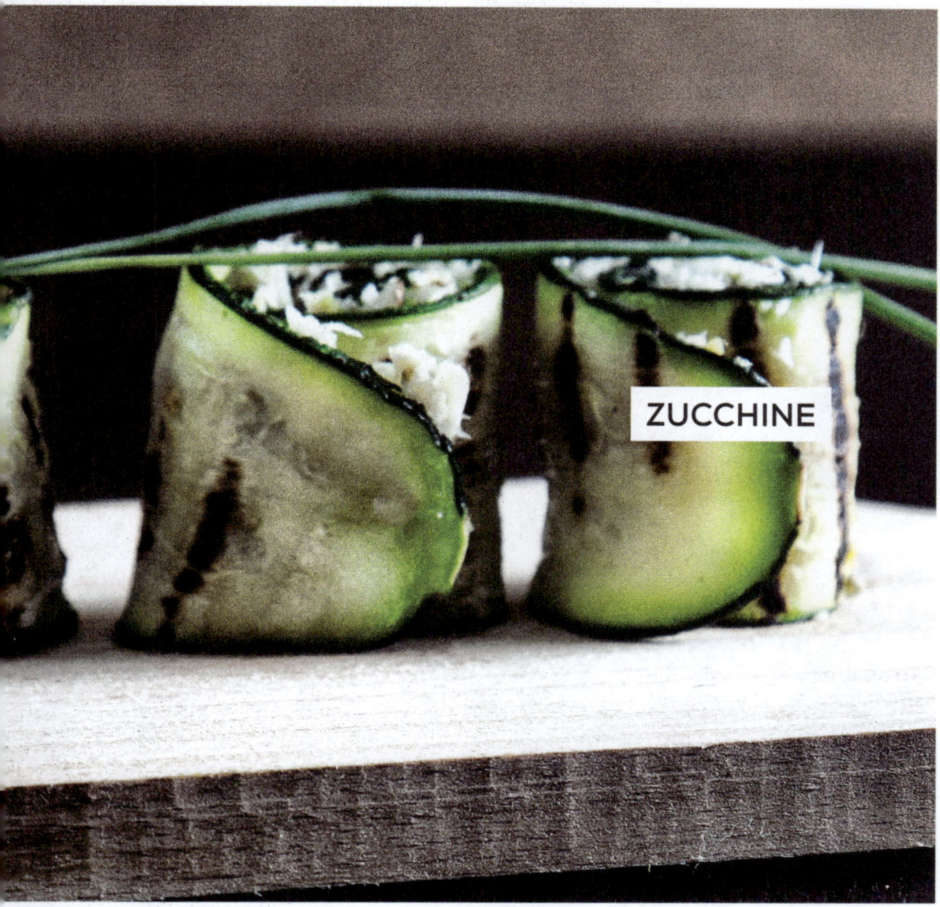

PER 2 PERSONE

Preparazione: 20 minuti
Cottura: 15 minuti
Difficoltà: 2

CONSIGLIATA PER:

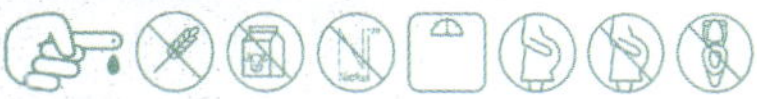

SCONSIGLIATA PER:

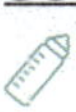

INGREDIENTI

2 zucchine scure
olio extravergine d'oliva q.b.

Per il ripieno:

250 g di carciofi freschi o surgelati
½ limone biologico
½ spicchio d'aglio
rosmarino q.b.
sale rosa q.b.

GALLETTE DI RISO AL PATÉ DI SALMONE

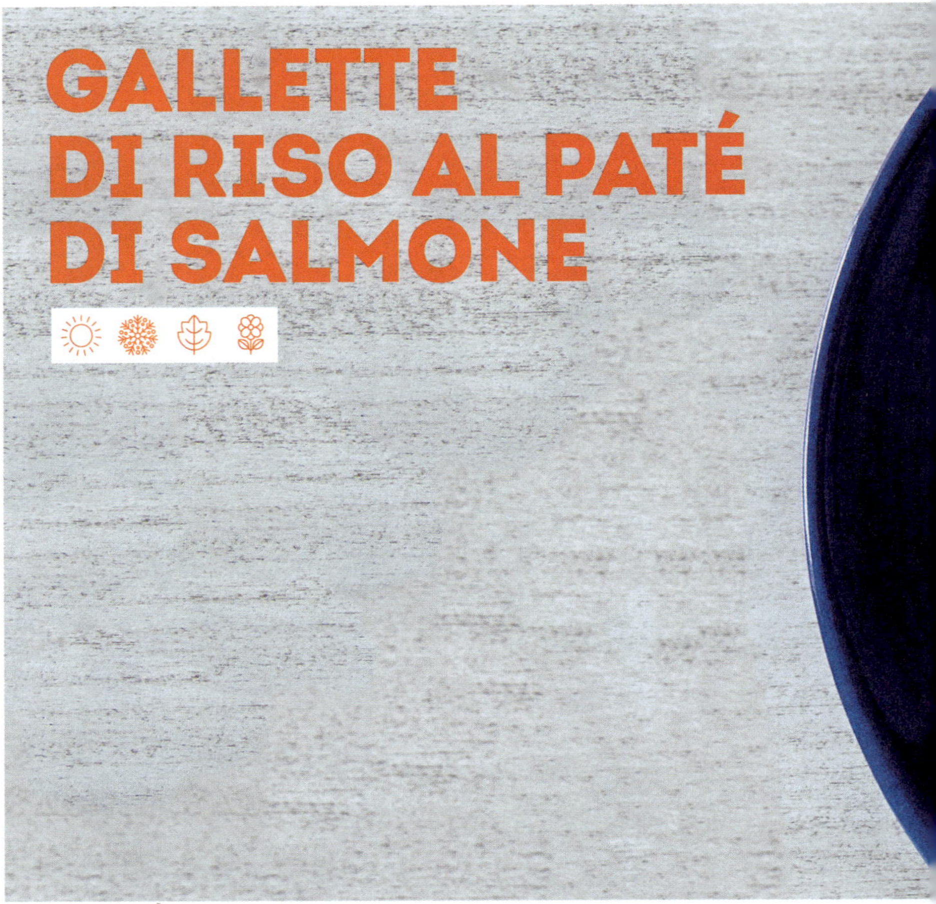

Cuocere al vapore il salmone selvaggio (se si utilizza il microonde, mettere il pesce ancora surgelato nell'apposita vaporiera per 6 minuti a 350W).

Frullare il salmone con il succo e le *zest* del limone (tenendone qualcuna da parte per la guarnizione), l'aglio, il sale rosa, 2 cucchiai di olio, le olive e qualche pezzettino dei gambi del prezzemolo (la parte croccante).

Spalmare il composto sulle gallette e guarnire con qualche *zest* di limone e a piacere con qualche fogliolina di prezzemolo.

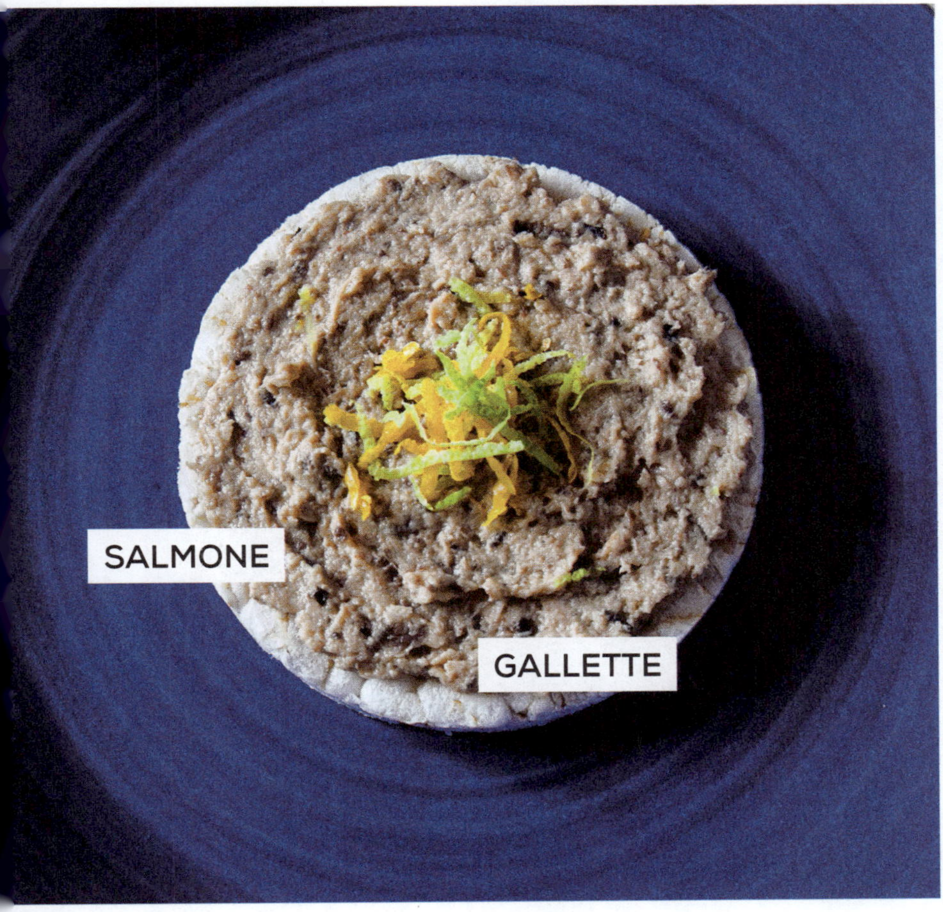

PER 2 PERSONE

Preparazione: 10 minuti
Cottura: 5 minuti
Difficoltà: 1

CONSIGLIATA PER:

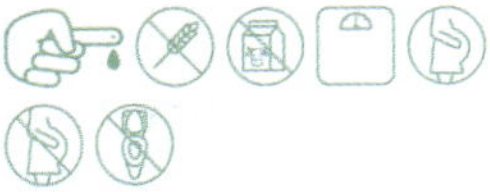

SCONSIGLIATA PER:

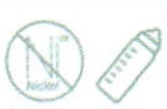

INGREDIENTI

6 gallette di riso

Per il paté:

125 g di salmone selvaggio surgelato
½ limone biologico
½ spicchio di aglio
10 olive taggiasche
prezzemolo q.b.
sale rosa q.b.
olio extravergine d'oliva q.b.

MAIONESE NATURAL E STICKS DI VERDURE

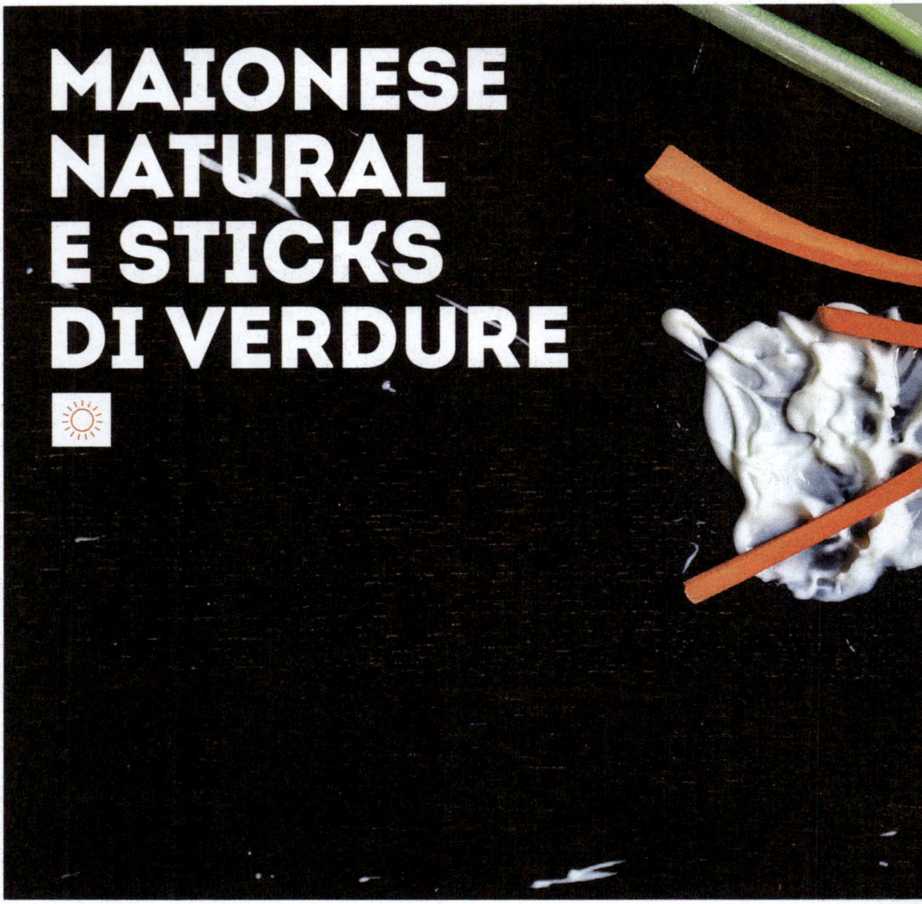

Mondare le verdure e tagliarle a bastoncini. Mettere in un barattolo l'olio di cocco, l'uovo (facendo molta attenzione a non rompere il tuorlo, cosa fondamentale per il successo dell'operazione), il sale rosa e il succo di limone. Inserire fino in fondo al barattolo un frullatore a immersione, così che il tuorlo rimanga all'interno della bocca dove si trovano le lame. Azionare il frullatore alla massima velocità e dopo 5 secondi iniziare a sollevarlo dal fondo, molto lentamente, fino a estrarlo del tutto. A questo punto alzare e abbassare il frullatore per 5 o 6 volte e la maionese è pronta. La consistenza è molto densa, quindi si può giocare nella presentazione anche con qualche schizzo sul piatto, tra i bastoncini di verdure.

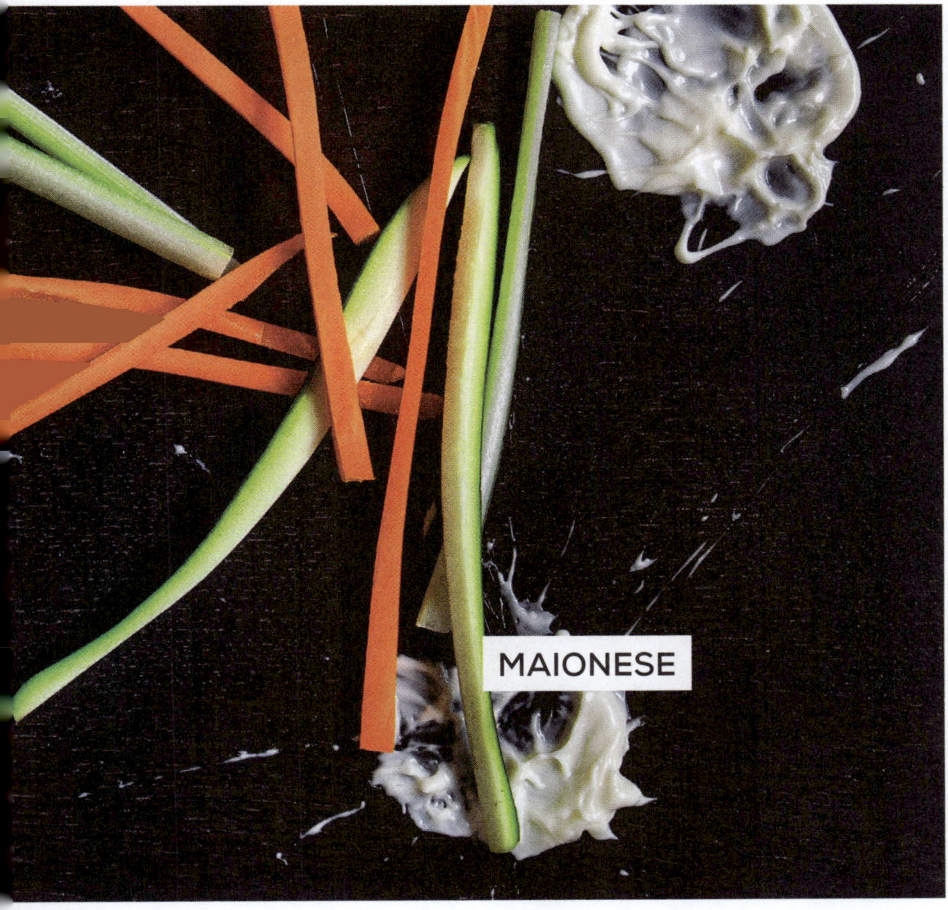

PER 2 PERSONE

Preparazione: 15 minuti
Difficoltà: 1

CONSIGLIATA PER:

SCONSIGLIATA PER:

INGREDIENTI

2 coste di sedano
1 carota
1 zucchina

Per la maionese:

210 g di olio di cocco
1 uovo
2 cucchiai di succo di limone
1 cucchiaino di sale rosa

CHIPS DI CAROTE E ZUCCHINE FRITTE NEL FORNO

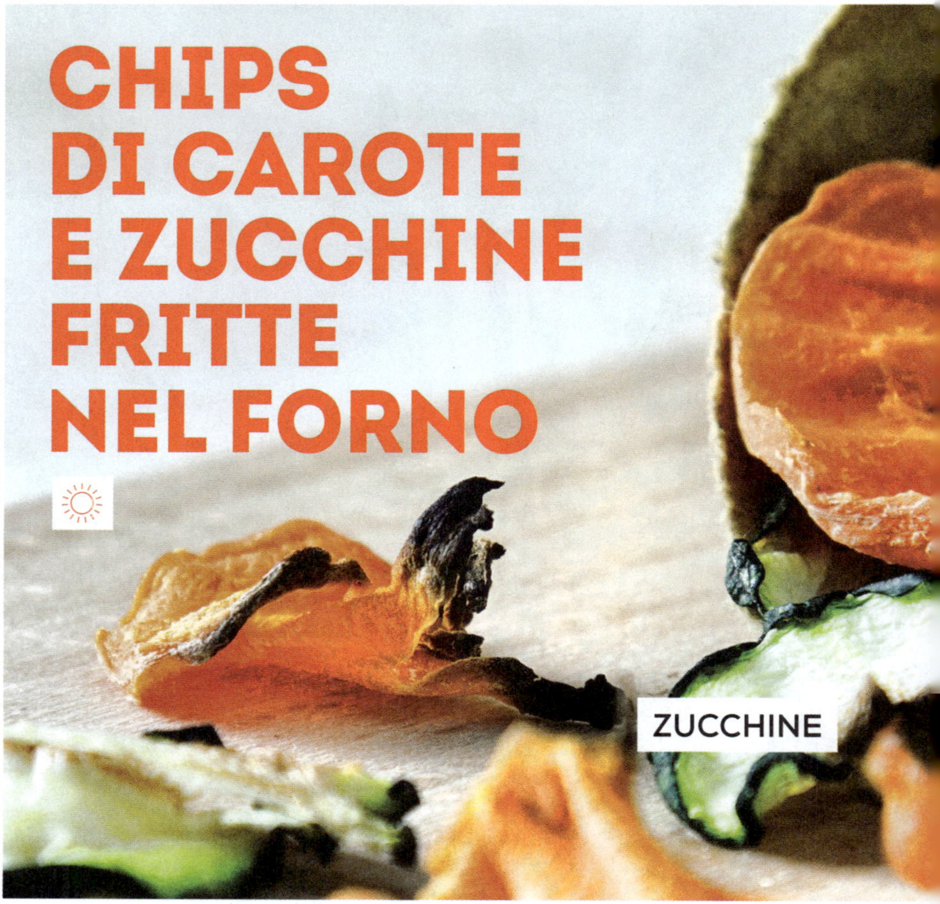

Mondare le verdure e tagliarle a dischetti sottilissimi con una mandolina. Disporle su un panno assorbente per asciugarle accuratamente. Condirle con l'olio di cocco e disporle, in modo che non si sovrappongono, su una teglia foderata di carta da forno.
Cuocere in forno termoventilato preriscaldato alla massima potenza per 5-10 minuti.
Salare e servire in un cartoccio di carta paglia: fanno sempre un bellissimo effetto!

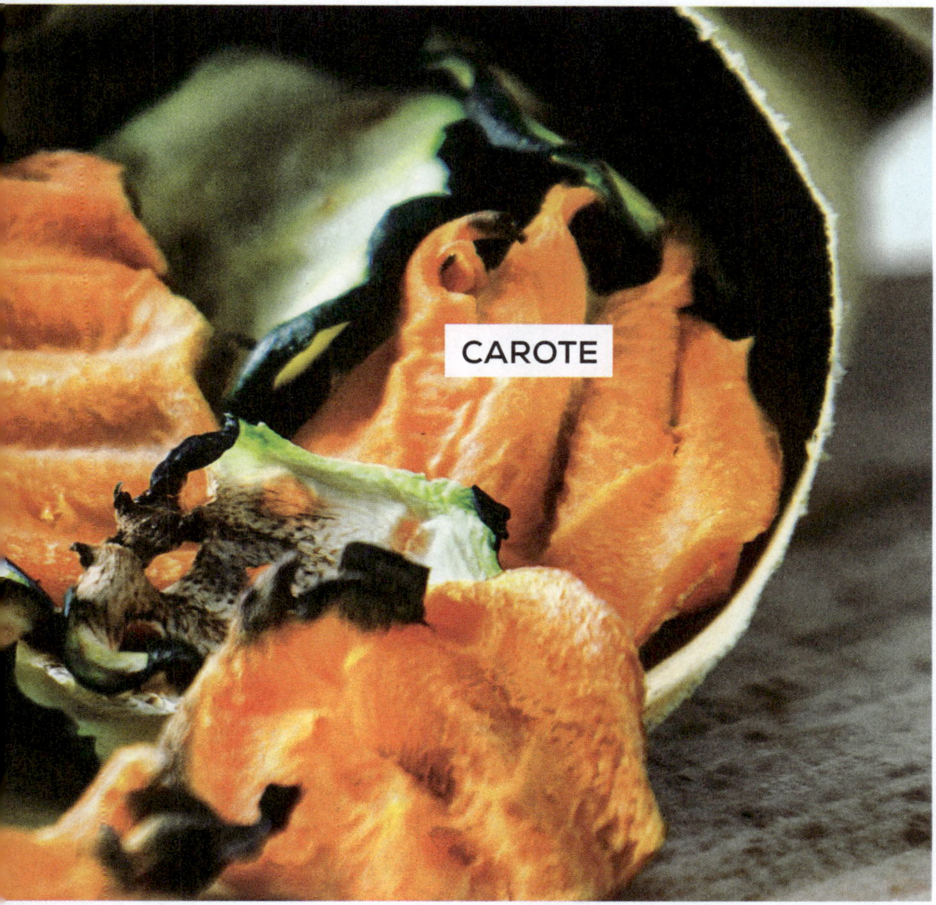

CAROTE

PER 2 PERSONE

Preparazione: 5 minuti
Cottura: 5-10 minuti
Difficoltà: 1

CONSIGLIATA PER:

INGREDIENTI

2 carote
2 zucchine
2 cucchiai di olio di cocco
sale rosa q.b.

COUS COUS DI CAVOLFIORE

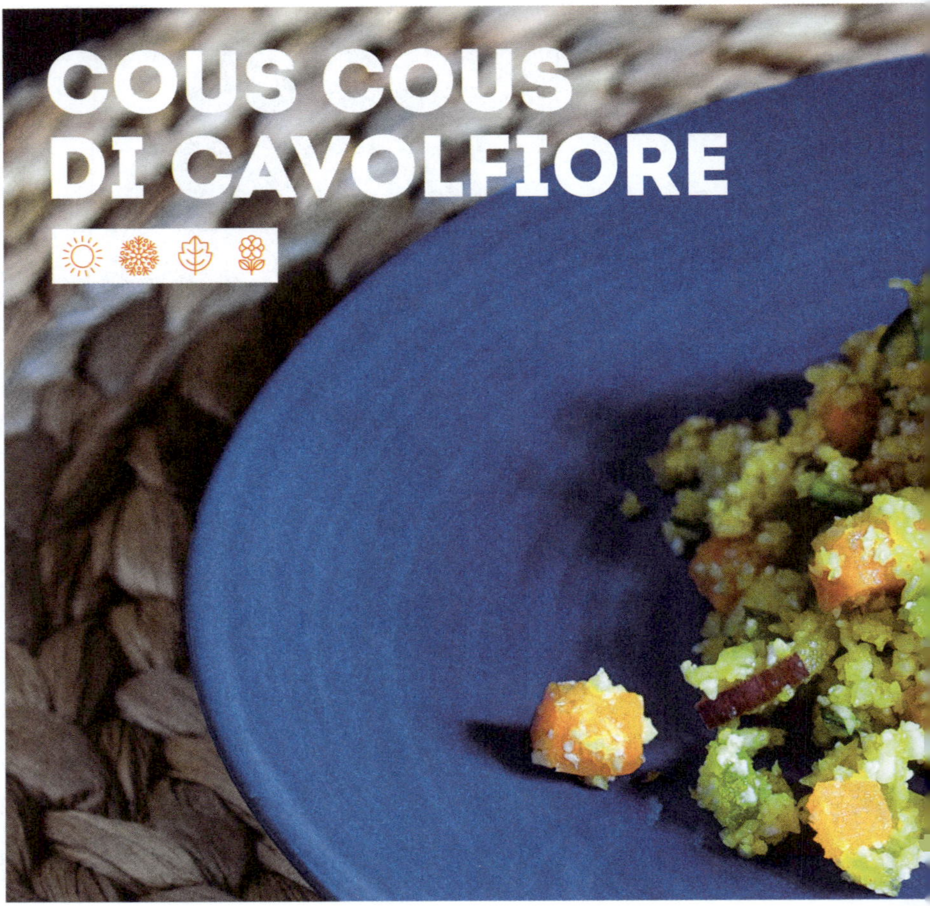

Frullare finemente in un robot da cucina le cimette del cavolfiore crudo e condirle subito con l'olio, la mentuccia, il sale e la curcuma.

Mondare e tagliare a cubettini le altre verdure e cuocerle al vapore nel microonde per 10 minuti a 750W. Unire alle cimette, decorando con le *zest* di limone.

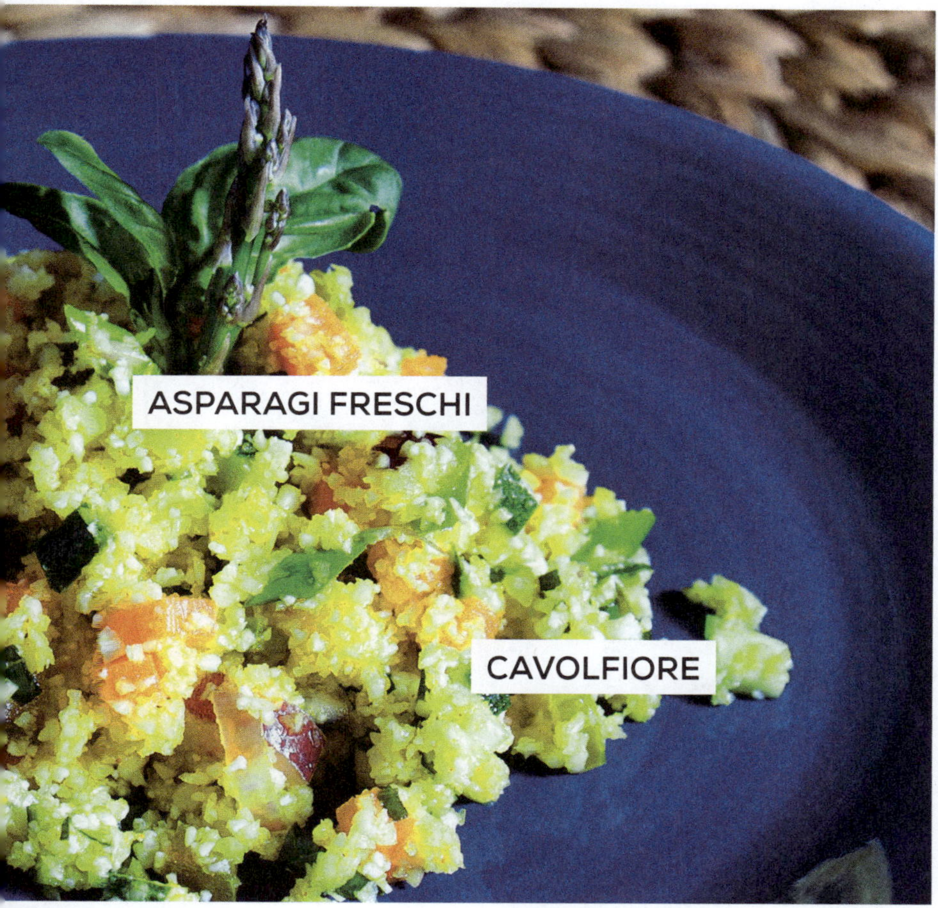

PER 2 PERSONE

Preparazione: 15 minuti
Cottura: 10 minuti
Difficoltà: 1

CONSIGLIATA PER:

SCONSIGLIATA PER:

INGREDIENTI

- 300 g di cimette di cavolfiore
- 5 asparagi freschi
- 1 carota
- 1 zucchina
- 1 costa di sedano
- ½ cipolla rossa
- ½ limone biologico
- mentuccia q.b.
- curcuma q.b.
- olio extravergine d'oliva q.b.
- sale rosa q.b.

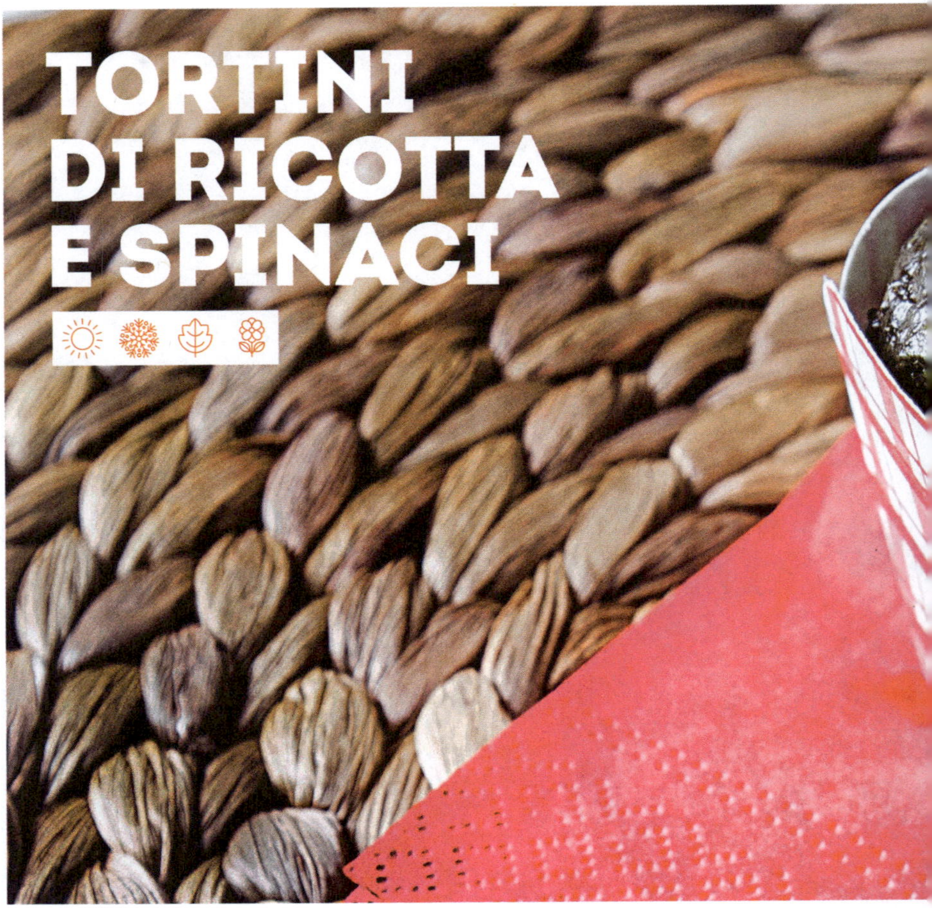

TORTINI DI RICOTTA E SPINACI

Preriscaldare il forno statico a 180 °C. Sbattere le uova con la noce moscata, il bicarbonato, le *zest* e il succo di limone. Setacciare la ricotta e amalgamarla alle uova. Frullare finemente in un robot da cucina gli spinaci e unirli al composto. Aggiustare di sale e olio. Trasferire in pirottini di silicone e infornare a bagnomaria (quindi immergendo i pirottini per metà in una teglia piena di acqua) per 35 minuti.

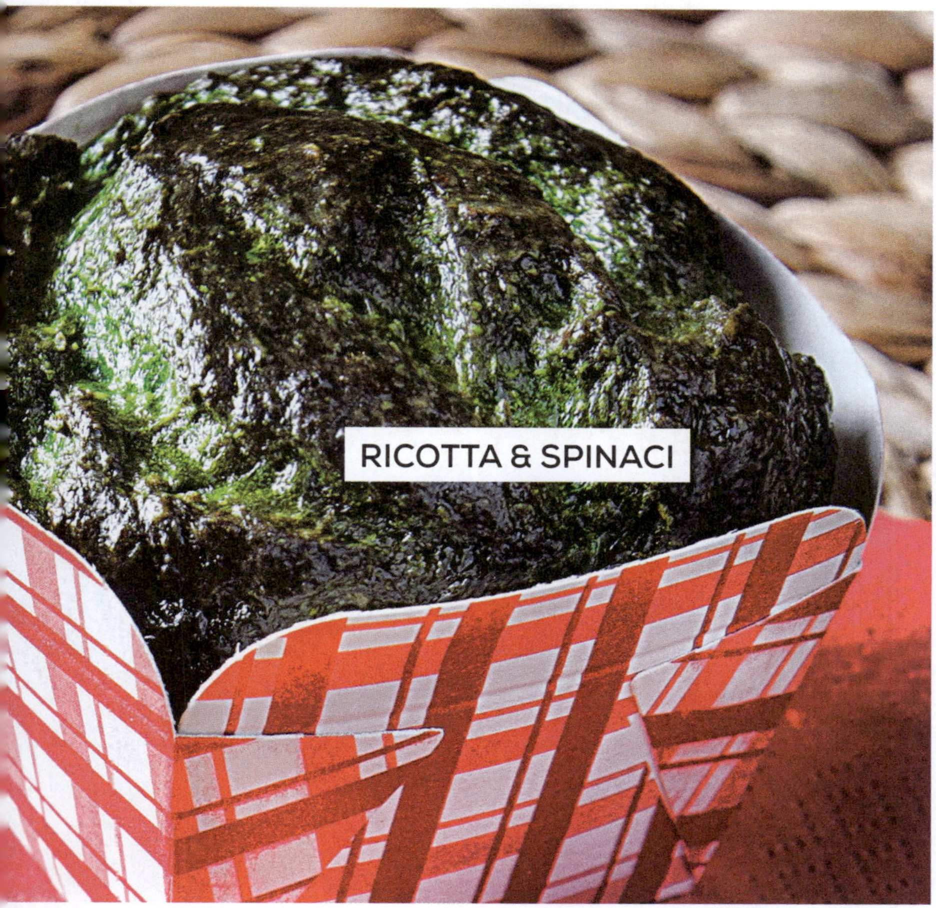

RICOTTA & SPINACI

PER 12 TORTINI

Preparazione: 10 minuti
Cottura: 35 minuti
Difficoltà: 1

CONSIGLIATA PER:

SCONSIGLIATA PER:

INGREDIENTI

300 g di ricotta vaccina
50 g di spinaci freschi
6 uova
½ limone biologico
1 cucchiaino di bicarbonato di sodio
noce moscata q.b.
olio extravergine d'oliva q.b.
sale rosa q.b.

MILLEFOGLIE DI ZUCCHINE E RICOTTA CON ARANCIA E CANNELLA

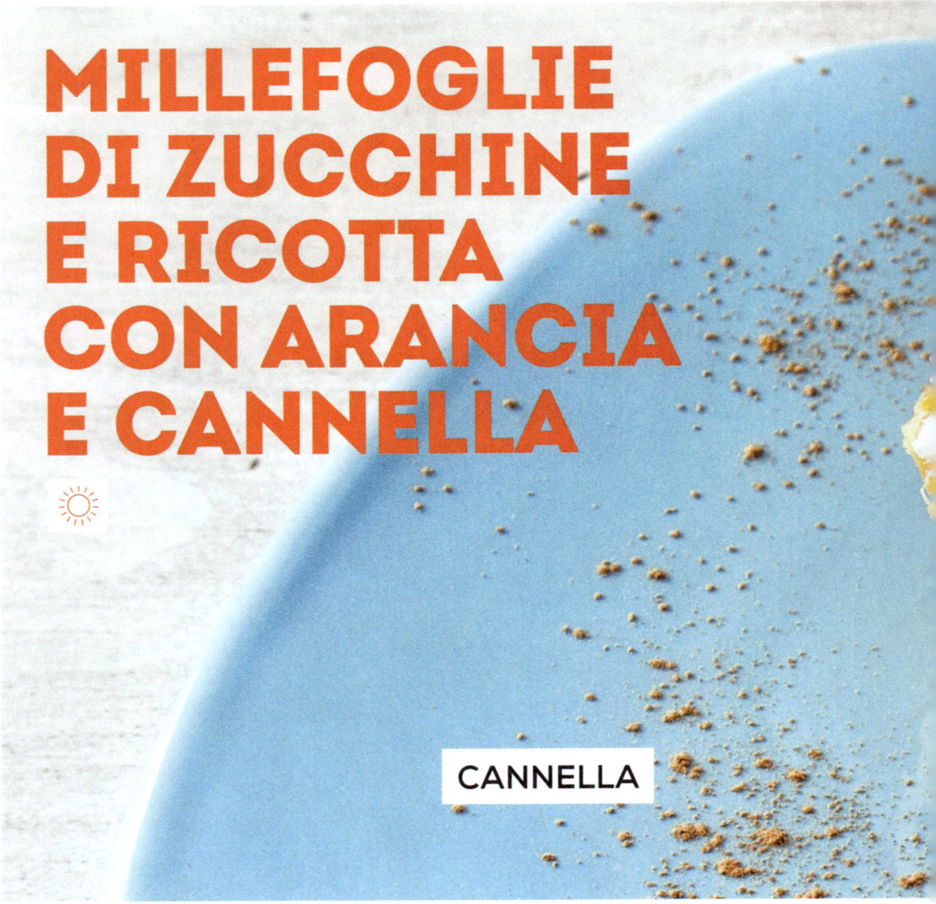

Preriscaldare una piastra antiaderente. Tagliare le zucchine a fette di 3-5 mm di spessore. Strofinare l'aglio sulla piastra e grigliare le zucchine. Condire la ricotta con la cannella, il sale, l'olio e le *zest* d'arancia e lavorare bene con una frusta. Pelare a vivo l'arancia e tagliarla a fette.
Iniziare a montare la millefoglie con una fetta di zucchina, uno strato di ricotta e poi l'arancia; continuare così fino a esaurimento degli ingredienti.

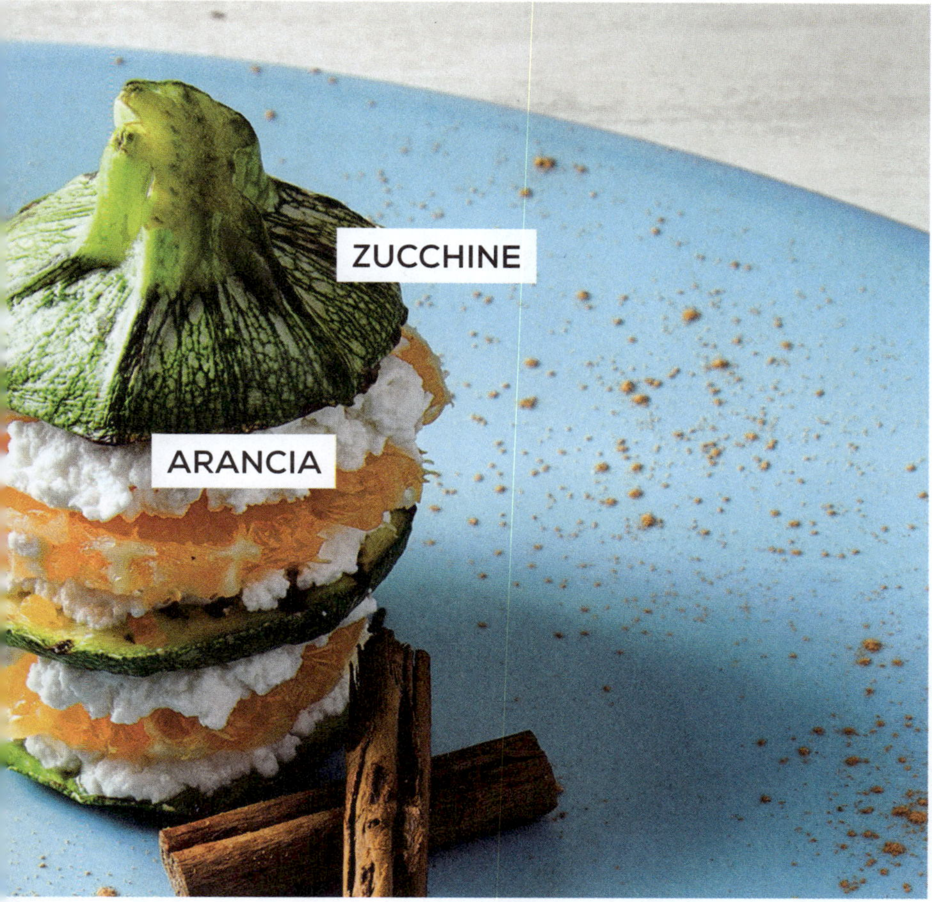

PER 2 MILLEFOGLIE

Preparazione: 10 minuti
Cottura: 15 minuti
Difficoltà: 1

CONSIGLIATA PER:

SCONSIGLIATA PER:

INGREDIENTI

2 zucchine tonde
2 arance non trattate
200 g di ricotta vaccina
1 spicchio d'aglio
cannella q.b.
olio extravergine d'oliva q.b.
sale rosa q.b.

GAMBERETTI IN SALSA PAPRIKA

Mettere in un barattolo l'olio, l'uovo (senza rompere il tuorlo), il sale rosa e il succo di limone. Inserire fino al fondo del barattolo un frullatore a immersione, tenendo il tuorlo all'interno della bocca dove si trovano le lame. Azionare il frullatore alla massima velocità e dopo 5 secondi sollevarlo dal fondo lentamente, fino a estrarlo. Alzare e abbassare il frullatore per 5 o 6 volte e la salsa è quasi pronta. Aggiungere la paprika e amalgamare il tutto. Cuocere i gamberetti al vapore nel microonde, nell'apposita vaporiera, per 3 minuti a 750W. Condirli con la salsa e servire all'interno di una coppa da Martini, magari con qualche cubetto di mela verde e due fili di erba cipollina.

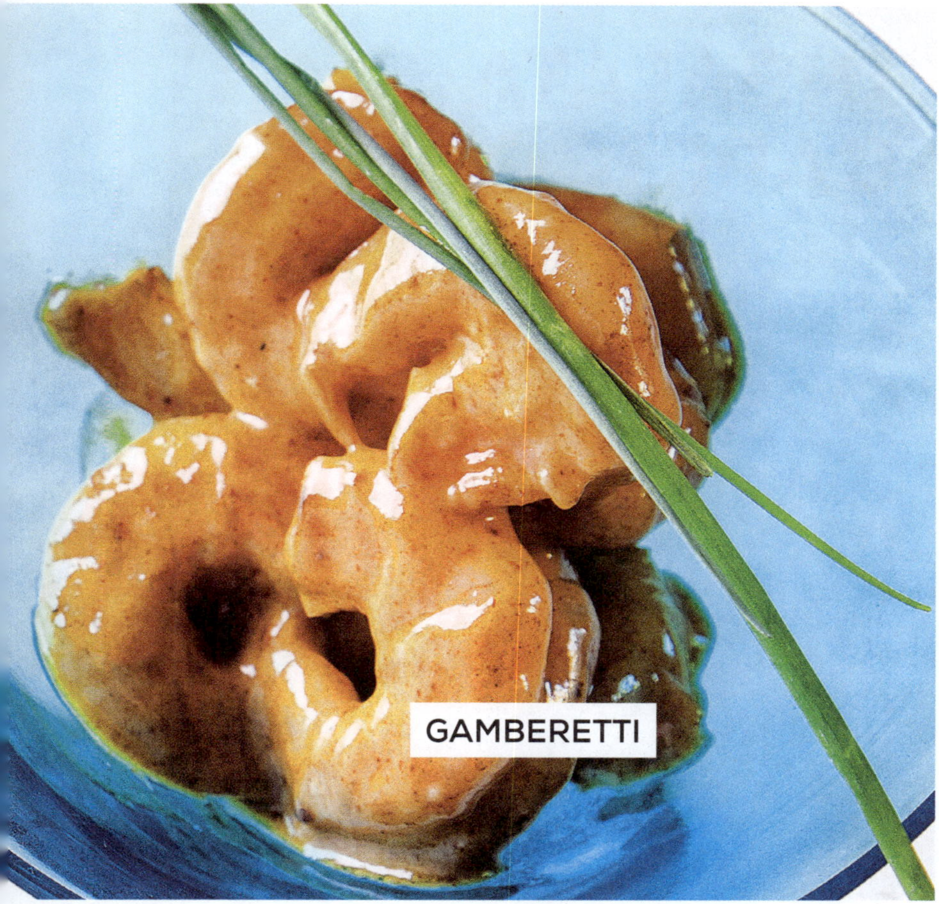

PER 2 PERSONE

Preparazione: 20 minuti
Cottura: 10 minuti
Difficoltà: 1

CONSIGLIATA PER:

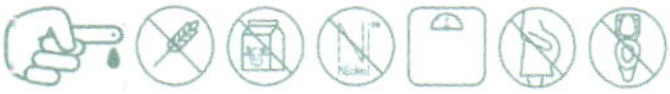

SCONSIGLIATA PER:

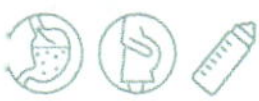

INGREDIENTI

300 g di gamberetti sgusciati
mela verde q.b.
erba cipollina q.b.

Per la salsa:

210 g di olio extravergine d'oliva
1 uovo
2 cucchiai di succo di limone
1 cucchiaino di paprika piccante
1 cucchiaino di sale rosa

INSALATA CAPRICCIOSA

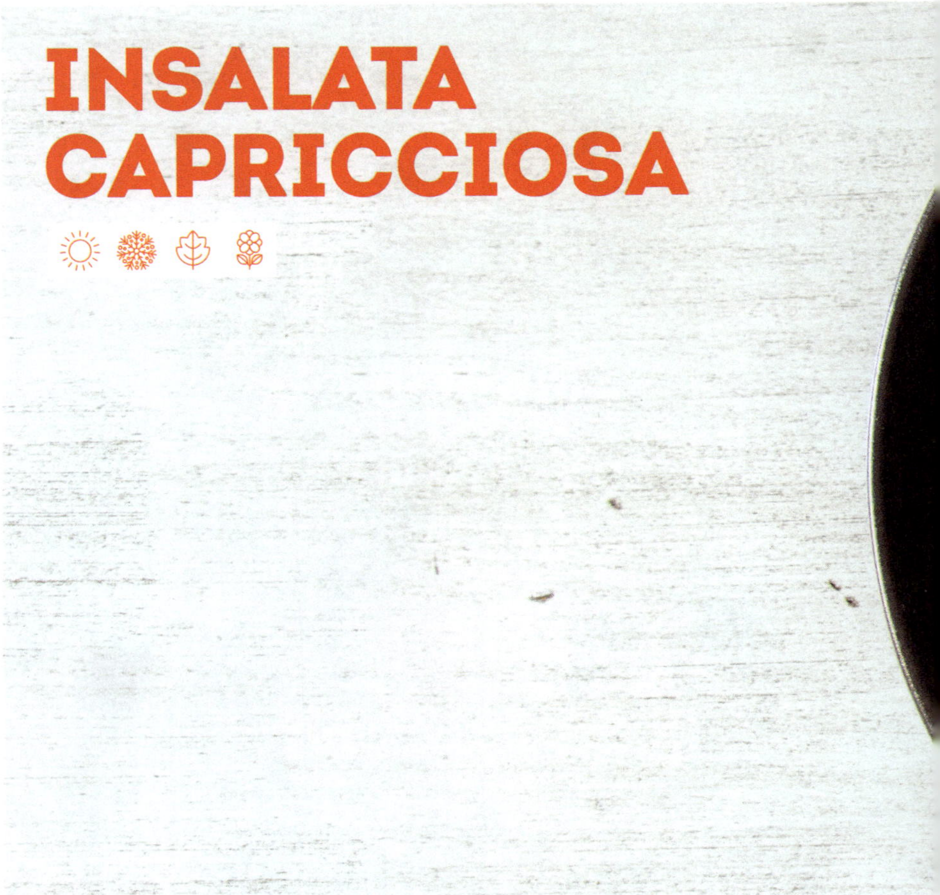

Tagliare a julienne la lattuga e il radicchio. Affettare finemente il sedano e grattugiare grossolanamente il cetriolo. Denocciolare le olive e tagliarle a proprio gusto. Salare e condire con la maionese. Aggiungere l'ingrediente capriccioso che si preferisce (si può scegliere tra la bollitura o la cottura alla griglia, al forno o al vapore) e il gioco è fatto!

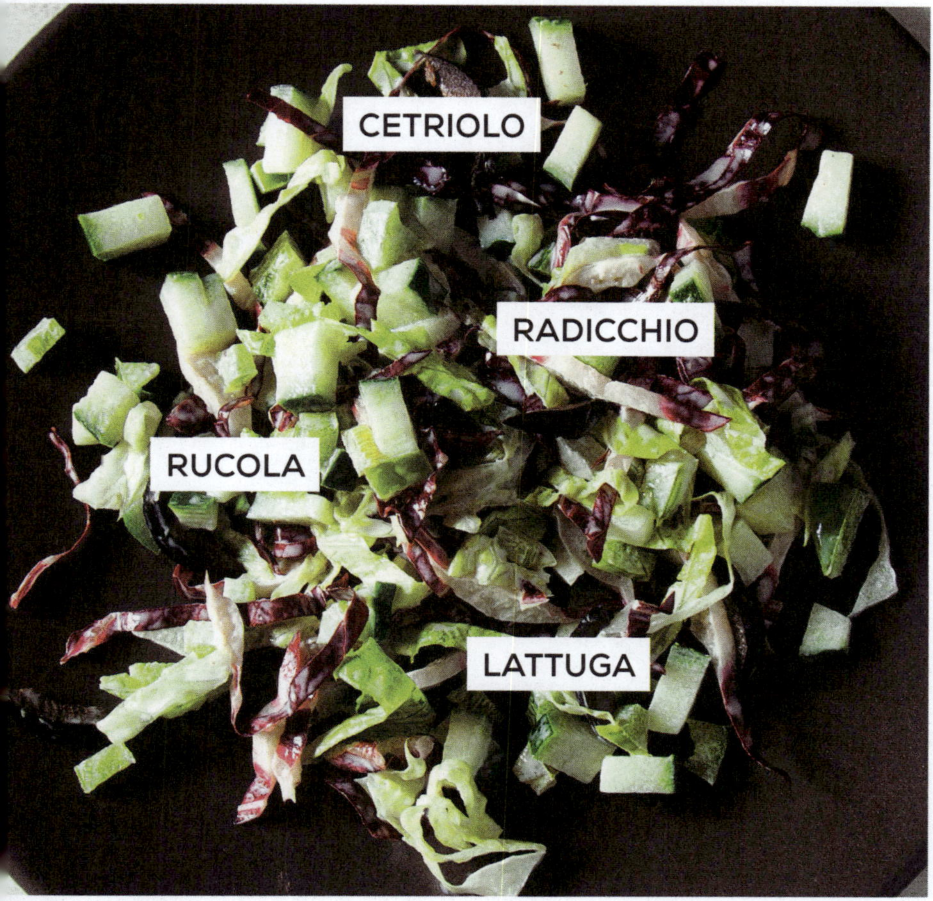

PER 2 PERSONE

Preparazione: 10 minuti
Cottura: 10 minuti
Difficoltà: 1

CONSIGLIATA PER:

SCONSIGLIATA PER:

INGREDIENTI

200 g di lattuga
100 g di radicchio
50 g di rucola
10 olive nere
2 coste di sedano
1 cetriolo
50 g di maionese Natural (vedi pp. 82-83)
sale rosa q.b.

Ingrediente capriccioso a scelta tra salmone, gamberi, petto di tacchino o di pollo, straccetti di manzo

MINI TARTARE DI MANZO ALLE OLIVE TAGGIASCHE

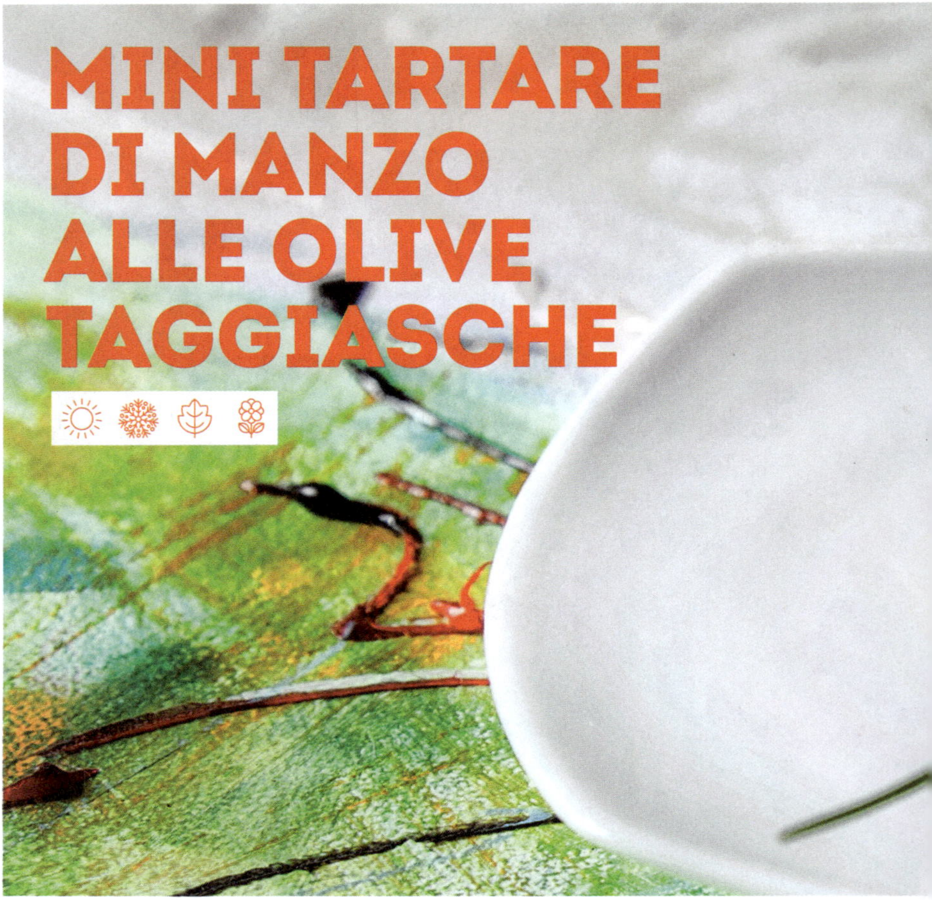

Tagliare il filetto a fette, poi a striscioline e infine a cubettini. Batterlo al coltello fino a ottenere lo spessore desiderato. Metterlo in una terrina e condire con l'olio, il sale, le *zest* di limone e la noce moscata appena grattugiata. In un pestello unire le olive, l'erba cipollina, il rosmarino, la bacca di ginepro, il sale e l'olio e lavorare fino a ottenere una salsina liscia.

Condire la carne e lasciar marinare in frigorifero, coperta con della pellicola per alimenti, per mezz'ora.

Impiattare mettendo sul fondo di un coppapasta un po' di amaranto soffiato e poi la tartare: in questo modo il composto avrà una forma regolare.

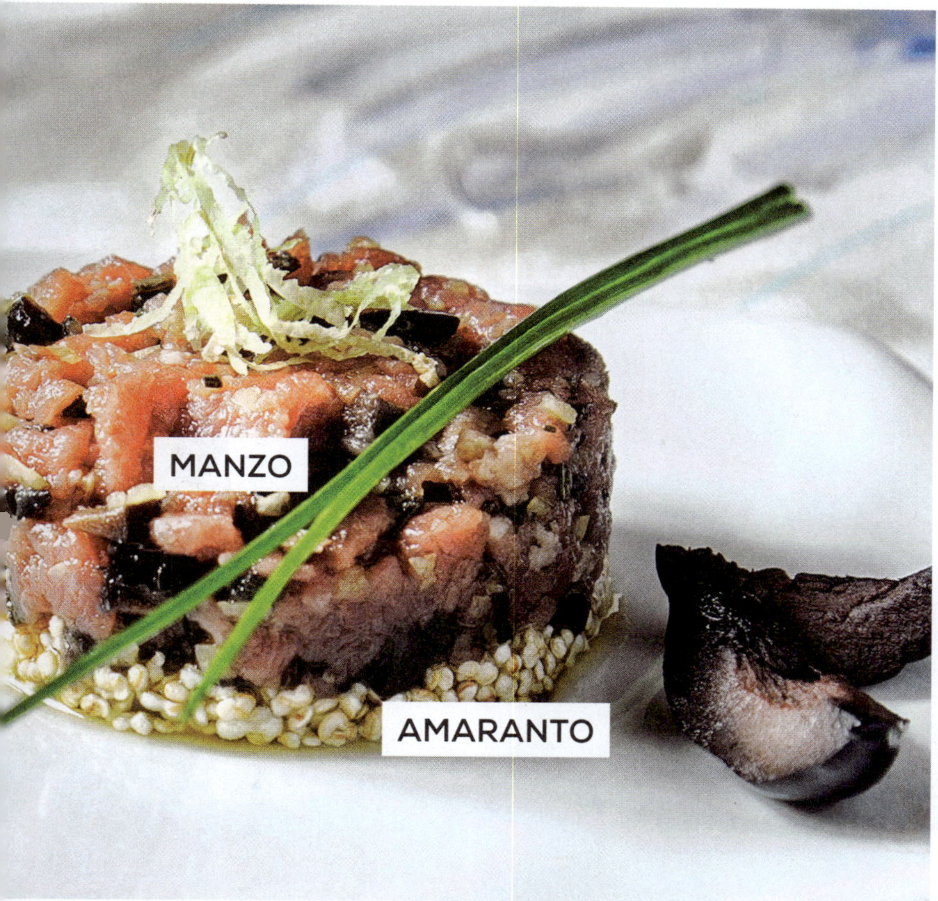

PER 2 PERSONE

Preparazione: 10 minuti
Difficoltà: 1

CONSIGLIATA PER:

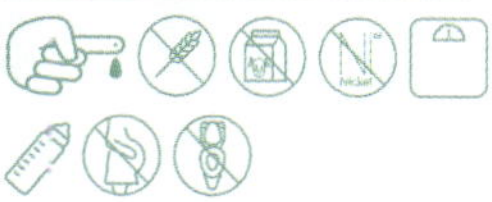

SCONSIGLIATA PER:

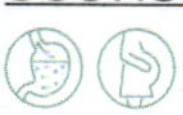

INGREDIENTI

200 g di filetto di manzo
100 g di amaranto soffiato
10 olive taggiasche
1 limone biologico
erba cipollina q.b.
rosmarino q.b.
noce moscata q.b.
1 bacca di ginepro
olio extravergine d'oliva q.b.
sale rosa q.b.

MOUSSE DI UOVA, LIMONE E NOCE MOSCATA

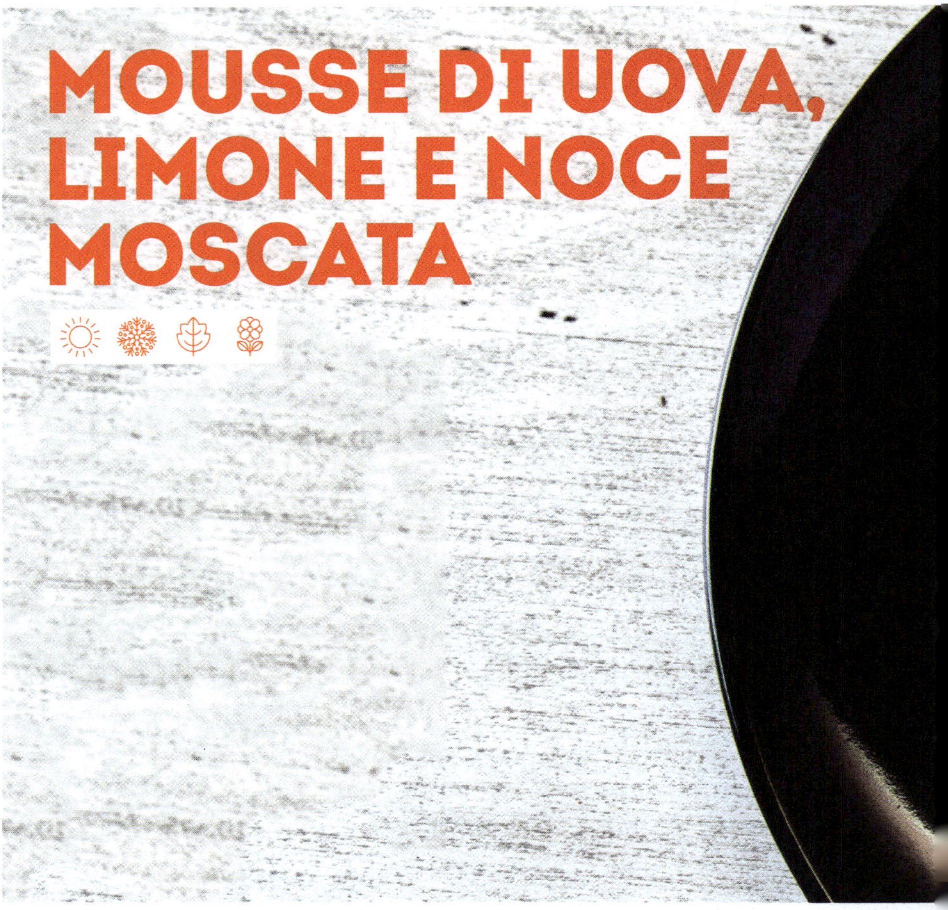

Lessare le uova. Sgusciarle e tagliarle a metà. Recuperare il tuorlo e lavorarlo con la noce moscata, il sale, l'olio, le *zest* e il succo di limone. Riempire con il composto ottenuto gli albumi cotti, spolverizzare con la noce moscata e servire con un filo d'olio e una fetta di limone.

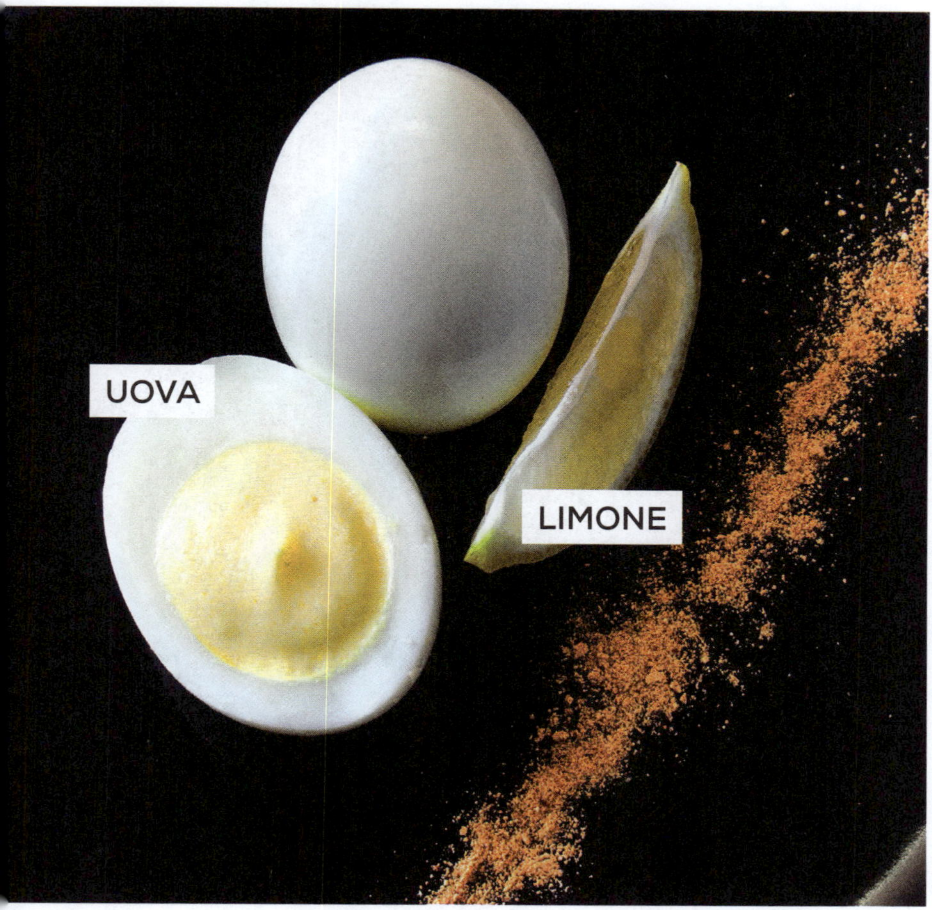

PER 2 PERSONE

Preparazione: 10 minuti
Cottura: 13-18 minuti
Difficoltà: 1

CONSIGLIATA PER:

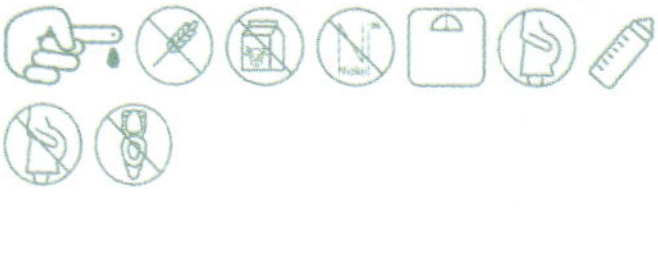

INGREDIENTI

2 uova
1 limone biologico
noce moscata q.b.
olio extravergine d'oliva q.b.
sale rosa q.b.

SPIEDINI DI ANANAS, GAMBERI E ZUCCHINE

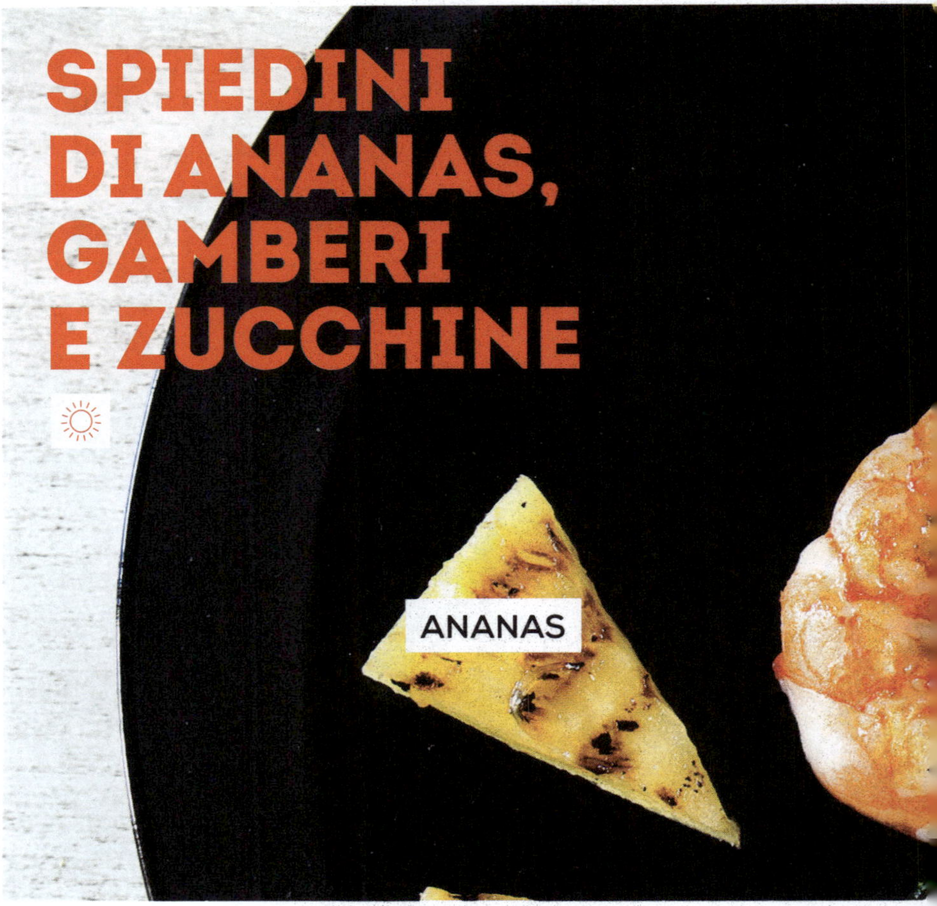

Sgusciare i gamberi. Tagliare la zucchina a rondelle spesse 4-5 mm e le fette di ananas a triangolino. Preriscaldare una piastra antiaderente e grigliare separatamente tutti gli ingredienti.
Assemblare gli spiedini e condire con il sale, l'olio e la liquirizia in polvere.

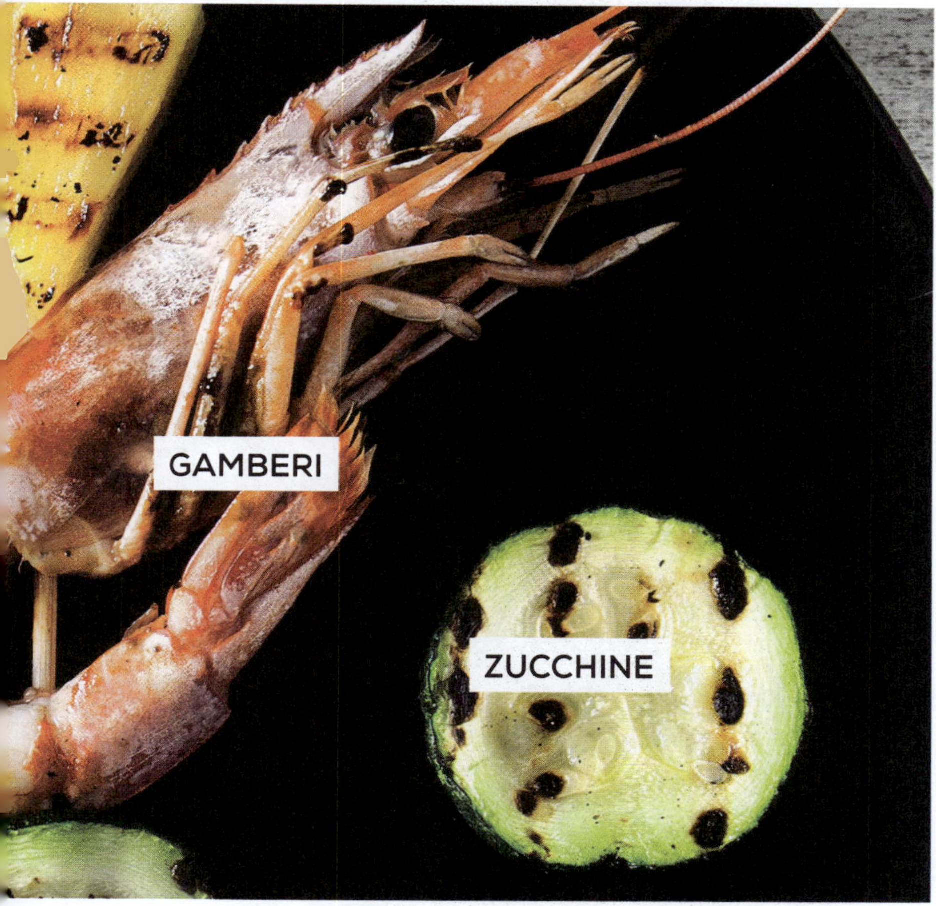

PER 2 PERSONE

Preparazione: 10 minuti
Cottura: 5 minuti
Difficoltà: 1

CONSIGLIATA PER:

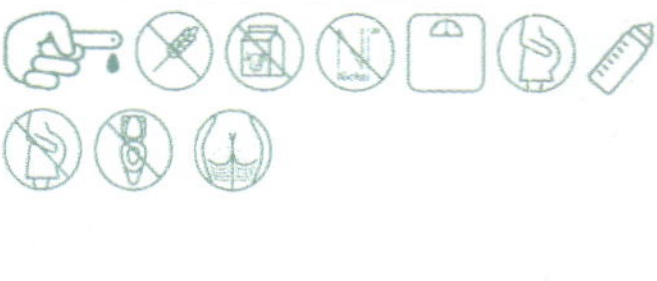

INGREDIENTI

6 gamberi
2 fette di ananas
½ zucchina
liquirizia in polvere q.b.
olio extravergine d'oliva q.b.
sale rosa q.b.

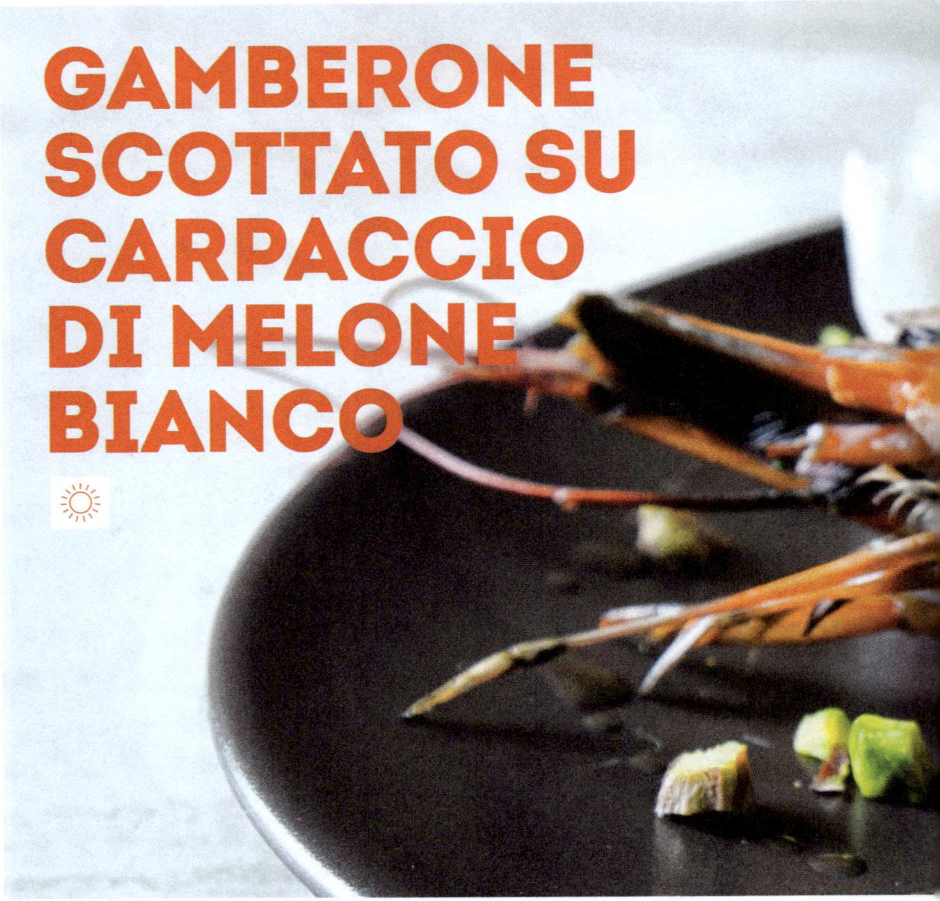

GAMBERONE SCOTTATO SU CARPACCIO DI MELONE BIANCO

Sgusciare i gamberoni, lasciando la testa e la parte finale della coda. Scottarli su una piastra antiaderente preriscaldata. Tagliare a fettine sottilissime il melone e tritare i pistacchi al coltello grossolanamente.
Impiattare su delle foglie di radicchio, creando dei vortici con le "sfoglie" di melone. Salare e spolverizzare con la granella di pistacchi. Condire con un filo d'olio.

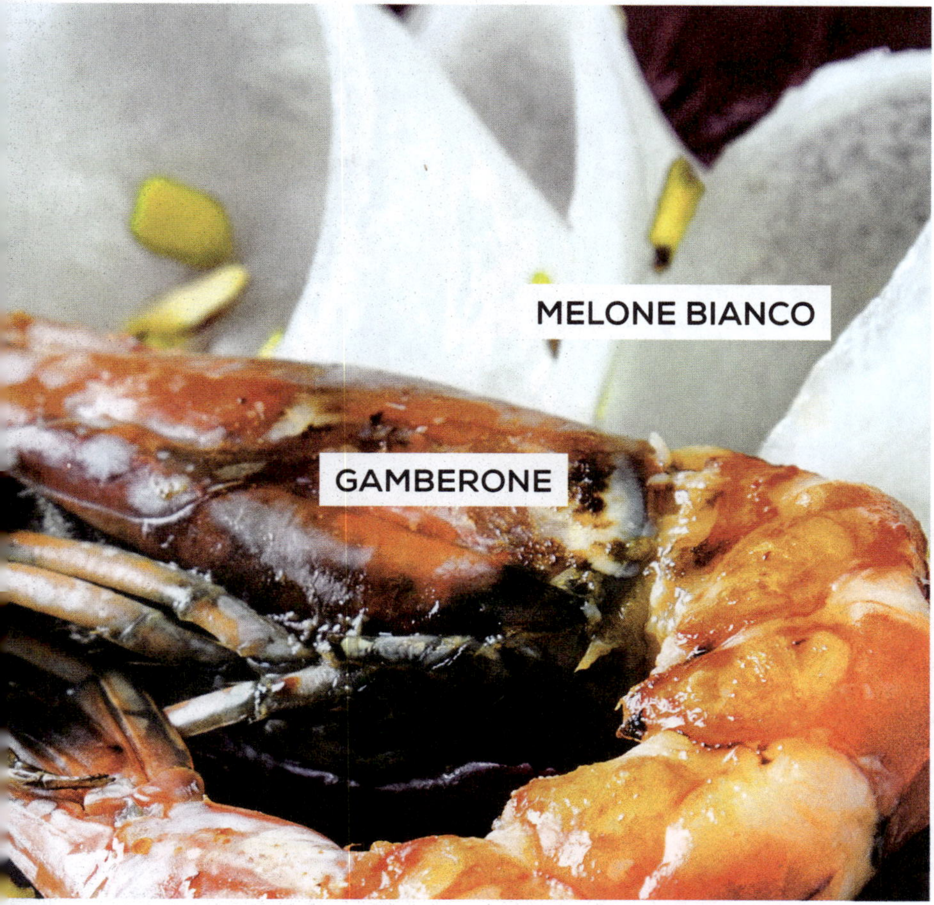

PER 2 PERSONE

Preparazione: 10 minuti
Cottura: 5 minuti
Difficoltà: 1

CONSIGLIATA PER:

INGREDIENTI

2 gamberoni
¼ di melone bianco
4-6 foglie di radicchio lungo
pistacchi q.b.
olio extravergine d'oliva q.b.
sale rosa q.b.

MERLUZZO MANTECATO E CROCCANTE DI SEMI DI CHIA

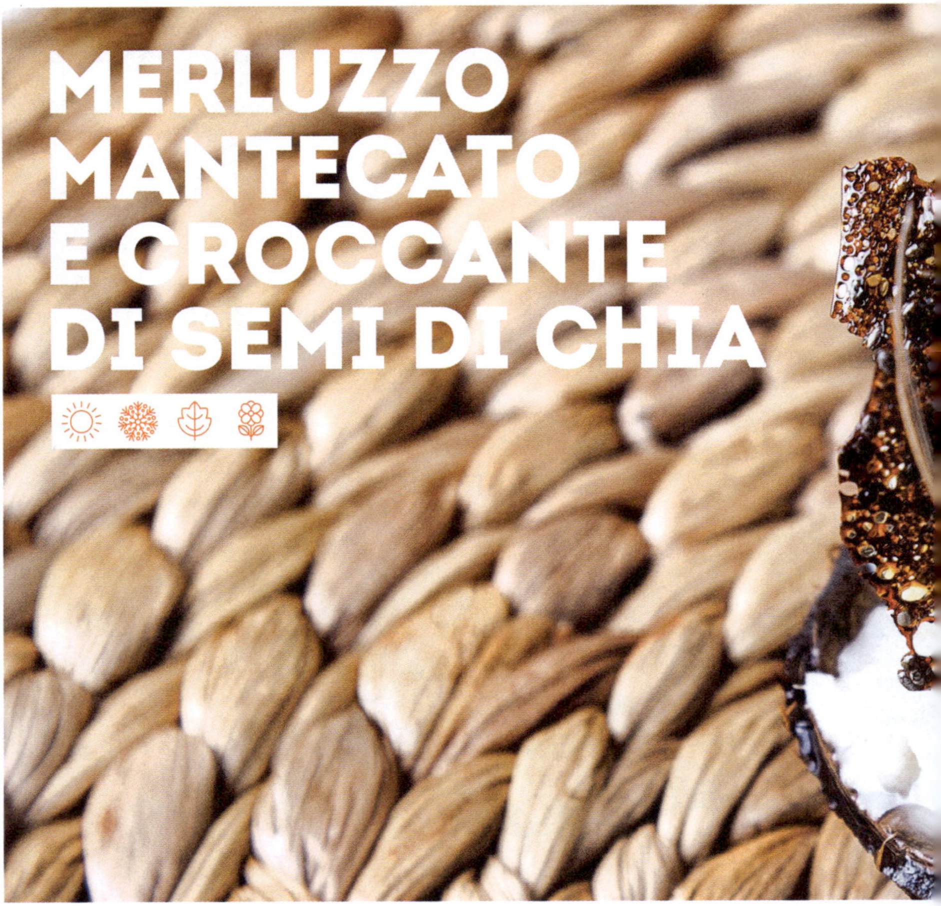

Lessare il merluzzo nel latte di cocco (in alternativa, basta aggiungere all'acqua 2-3 cucchiai di cocco rapè). Una volta cotto frullarlo con l'olio di cocco, il sale e l'aglio.
Per il croccante spargere su un foglio di carta da forno i semi di chia, un pizzico di sale e lo zucchero di cocco e cuocere in forno con la modalità grill finché lo zucchero non inizia a sciogliersi. Togliere dal forno e lasciar intiepidire per qualche secondo, poi dare al croccante la forma desiderata.
Servire il merluzzo mantecato all'interno della noce di cocco.

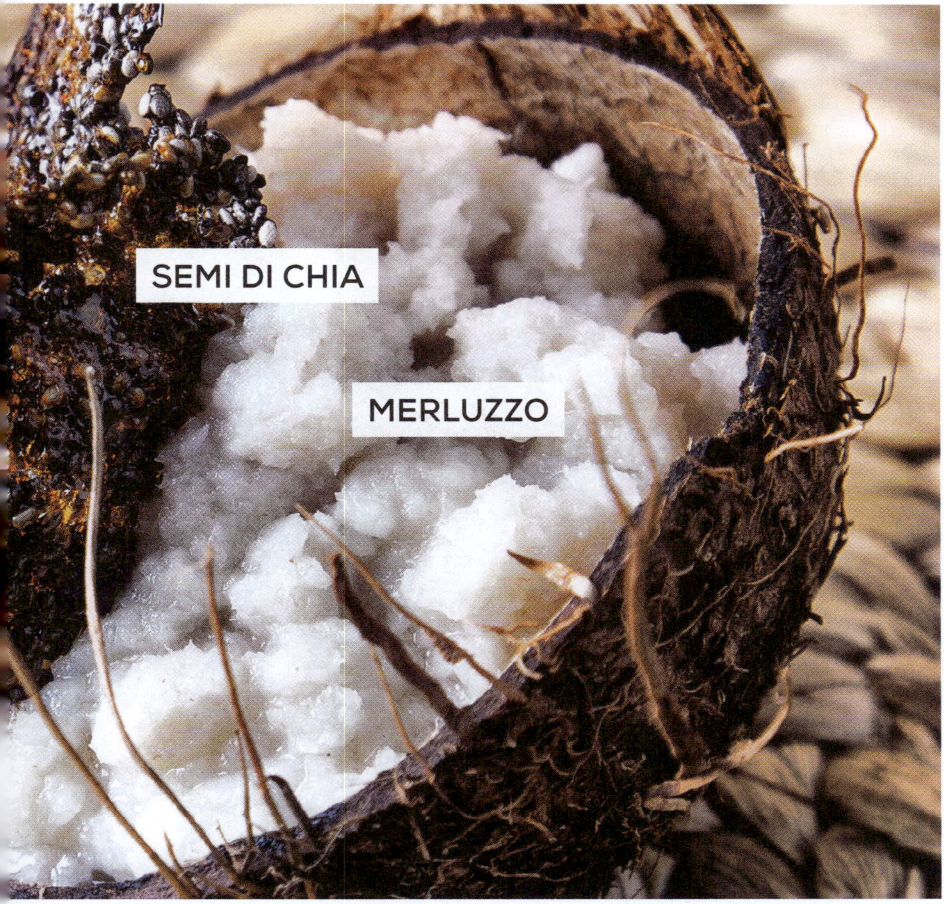

105

PER 2 PERSONE

Preparazione: 20 minuti
Cottura: 20 minuti
Difficoltà: 2

CONSIGLIATA PER:

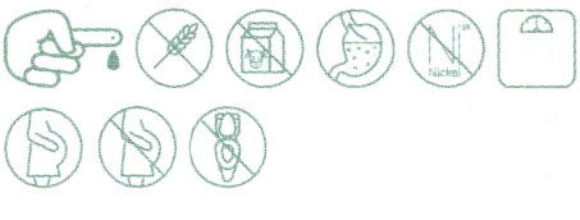

INGREDIENTI

500 g di merluzzo fresco
1 l di latte di cocco
200 ml di olio di cocco
½ spicchio d'aglio
sale rosa q.b.

Per il croccante:

2 cucchiai di semi di chia
2 cucchiai di zucchero di cocco
sale rosa q.b.

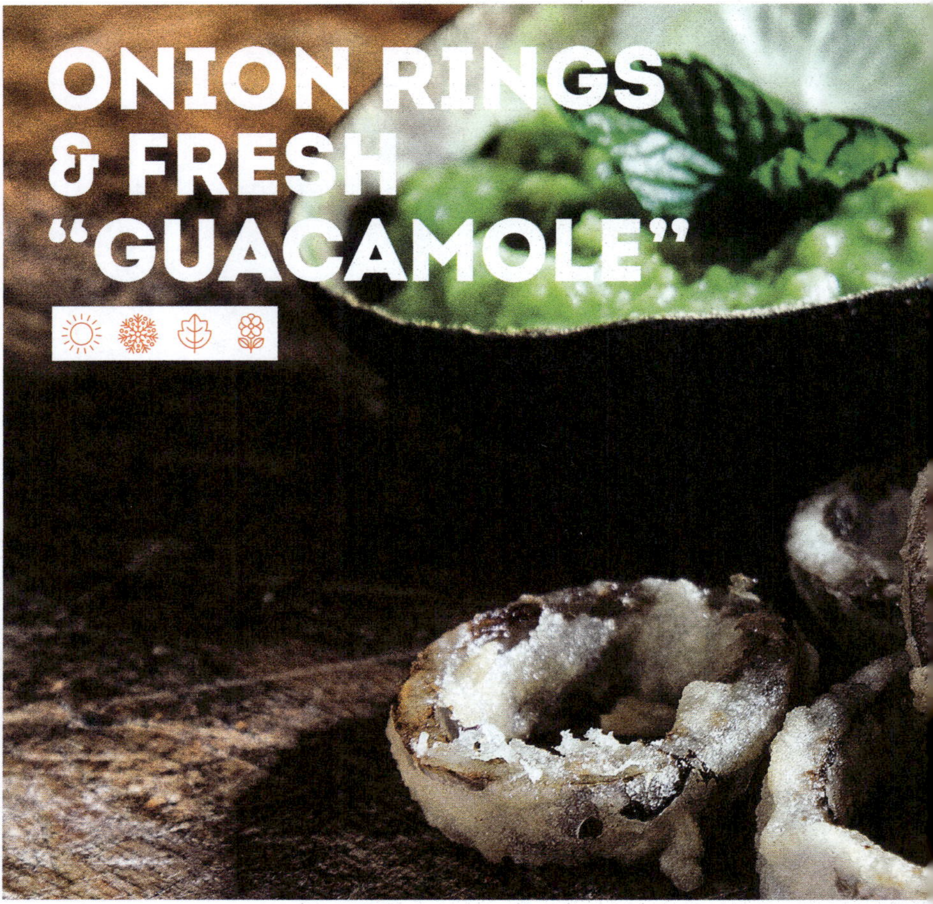

ONION RINGS & FRESH "GUACAMOLE"

Ridurre ad anelli la cipolla sbucciata. Creare una pastella fluida ma densa con le farine e l'acqua, e rivestirne gli anelli. In un pentolino portare a temperatura l'olio di cocco: quando, inserendo uno stuzzicadenti, farà le bollicine, vuol dire che è pronto. Immergere poche cipolle pastellate alla volta (la temperatura dell'olio non deve scendere e per una frittura impeccabile gli alimenti ne devono essere sommersi); quando saranno dorate, estrarle e metterle a scolare sulla carta assorbente. Salare poco prima di servire.
Per la salsa guacamole, estrarre la polpa dell'avocado, schiacciarla con i rebbi di una forchetta, poi aggiungere il succo e le *zest* del lime. Servire gli anelli di cipolla con la salsa guacamole.

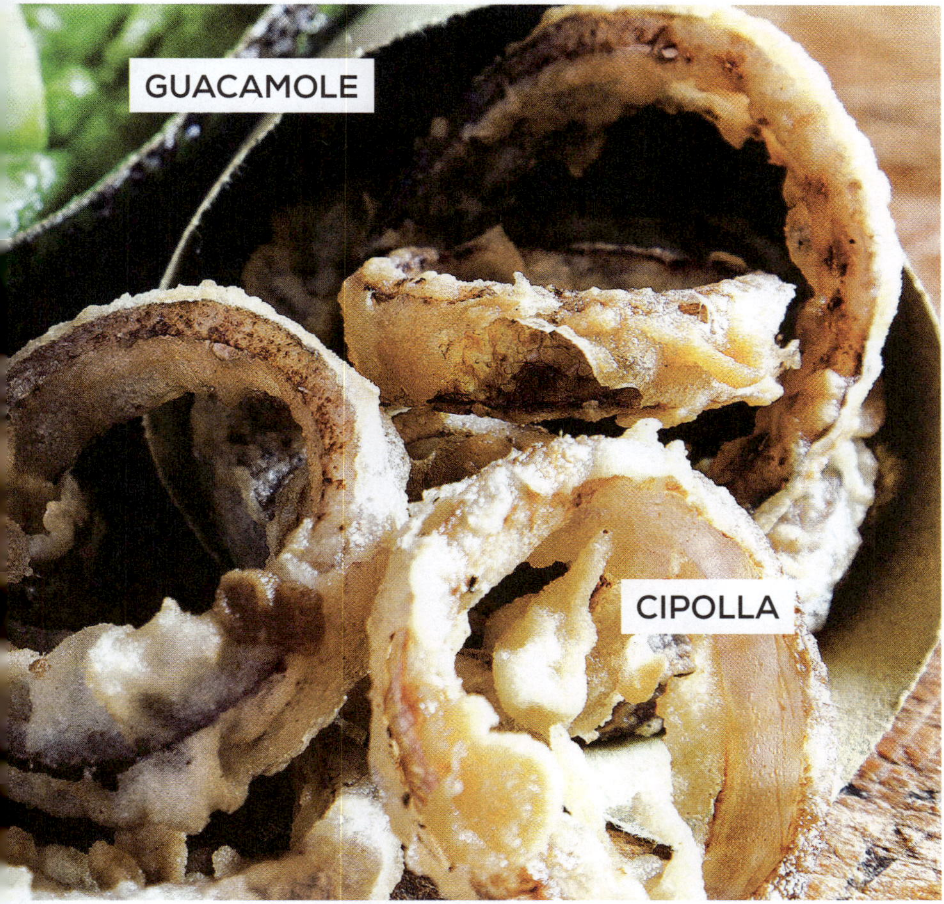

107

PER 2 PERSONE

Preparazione: 10 minuti
Cottura: 5-10 minuti
Difficoltà: 2

CONSIGLIATA PER:

SCONSIGLIATA PER:

INGREDIENTI

Per la frittura:

1 cipolla rossa
2 cucchiai di farina di riso
2 cucchiai di farina di cocco
acqua minerale q.b.
500 ml di olio di cocco
sale rosa q.b.

Per la salsa guacamole:

½ avocado maturo
1 lime biologico

PRIMI

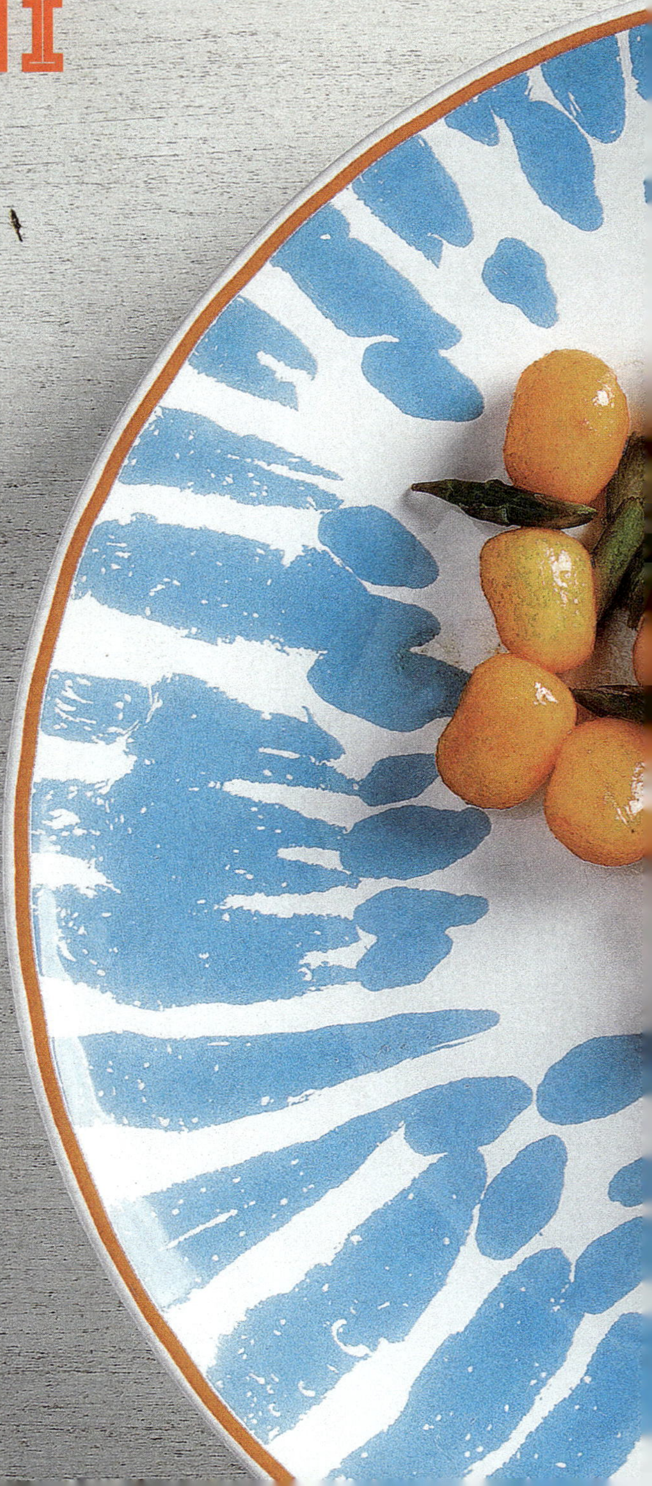

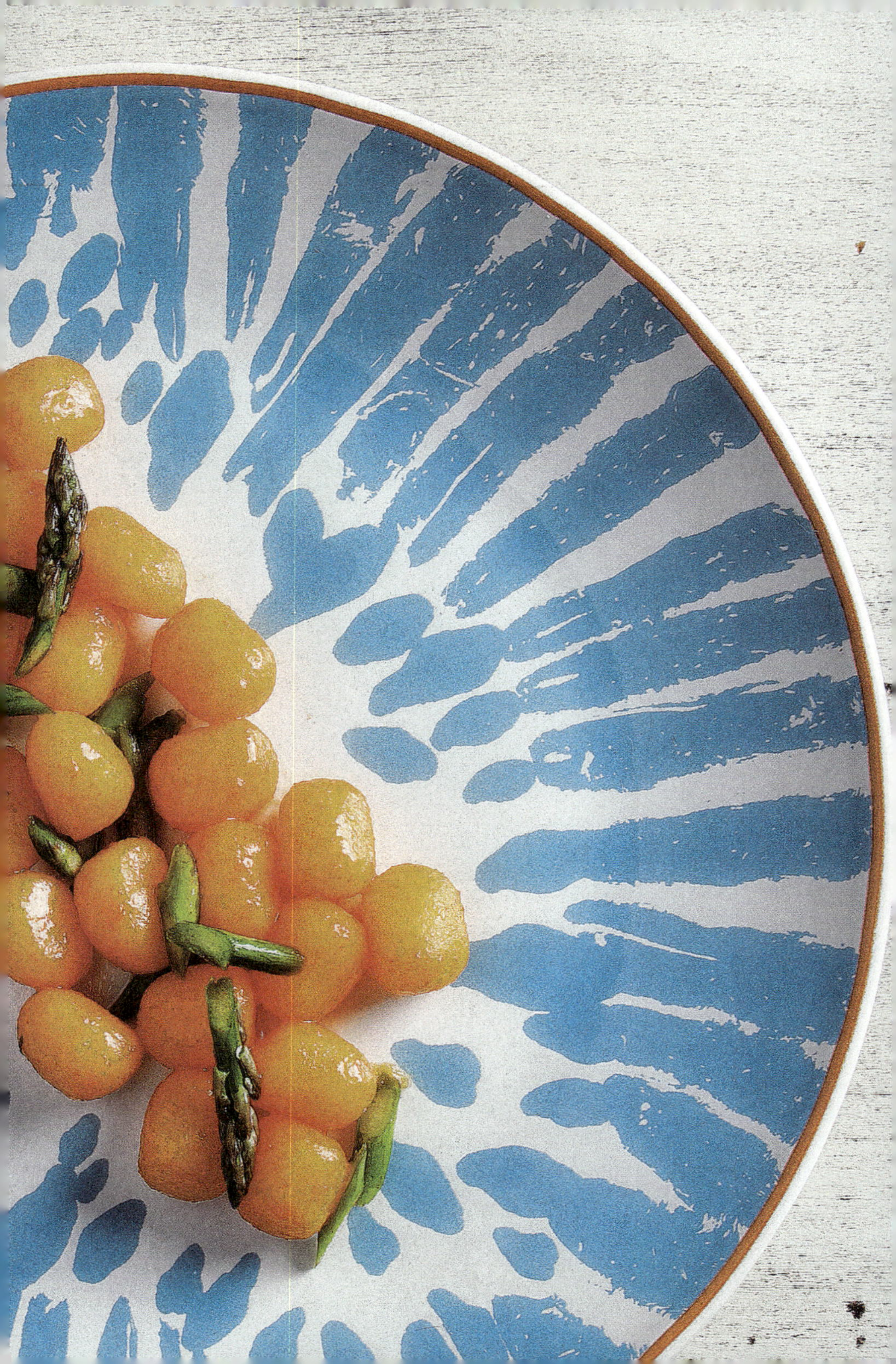

RISO VENERE AGLI ASPARAGI E ROSMARINO

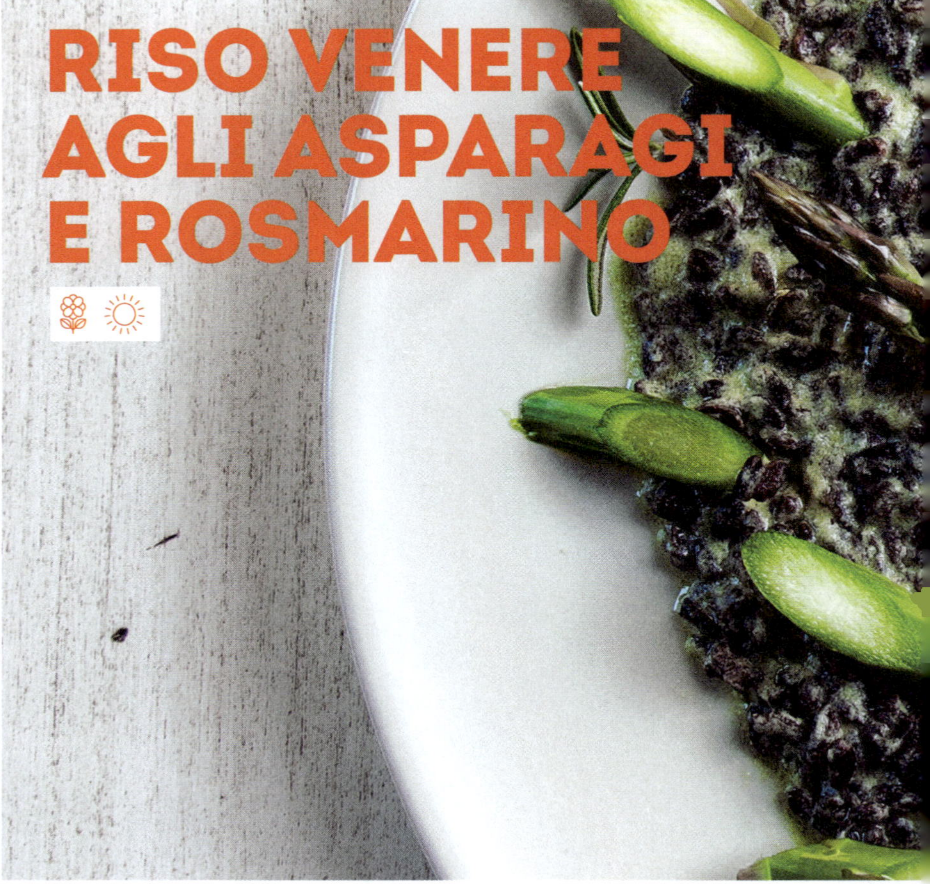

Lessare il riso. Mondare gli asparagi e tagliarli a rondelle lasciando intere le punte. Cuocerli al vapore nel microonde, nell'apposita vaporiera, per 10 minuti a 900W. Una volta cotti, frullare con un mixer a immersione le rondelle con l'aglio, il sale, l'olio e qualche ago di rosmarino, aggiungendo un po' di acqua di cottura del riso (non troppa altrimenti la crema si scurisce troppo e perde consistenza).
Condire il riso scolato con il composto e impiattare con le punte intere e qualche ago di rosmarino.

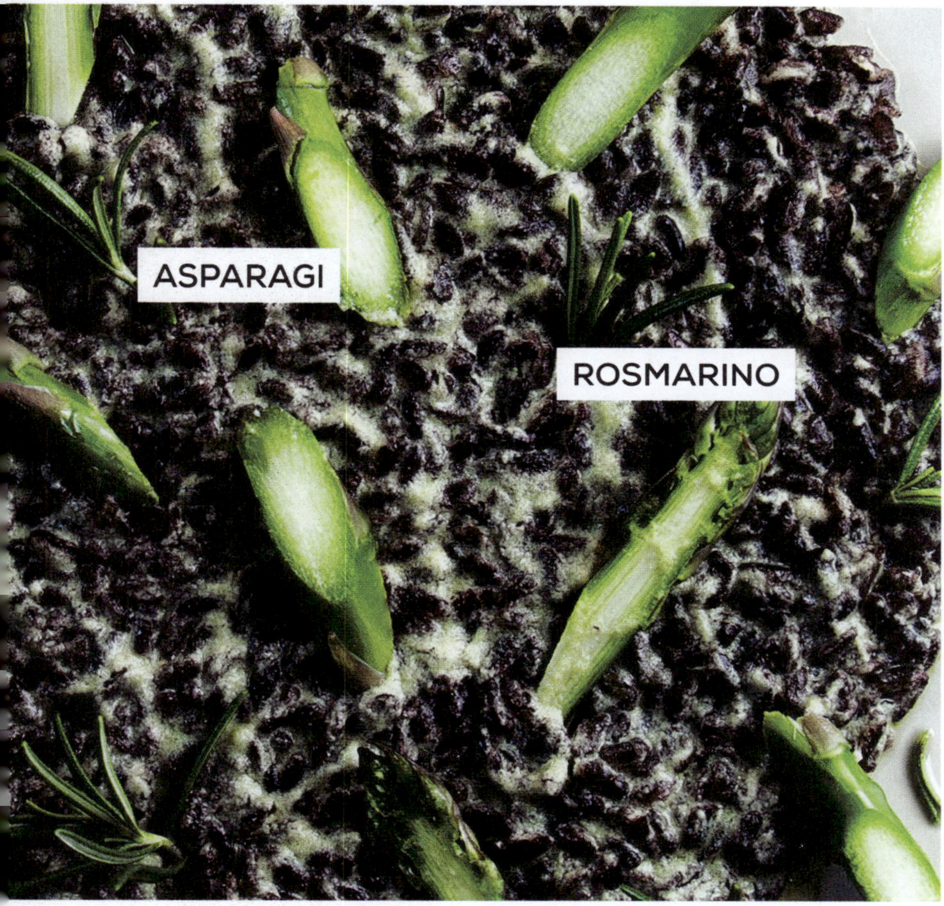

PER 2 PERSONE

Preparazione: 10 minuti
Cottura: 25 minuti
Difficoltà: 2

CONSIGLIATA PER:

SCONSIGLIATA PER:

INGREDIENTI

180 g di riso venere
150 g di asparagi freschi
½ spicchio d'aglio
rosmarino q.b.
olio extravergine d'oliva q.b.
sale rosa q.b.

RISO BASMATI, FRAGOLE, BASILICO E SEMI DI CHIA

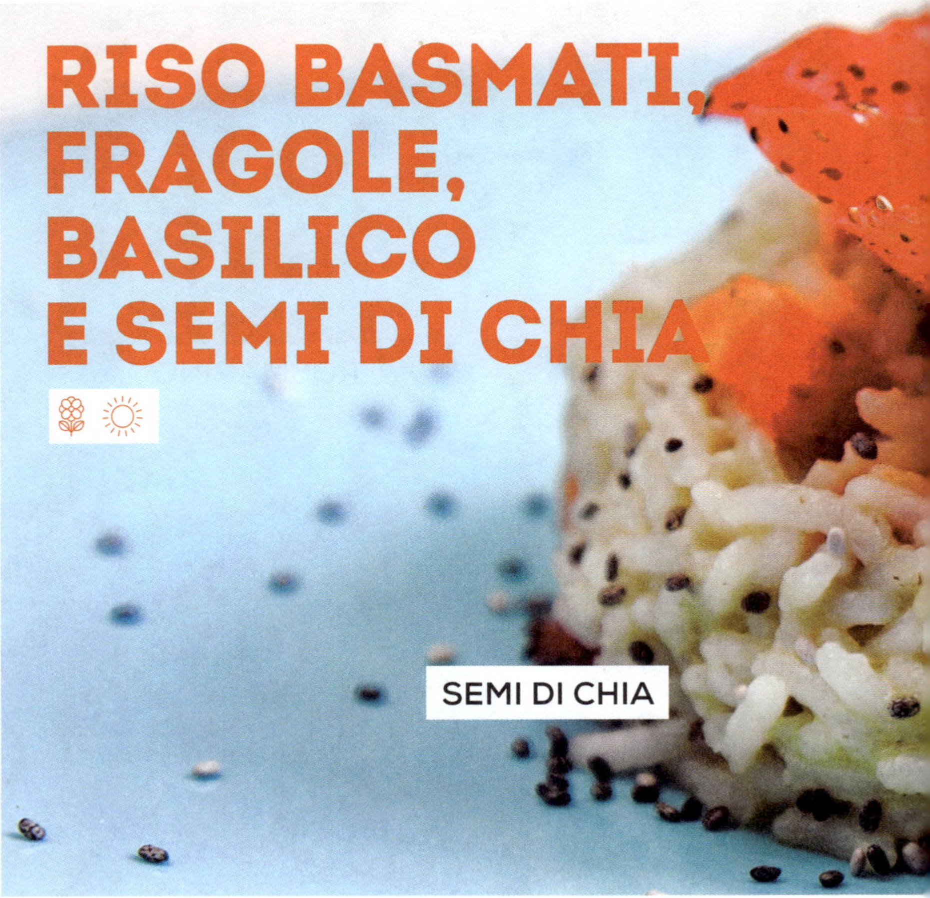

Lessare il riso in acqua bollente salata. Mondare le fragole e tagliarle a cubettini. Frullarne la metà con l'olio, l'aglio, le foglie di basilico e uno o due cucchiai di acqua di cottura del riso. Scolare il riso e amalgamarlo al composto. Aggiungere i cubettini di fragola e i semi di chia.
Con l'aiuto di un coppapasta modellare il riso e guarnire con una fragola intagliata e qualche foglia di basilico.

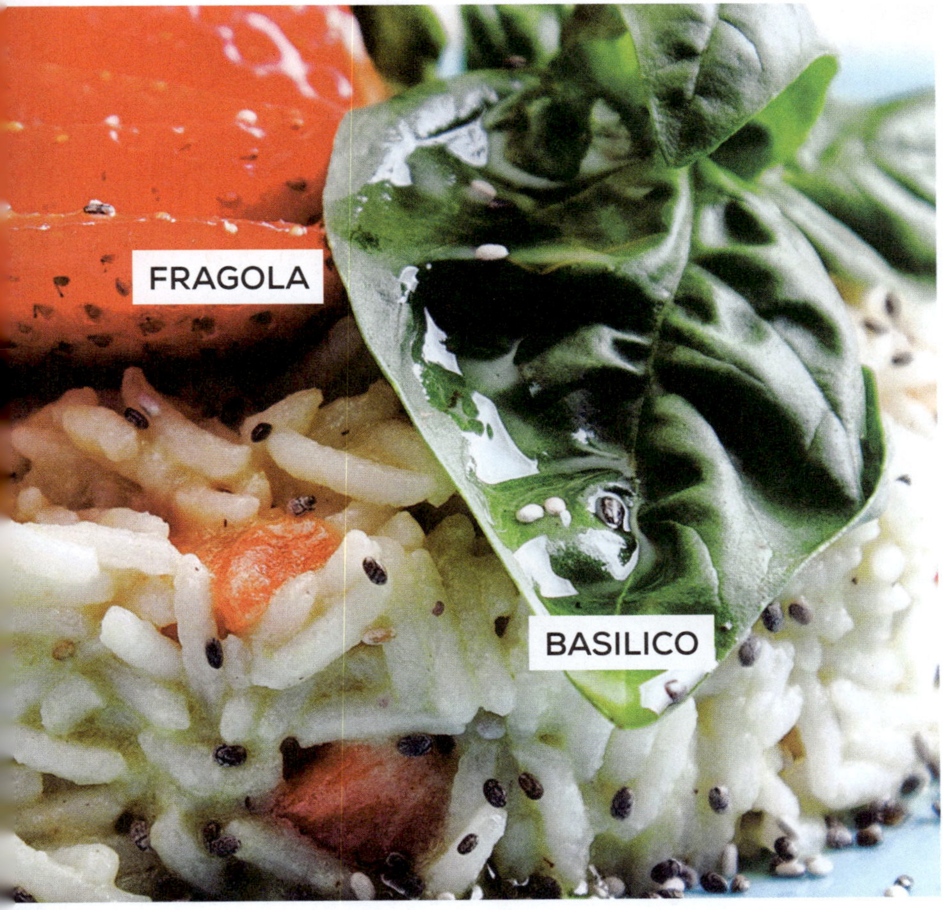

PER 2 PERSONE

Preparazione: 10 minuti
Cottura: 13 minuti
Difficoltà: 1

CONSIGLIATA PER:

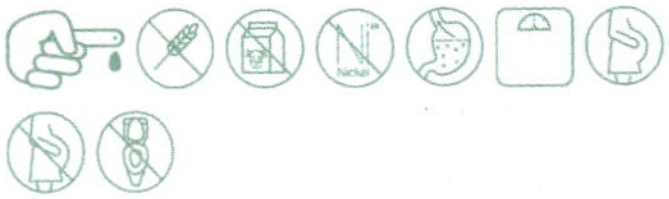

INGREDIENTI

180 g di riso basmati
250 g di fragole
20 foglie di basilico fresco
½ spicchio d'aglio
1 cucchiaio di semi di chia
olio extravergine d'oliva q.b.
sale rosa q.b.

GNOCCHI DI ZUCCA AGLI ASPARAGI

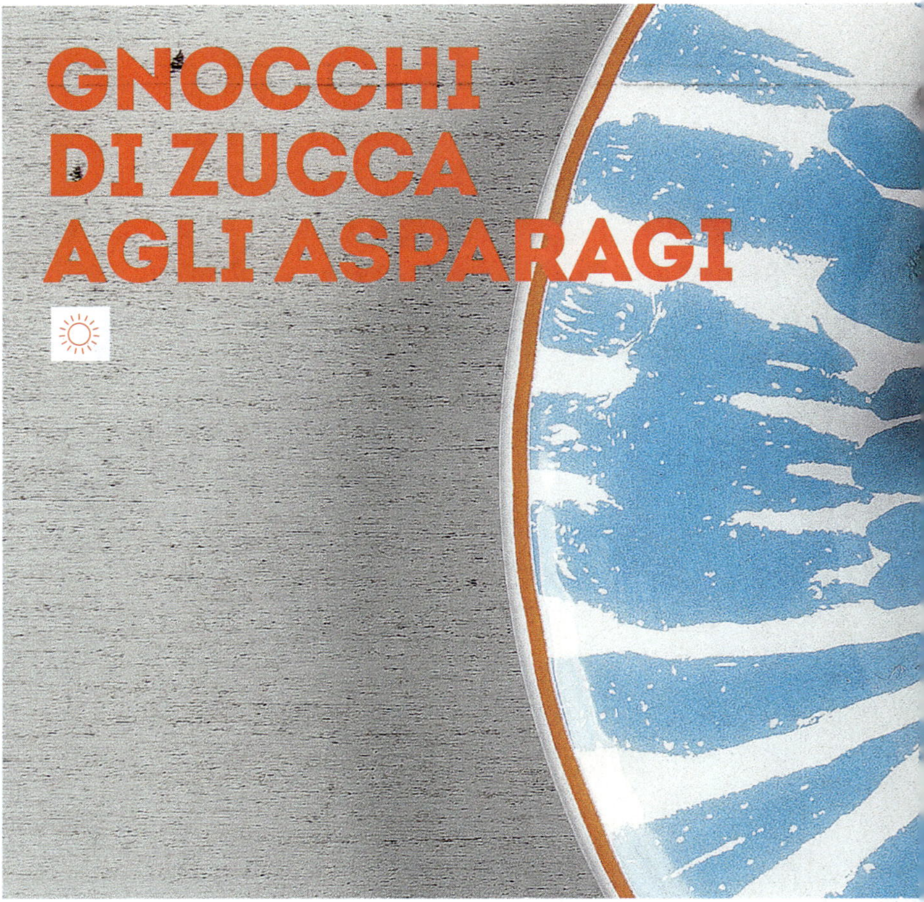

Pulire la zucca e cuocerla al vapore nel microonde a 900W per 10 minuti. Lasciarla raffreddare completamente, schiacciarla con una forchetta sopra un canovaccio e far scolare tutta l'acqua. Aggiungere l'albume e la farina di riso. Impastare e formare gli gnocchetti. Cuocere gli gnocchetti in acqua salata finché non salgono in superficie. Mondare gli asparagi e tagliarli trasversalmente (fanno molta più figura!). Cuocerli al vapore nel microonde a 900W per 10 minuti. Preriscaldare una padella antiaderente e saltare gli asparagi con l'aglio. Spegnere il fuoco, scolare nella padella ancora calda gli gnocchi e spadellare con l'olio a crudo. Servire subito.

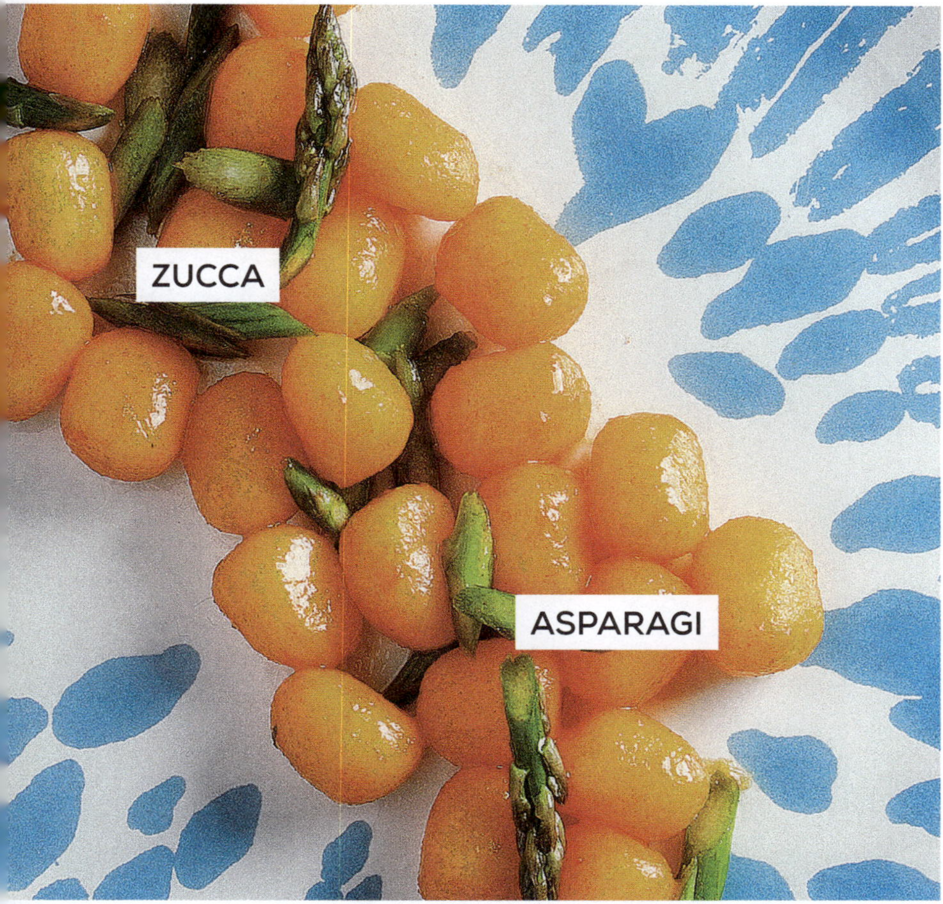

PER 2 PERSONE

Preparazione: 30 minuti
Cottura: 10 minuti
Difficoltà: 3

CONSIGLIATA PER:

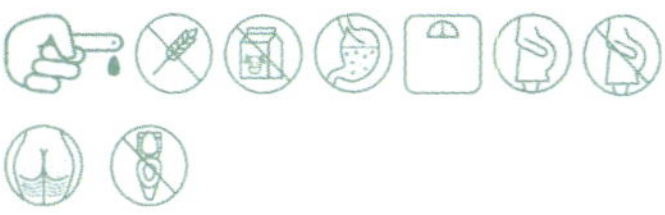

SCONSIGLIATA PER:

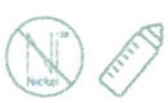

INGREDIENTI

Per gli gnocchi:

300 g di zucca
100 g di farina di riso
1 albume piccolo
sale rosa q.b.

Per gli asparagi:

150 g di asparagi freschi
½ spicchio d'aglio
olio extravergine d'oliva q.b.

GNOCCHI DI ZUCCHINE, OLIO E SALVIA

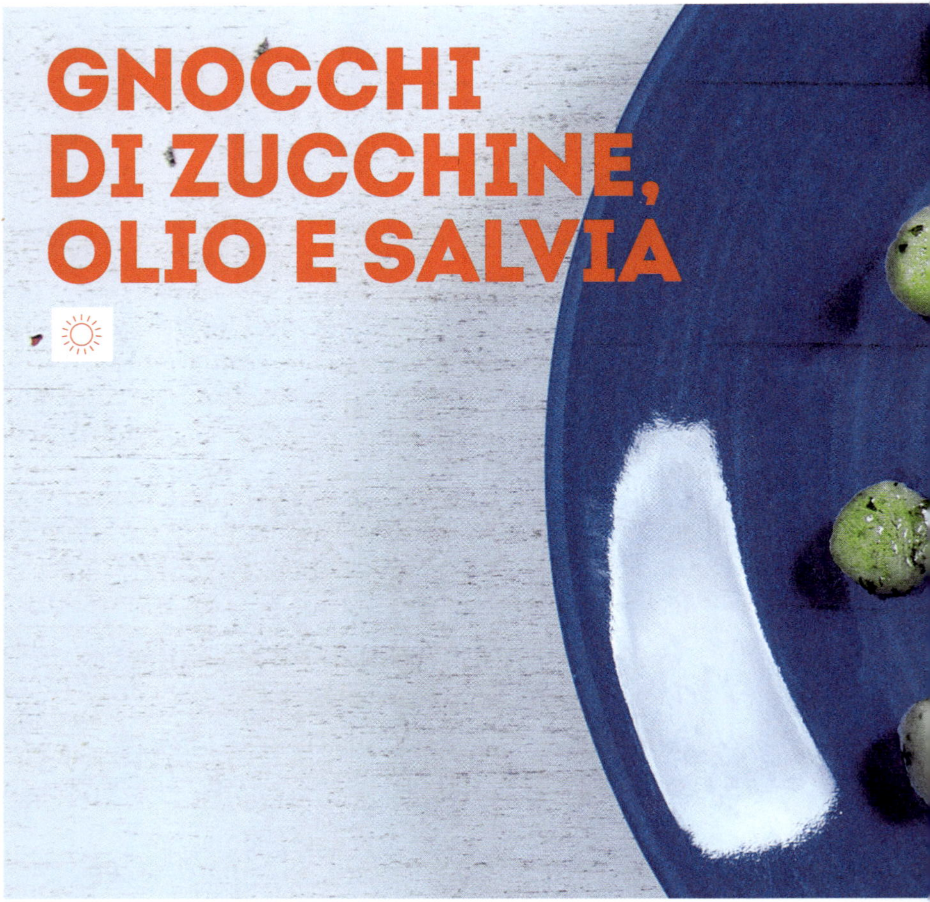

Aromatizzare l'olio con l'aglio e la salvia. Lavare le zucchine e grattugiarle a julienne; strizzarle e disporle su una teglia rivestita di carta da forno per poi infornarle a 180 °C per 5 minuti. Frullare le zucchine ormai cotte con l'albume e in una terrina unire la farina di riso. Amalgamare il composto e formare gli gnocchetti. Cuocerli in acqua salata finché non salgono in superficie. Condirli con l'olio all'aglio e salvia. Servire subito.

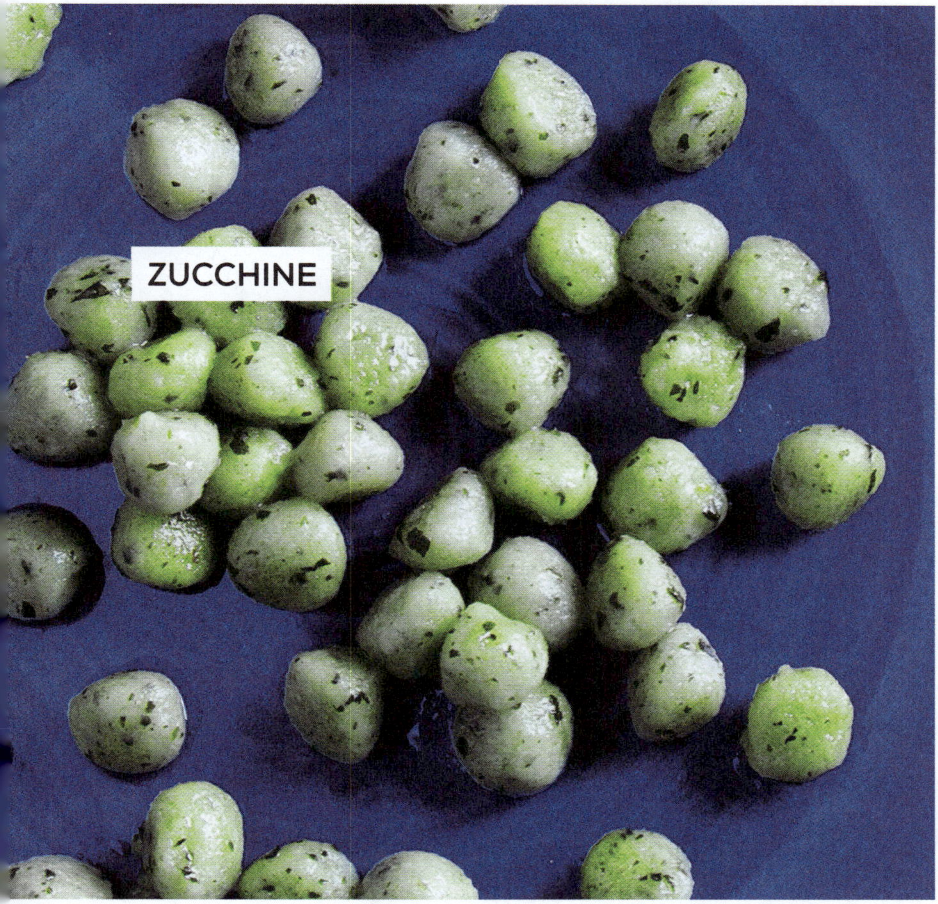

ZUCCHINE

PER 2 PERSONE

Preparazione: 30 minuti
Cottura: 10 minuti
Difficoltà: 3

CONSIGLIATA PER:

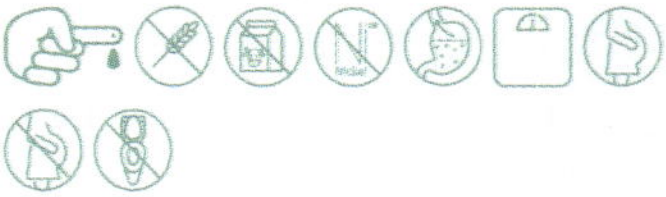

INGREDIENTI

Per gli gnocchi:

200 g di zucchine
200 g di farina di riso
1 albume piccolo

Per condire:

½ spicchio d'aglio
salvia q.b.
olio extravergine d'oliva q.b.
sale rosa q.b.

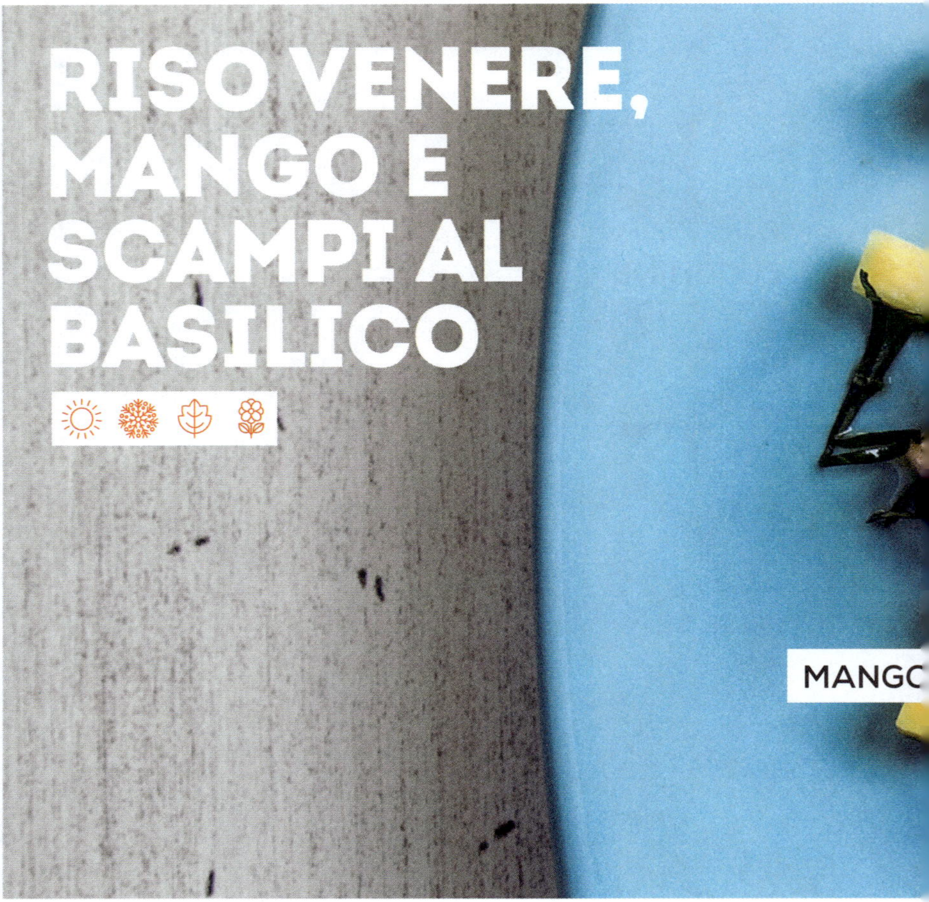

RISO VENERE, MANGO E SCAMPI AL BASILICO

Lessare il riso in acqua salata. Tagliare il mango a cubetti e il basilico a julienne. Frullare metà mango con parte del basilico, l'aglio, l'olio e qualche cucchiaio di acqua di cottura del riso. Pulire gli scampi e tagliarli a cubetti, tenendone 2 interi. Scolare il riso e aggiungere subito il trito di scampi (si cuoceranno con il calore del riso), poi il frullato di mango e basilico e infine il mango a cubetti e il basilico a julienne.
Impiattare con uno scampo crudo o un gambero appena scottato.

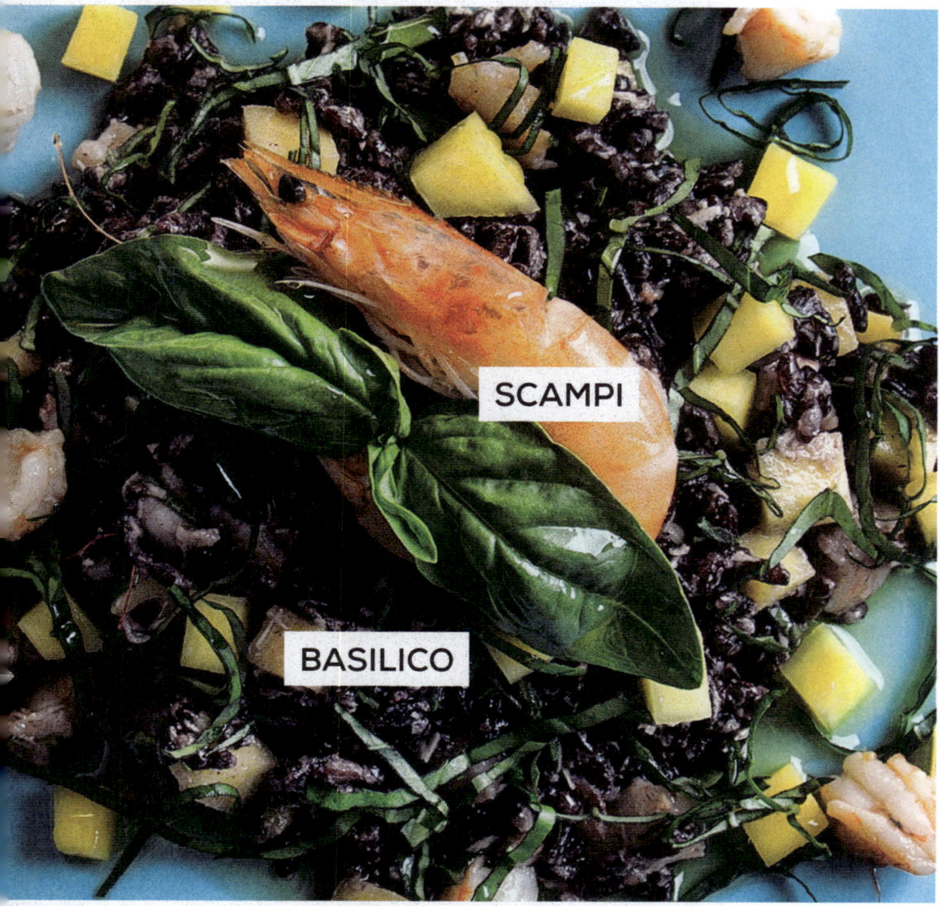

PER 2 PERSONE

Preparazione: 10 minuti
Cottura: 25 minuti
Difficoltà: 2

CONSIGLIATA PER:

INGREDIENTI

180 g di riso venere
300 g di mango
300 g di scampi o gamberi
½ spicchio d'aglio
basilico q.b.
olio extravergine d'oliva q.b.
sale rosa q.b.

RISO BASMATI AL RADICCHIO, NOCI E ARANCIA

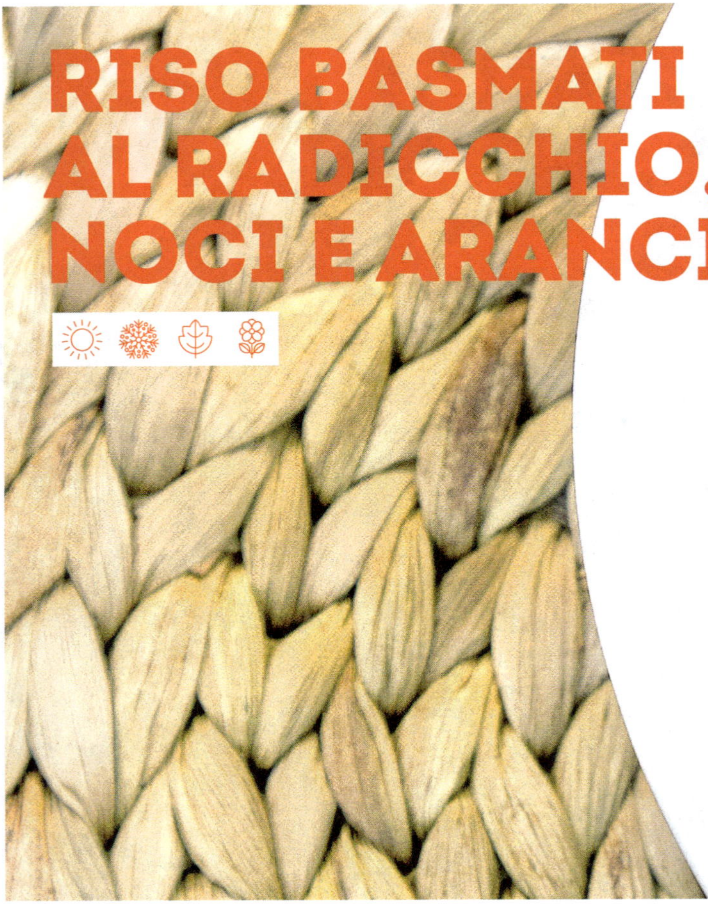

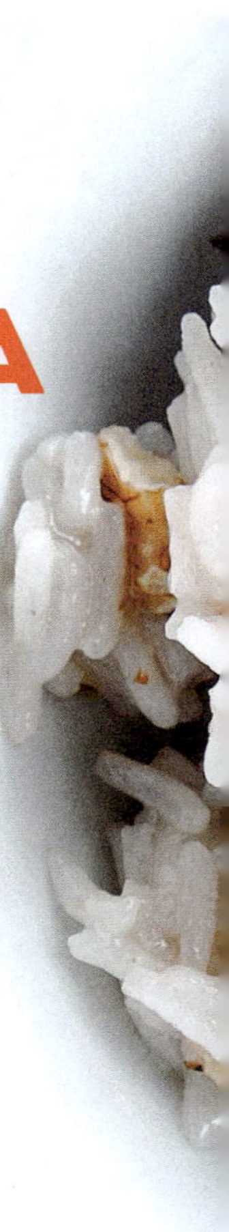

Tritare finemente il cipollotto e tostarlo in una casseruola insieme al riso. A parte, portare a ebollizione dell'acqua salata e sfumare il riso poco alla volta. A cottura quasi ultimata, aggiungere il radicchio tagliato a julienne. Tritare le noci, tenendone un paio intere, e unirle al riso. Spegnere il fuoco, mantecare con l'olio e il succo d'arancia.
Servire decorando con una noce intera e le *zest* d'arancia.

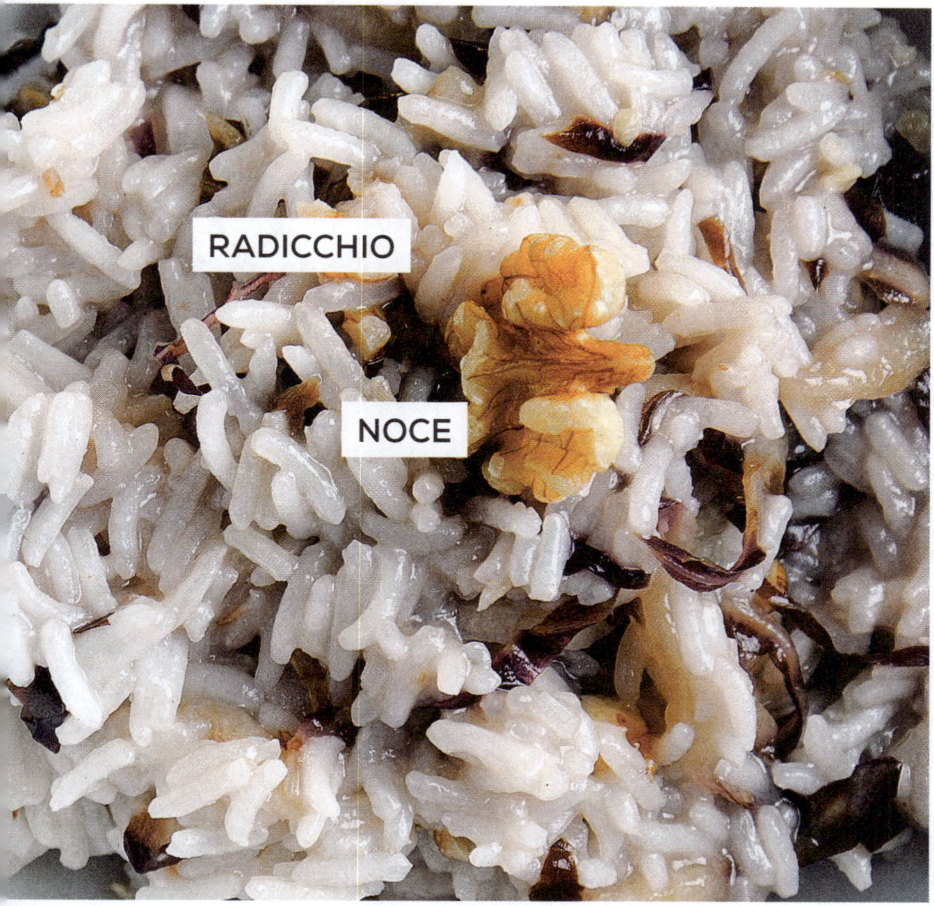

PER 2 PERSONE

Preparazione: 10 minuti
Cottura: 15-18 minuti
Difficoltà: 2

CONSIGLIATA PER:

SCONSIGLIATA PER:

INGREDIENTI

180 g di riso basmati
250 g di radicchio tondo
15 noci
1 arancia biologica
1 cipollotto
olio extravergine d'oliva q.b.
sale rosa q.b.

PENNE DI RISO NERONE INTEGRALE, RICOTTA E CANNELLA

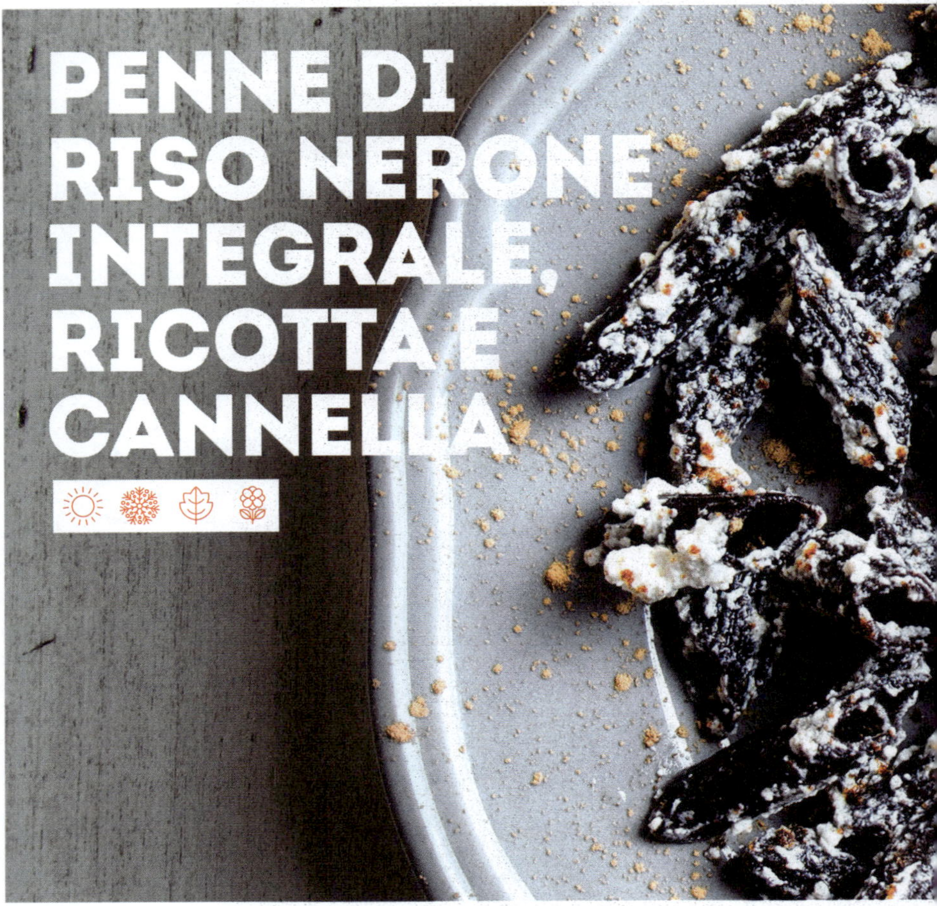

Frullare con un macinino da caffè la stecca di cannella (così avrà un sapore molto più intenso! In alternativa anche quella in polvere andrà bene). Portare a ebollizione l'acqua e cuocere la pasta. Scolare un minuto prima del tempo indicato sulla confezione, conservando l'acqua.
Amalgamare la ricotta alla pasta, aggiungendo il sale, la cannella, l'olio e qualche cucchiaio di acqua di cottura fino a rendere cremosa la salsa. Servire spolverizzando con altra cannella e un filo d'olio.

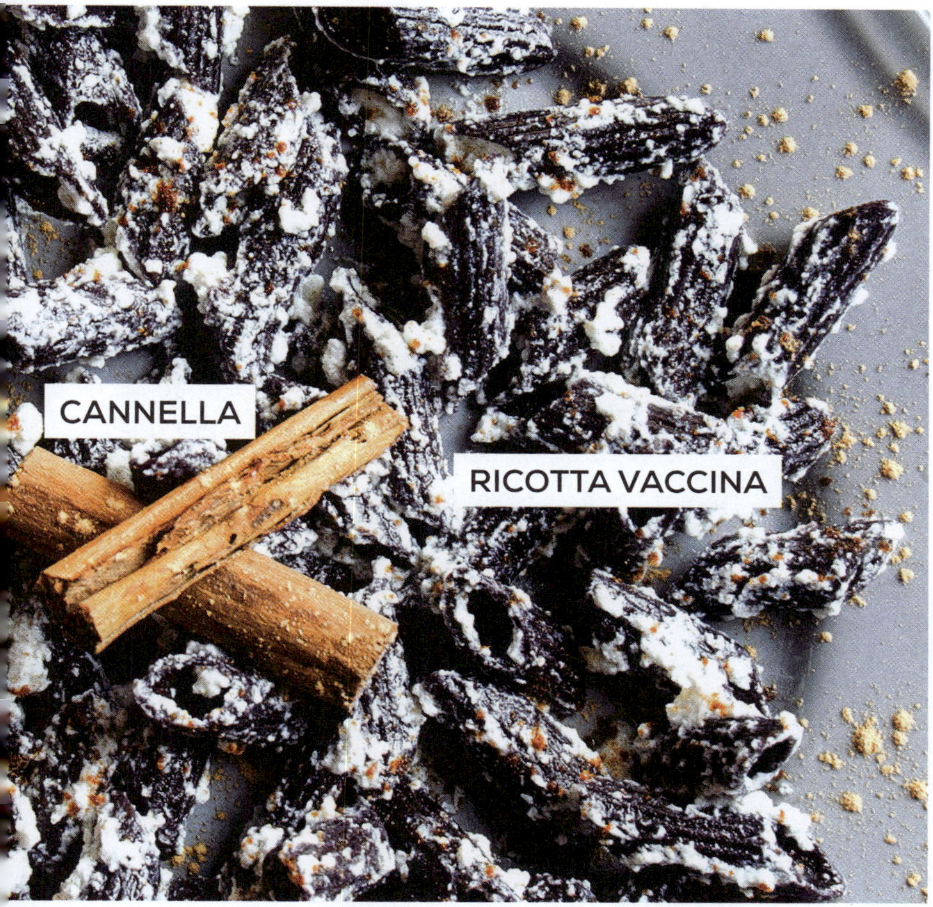

PER 2 PERSONE

Preparazione: 15 minuti
Cottura: 5 minuti
Difficoltà: 1

CONSIGLIATA PER:

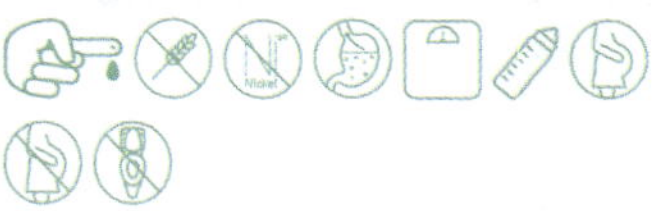

INGREDIENTI

150 g di penne
di riso nerone integrale
100 g di ricotta vaccina
1 stecca di cannella
olio extravergine d'oliva q.b.
sale rosa q.b.

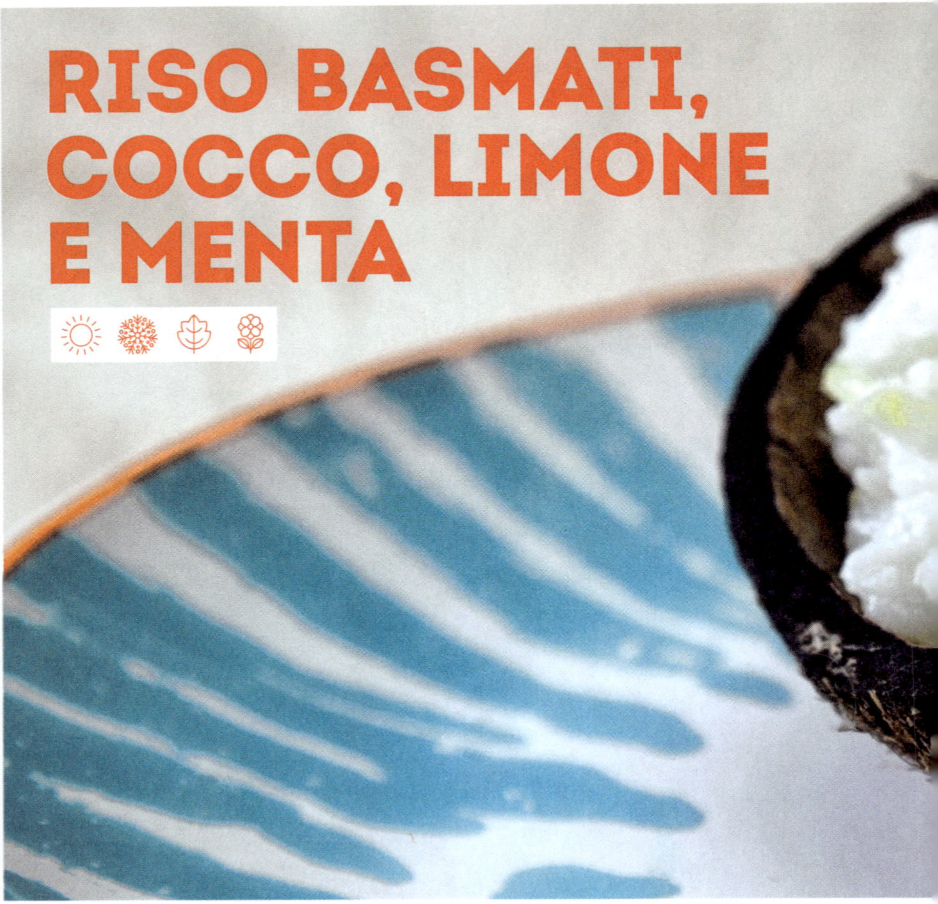

124

Tostare il riso basmati e il cocco rapè in una casseruola. Sfumare con il latte di cocco. A parte, portare a ebollizione dell'acqua salata per sfumare il riso fino a cottura. Spegnere il fuoco e mantecare con il succo di limone, l'olio di cocco e la menta tagliata a julienne.
Servire direttamente nella noce di cocco con le *zest* di limone a guarnizione.

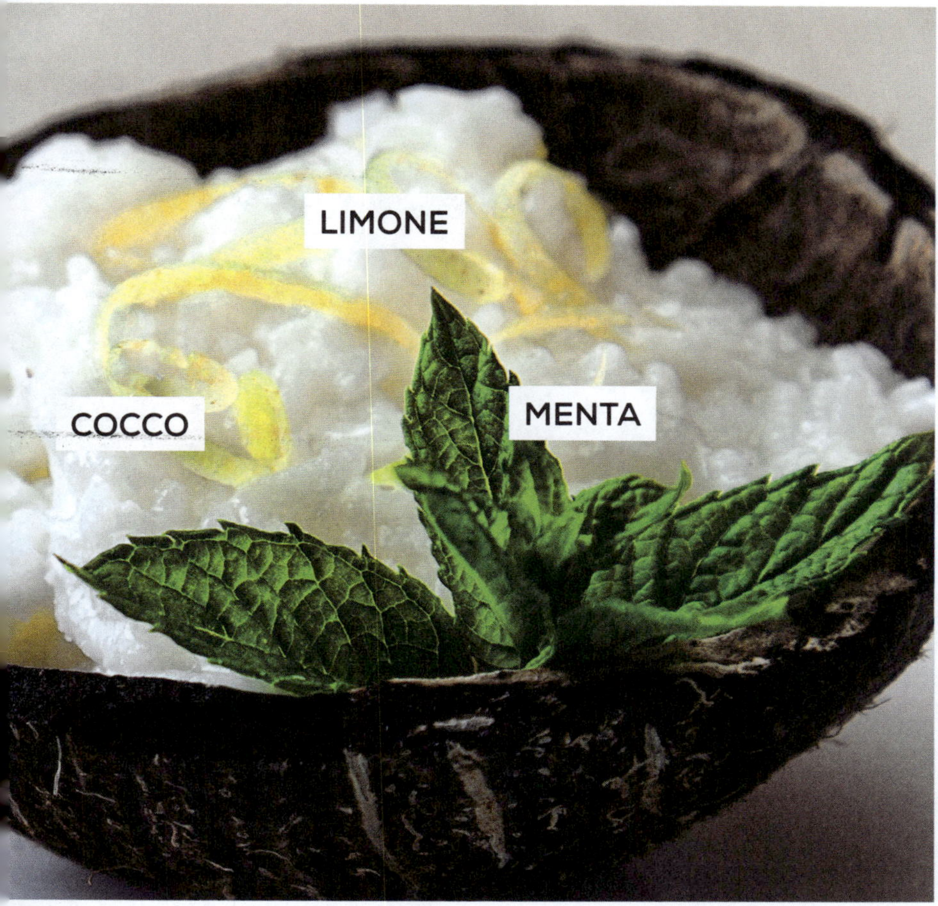

PER 2 PERSONE

Preparazione: 5 minuti
Cottura: 13-15 minuti
Difficoltà: 1

CONSIGLIATA PER:

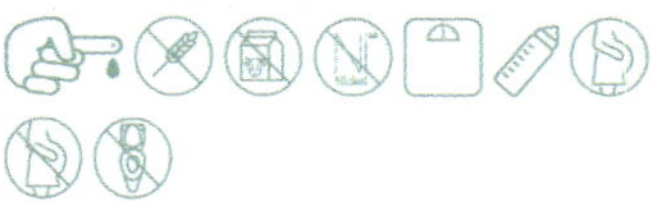

INGREDIENTI

180 g di riso basmati
30 g di cocco rapè
150 ml di latte di cocco
1 limone biologico
menta q.b.
olio di cocco q.b.
sale rosa q.b.

RISO ROSSO, ZUCCHINE, SEMI DI CHIA E TUORLO D'UOVO

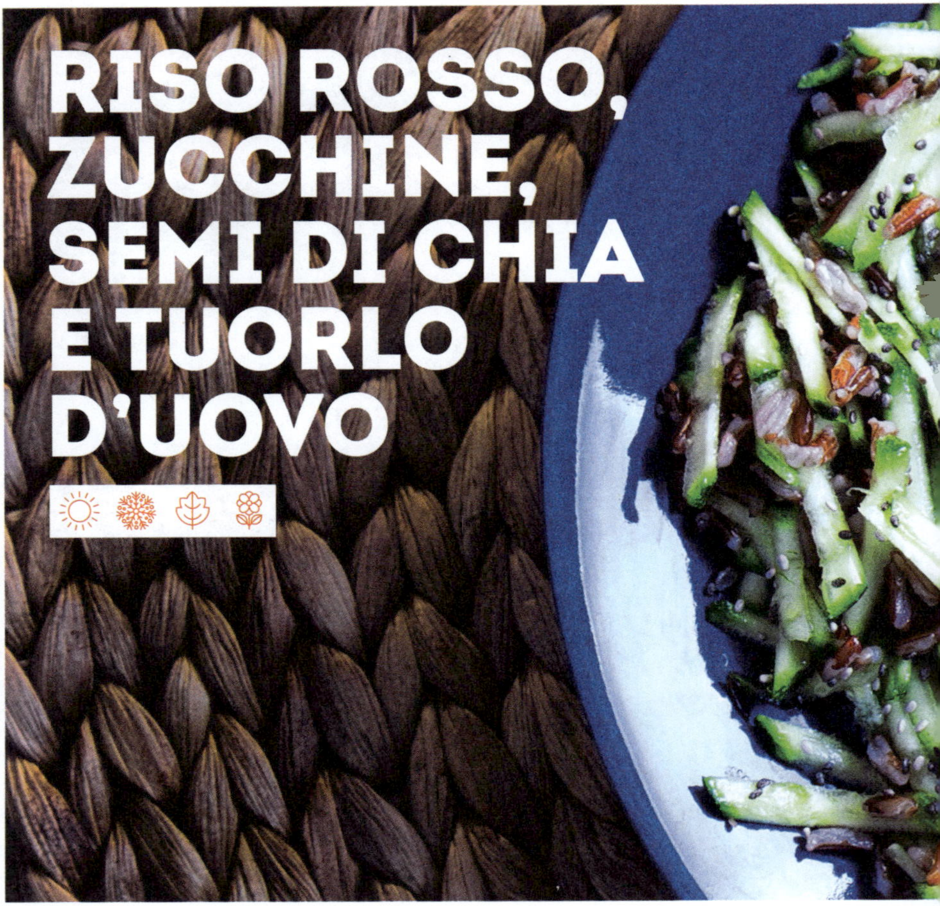

Lessare il riso rosso e i semi di chia in acqua salata. Tostare in una padella antiaderente le zucchine tagliate a julienne e il cipollotto tritato finemente. Sfumare con un mestolo di acqua di cottura del riso e spegnere il fuoco. Scolare il riso nella padella e mantecare con l'olio di cocco.
Impiattare con i tuorli crudi!

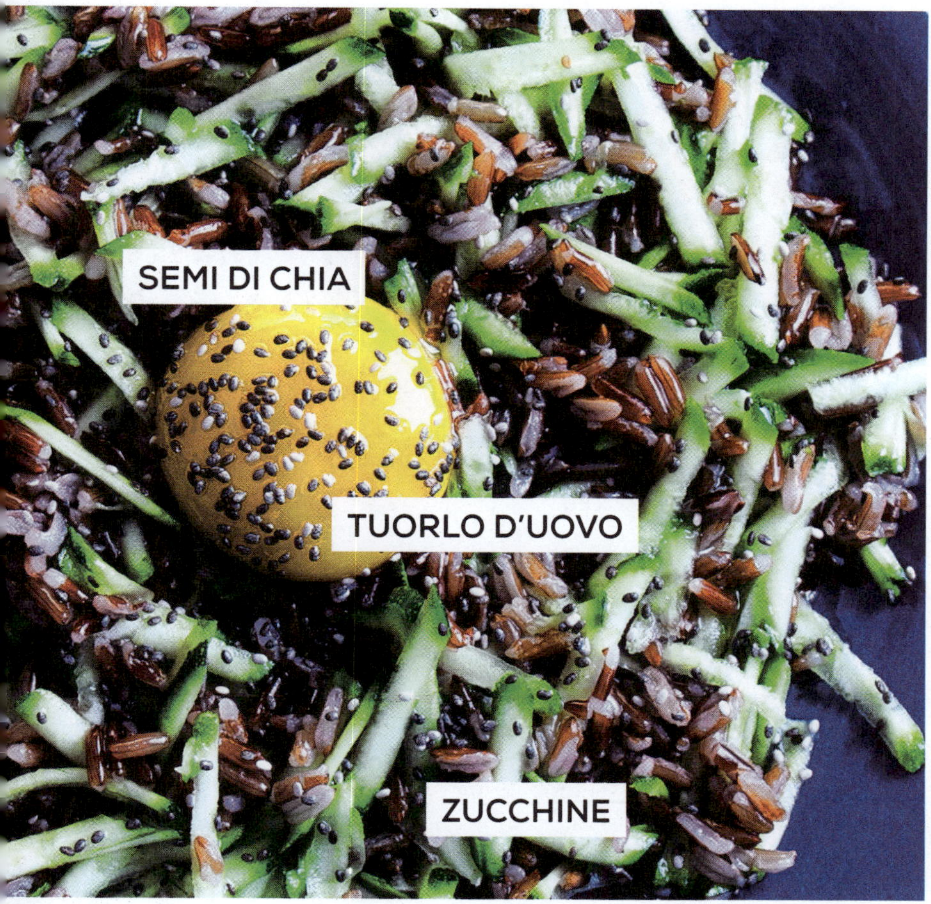

PER 2 PERSONE

Preparazione: 10 minuti
Cottura: 25 minuti
Difficoltà: 1

CONSIGLIATA PER:

SCONSIGLIATA PER:

INGREDIENTI

180 g di riso rosso
200 g di zucchine
2 tuorli d'uovo
1 cipollotto
semi di chia q.b.
olio di cocco q.b.
sale rosa q.b.

RISO VENERE, COZZE E CANNELLINI

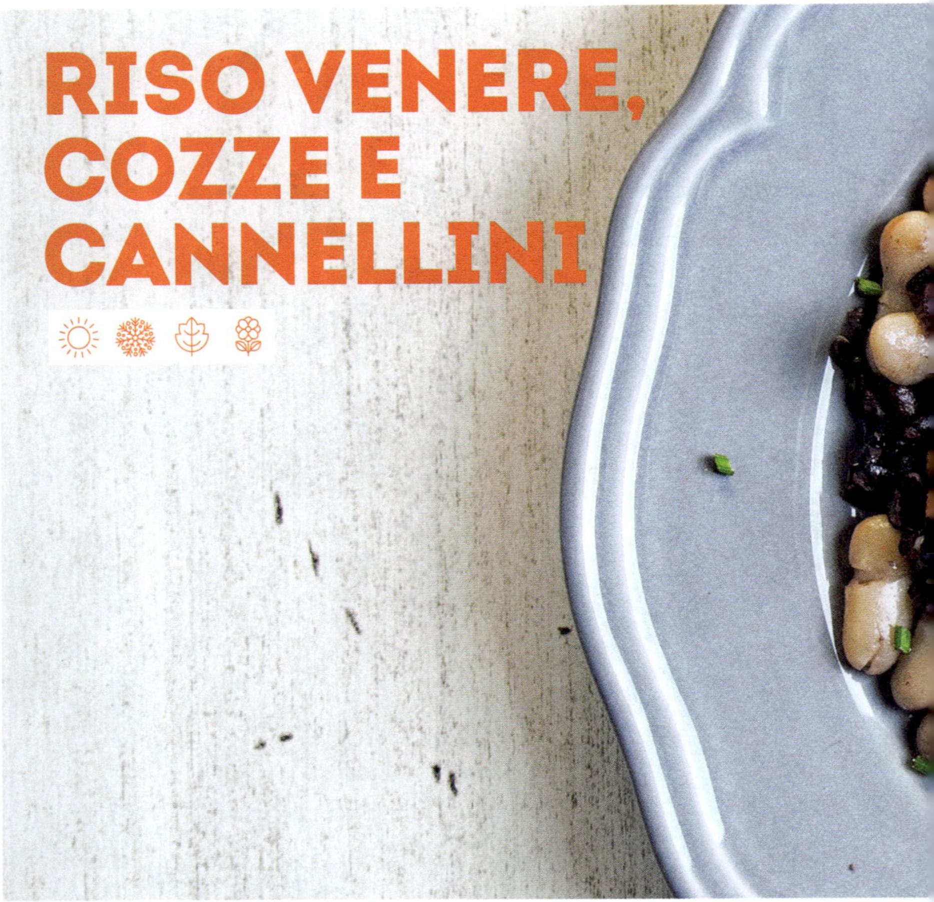

Mettere i cannellini in ammollo per 12 ore in 200 ml di acqua, con un pizzichino di bicarbonato, poi scolarli, sciacquarli e lessarli in acqua salata. A cottura ultimata, scolarli di nuovo, mantenendo l'acqua di cottura. Tritare finemente il cipollotto e saltarlo in una padella antiaderente. Frullarlo con la metà dei fagioli, olio e l'aglio fino a creare una crema. Lessare il riso nell'acqua dei fagioli. Far aprire le cozze (lasciate un pochino a bagno in acqua salata) nella padella rovente in cui si è saltato il cipollotto coprendole con un coperchio e poi sgusciarle, lasciandone qualcuna nella conchiglia per decorare. Scolare il riso e mantecare con la crema di cannellini, quindi aggiungere le cozze e i cannellini interi. Impiattare con una spolverizzata di prezzemolo.

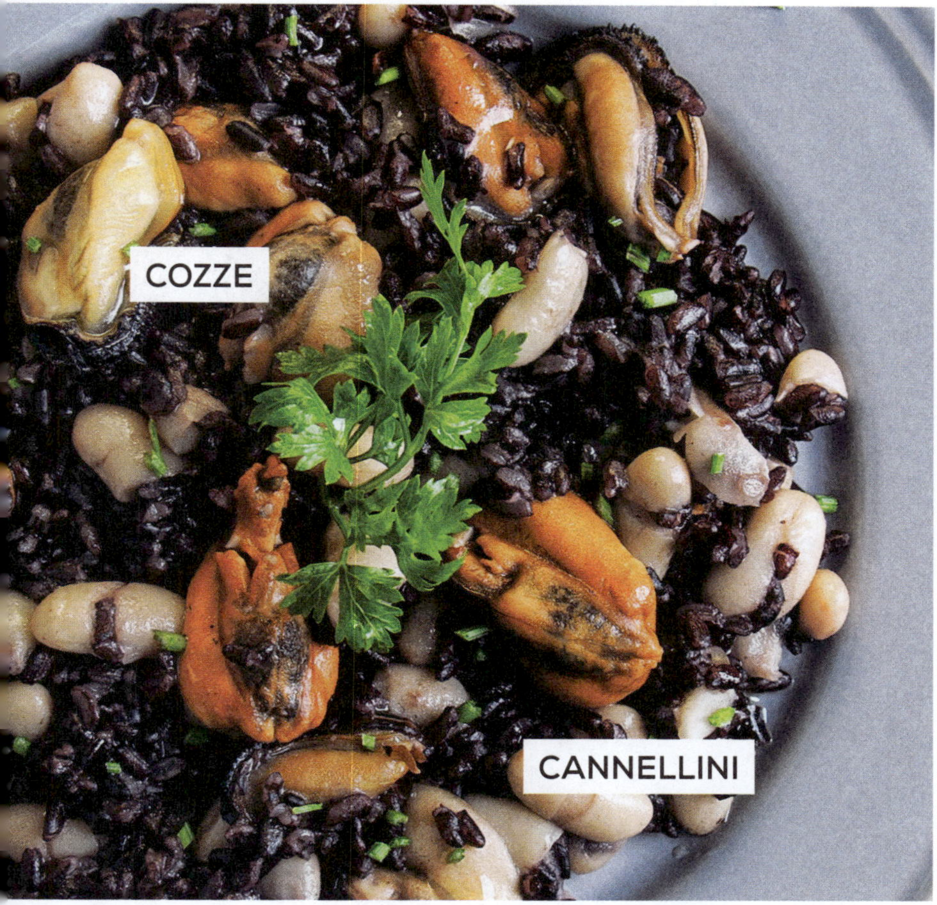

PER 2 PERSONE

Preparazione: 15 minuti
+ 12 ore di ammollo
Cottura: 25 minuti
Difficoltà: 2

CONSIGLIATA PER:

SCONSIGLIATA PER:

INGREDIENTI

180 g di riso venere
300 g di cozze
80 g di fagioli cannellini secchi
1 cipollotto
½ spicchio d'aglio
bicarbonato di sodio q.b.
prezzemolo q.b.
olio extravergine d'oliva q.b.
sale rosa q.b.

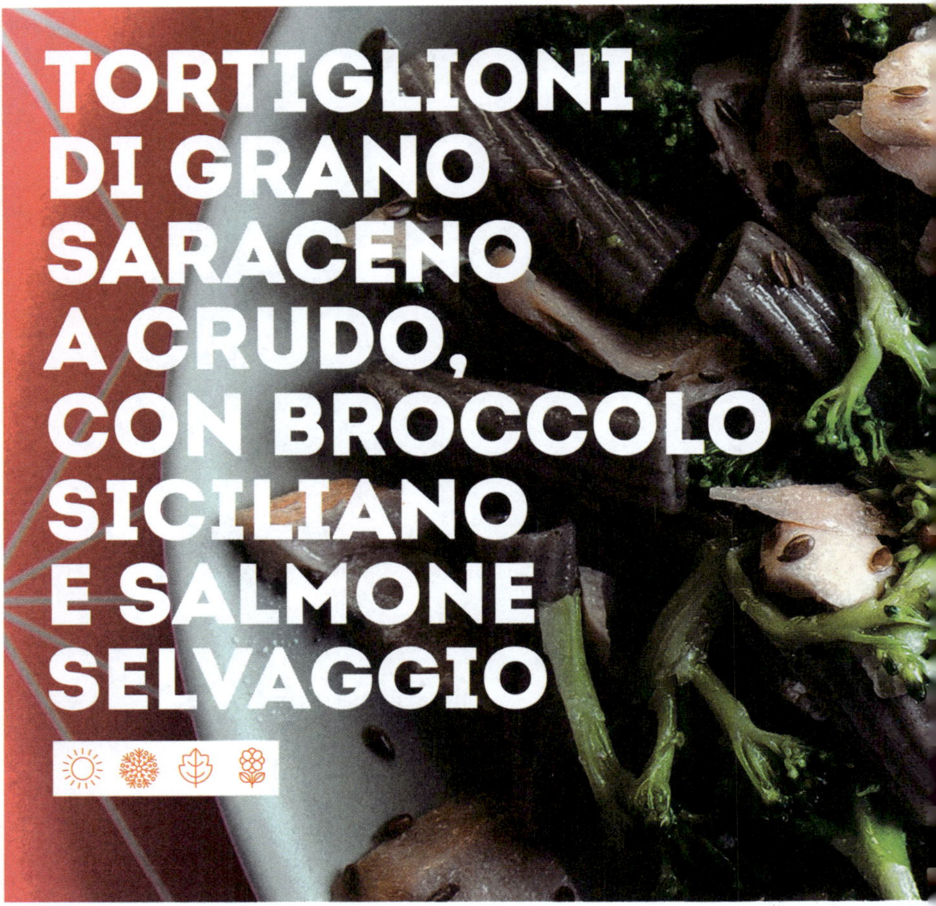

TORTIGLIONI DI GRANO SARACENO A CRUDO, CON BROCCOLO SICILIANO E SALMONE SELVAGGIO

Lessare i tortiglioni in acqua salata. Cuocere il salmone ancora congelato nel microonde a 750W per 5 minuti e "spezzettarlo" con le mani. Pulire il broccolo siciliano e dividerlo in cimette. Cuocerlo al vapore nel microonde a 900W per 8 minuti. Saltare il broccolo con l'aglio in una padella antiaderente preriscaldata.

Scolare i tortiglioni e unire tutti gli ingredienti. Aggiustare di sale e condire con l'olio. Questi tortiglioni sono ottimi sia caldi sia freddi!

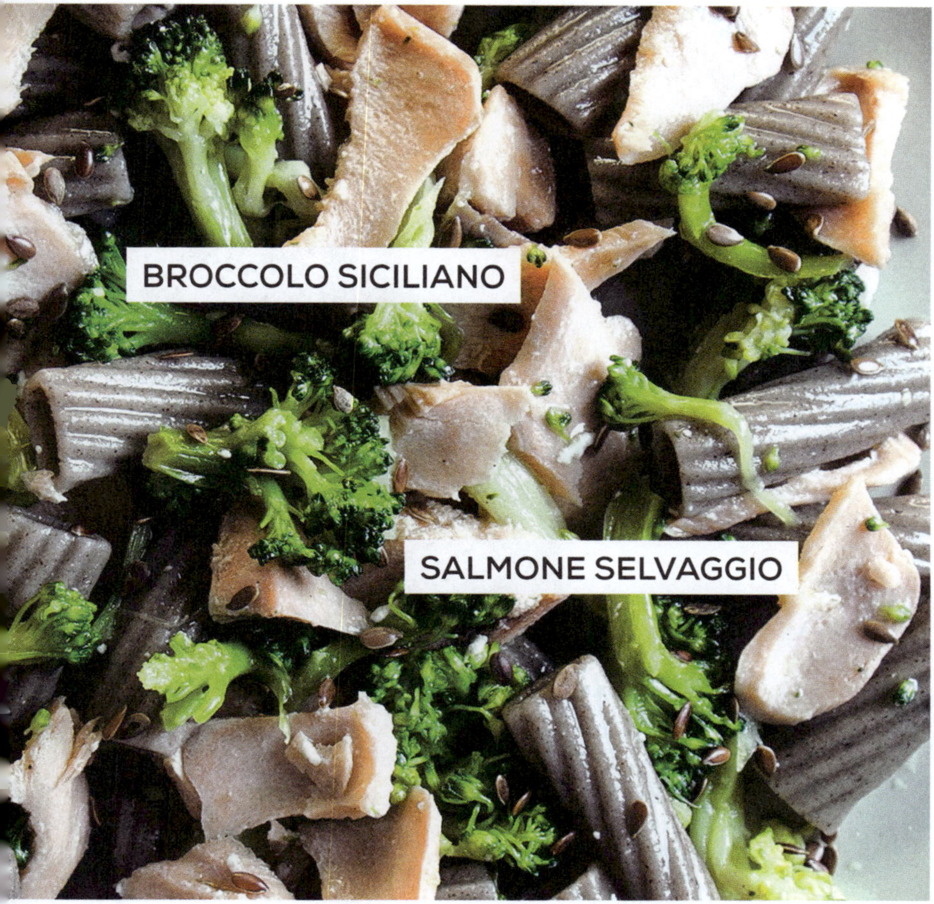

PER 2 PERSONE

Preparazione: 10 minuti
Cottura: 8-10 minuti
Difficoltà: 1

CONSIGLIATA PER:

SCONSIGLIATA PER:

INGREDIENTI

180 g di tortiglioni
di grano saraceno
300 g di broccolo siciliano
125 g di salmone selvaggio
½ spicchio d'aglio
olio extravergine d'oliva q.b.
sale rosa q.b.

RISO BASMATI SALTATO ALLE VERDURE

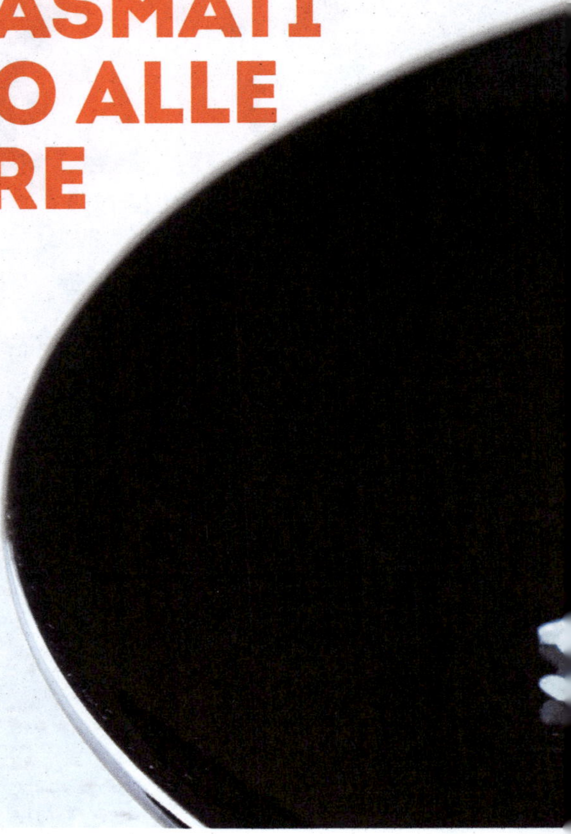

Tagliare a listarelle sottilissime le verdure. Tostare il riso e il cipollotto in una casseruola. Sfumare con acqua calda salata e sommergere, portando a cottura. Scolare il riso e saltarlo in una padella antiaderente preriscaldata con le verdure. Spegnere il fuoco e condire con olio e sale.

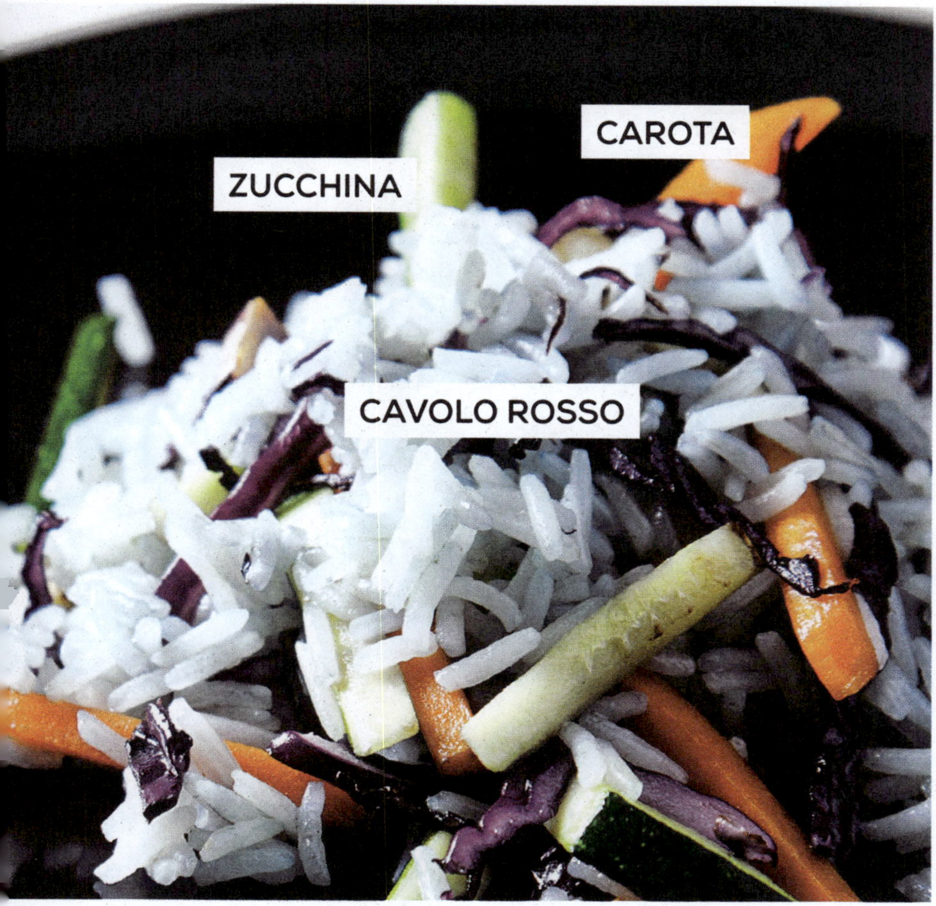

PER 2 PERSONE

Preparazione: 15 minuti
Cottura: 12 minuti
Difficoltà: 1

CONSIGLIATA PER:

SCONSIGLIATA PER:

INGREDIENTI

180 g di riso basmati
4 foglie di cavolo rosso
1 zucchina
1 carota
1 cipollotto
olio extravergine d'oliva q.b.
sale rosa q.b.

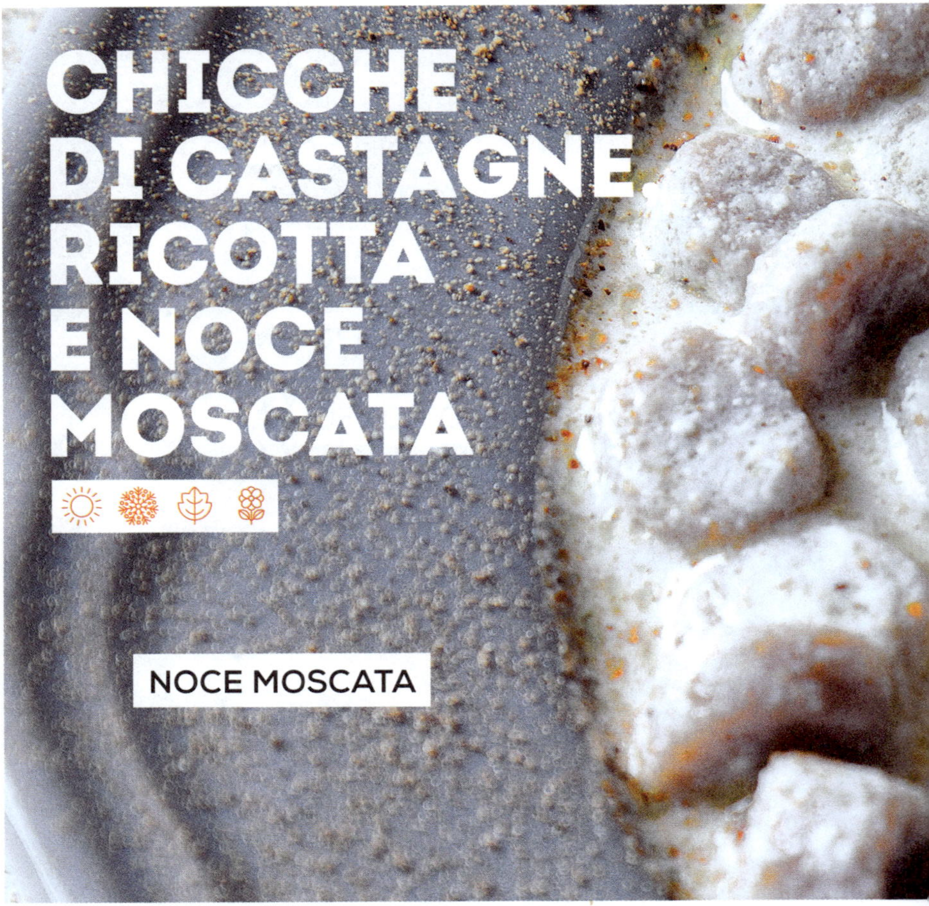

CHICCHE DI CASTAGNE, RICOTTA E NOCE MOSCATA

NOCE MOSCATA

In una terrina impastare farina di castagne, albume e 150 ml di acqua aggiungendone poca per volta. Una volta ottenuto un panetto non troppo duro, stendere dei serpentoni e poi tagliare le chicche. Lavorare la ricotta con l'olio, il sale, la noce moscata e l'aglio grattugiato. Bollire e scolare le chicche, conservando un po' di acqua di cottura. Condirle con la crema di ricotta e se necessario mantecare il tutto aggiungendo qualche altro cucchiaio di acqua, fino a raggiungere la cremosità desiderata. Servire subito (magari aggiungendo qualche fogliolina di salvia per decorare).

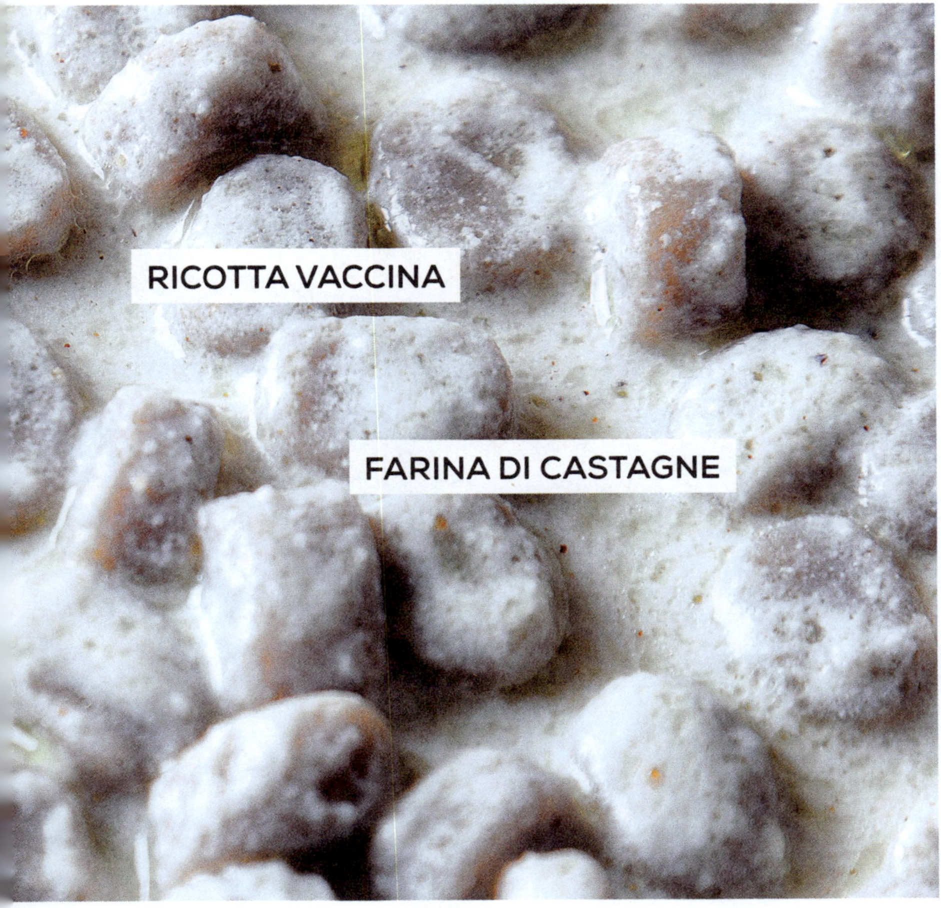

PER 2 PERSONE

Preparazione: 30 minuti
Cottura: 5 minuti
Difficoltà: 3

CONSIGLIATA PER:

SCONSIGLIATA PER:

INGREDIENTI

300 g di farina di castagne
300 g di ricotta vaccina
1 albume piccolo
½ spicchio d'aglio
noce moscata q.b.
olio extravergine d'oliva q.b.
sale rosa q.b.

RISO BASMATI CON PORRI AL PROFUMO DI ANICE STELLATO

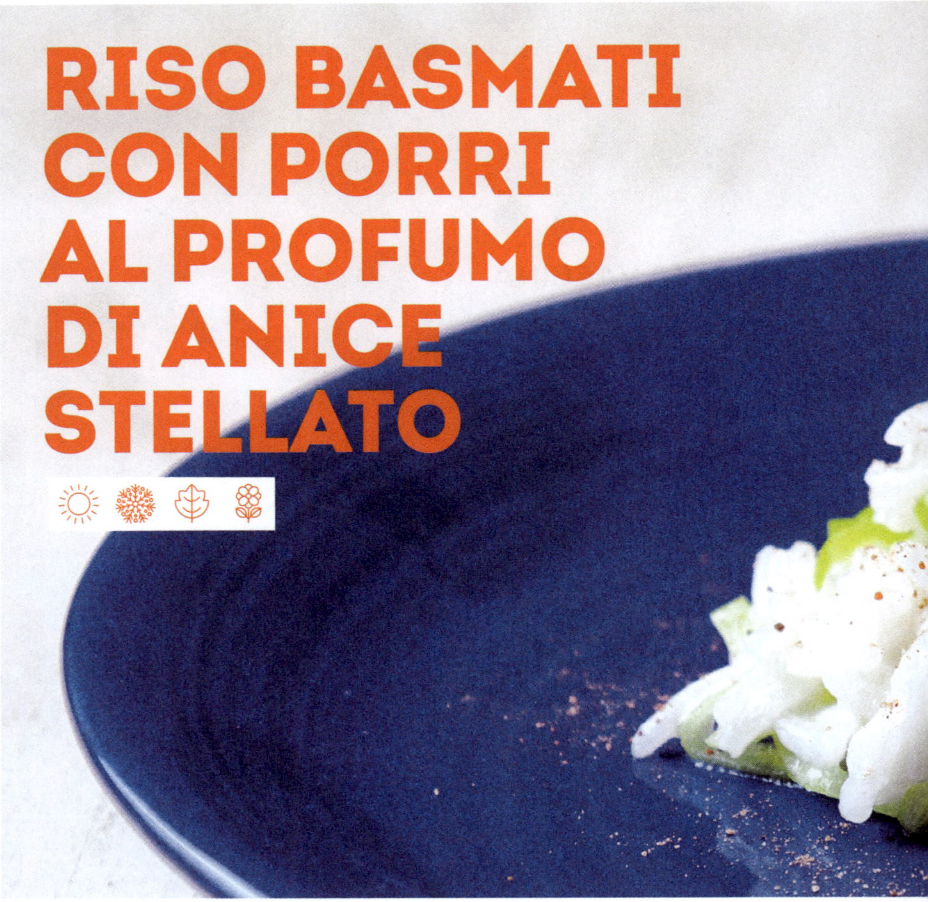

Polverizzare in un macinino da caffè mezzo frutto di anice stellato. Far sobbollire in 700 ml di acqua la carota, la costa di sedano e l'altro pezzo di anice. In una casseruola tostare il riso e sfumare con il brodino aromatizzato. In una padella antiaderente preriscaldata, saltare il porro tagliato a rondelle. Quando avrà preso colore, sfumare con il brodo e aggiungerlo al riso nella casseruola. Continuare la cottura del riso, mescolando e aggiungendo poco liquido alla volta. Aggiungere sale e olio e servire decorando con la polvere di anice stellato.

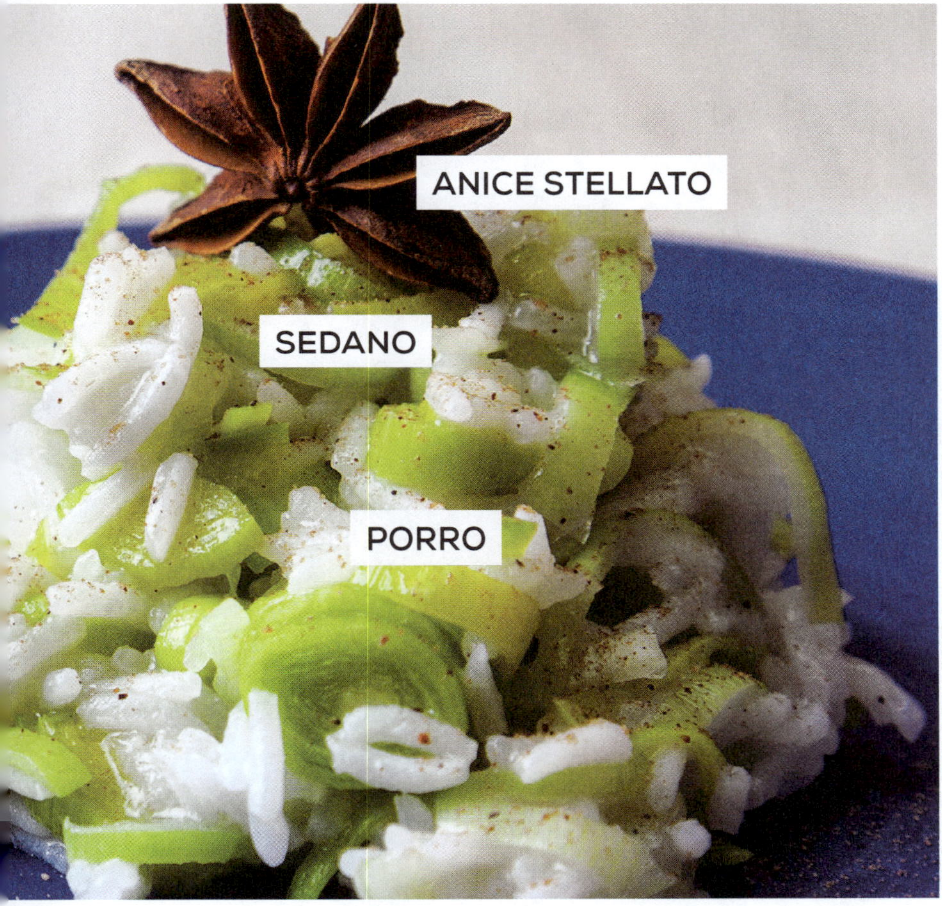

PER 2 PERSONE

Preparazione: 10 minuti
Cottura: 15-18 minuti
Difficoltà: 3

CONSIGLIATA PER:

INGREDIENTI

170 g di riso basmati
1 carota
1 costa di sedano
1 porro
1 frutto di anice stellato
olio extravergine d'oliva q.b.
sale rosa q.b.

PENNE DI RISO NERONE INTEGRALE AL RAGÙ BIANCO

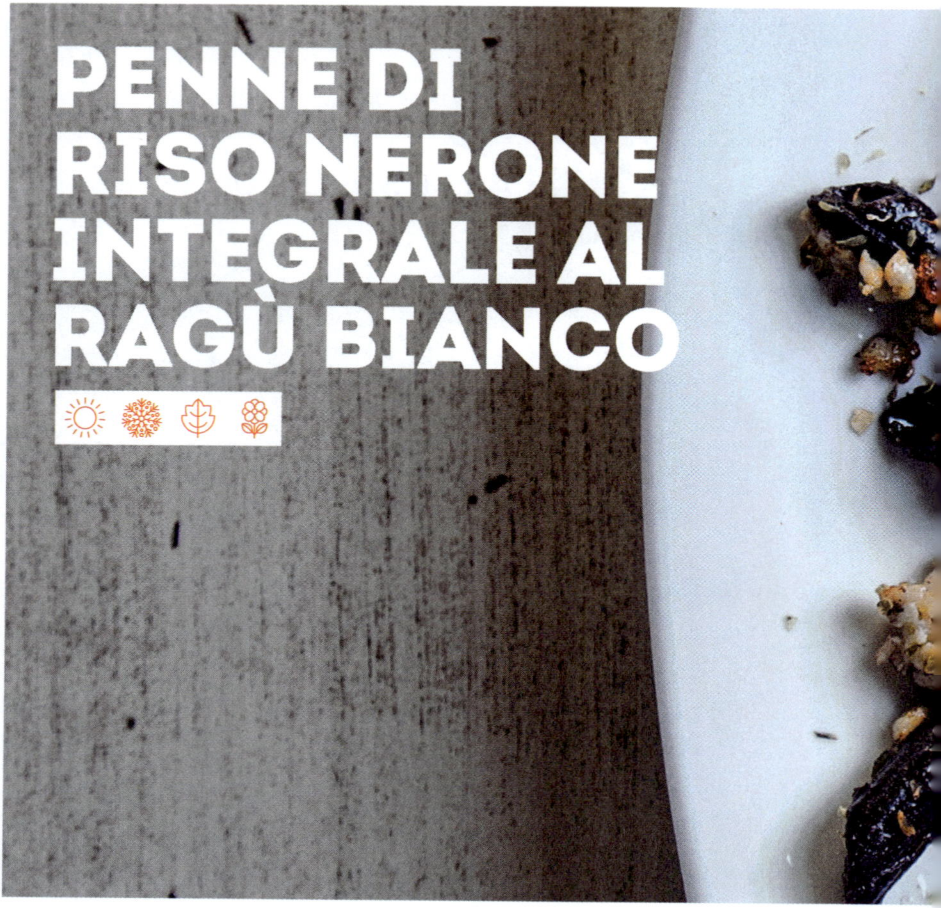

Lessare le penne di riso nerone in acqua salata. Saltare il trito di petto di pollo o tacchino in una padella antiaderente con l'aglio e le erbe aromatiche. Sfumare con l'acqua di cottura della pasta.

A cottura terminata, trasferire le penne direttamente in padella e mantecare con l'olio di cocco. Il piatto è servito!

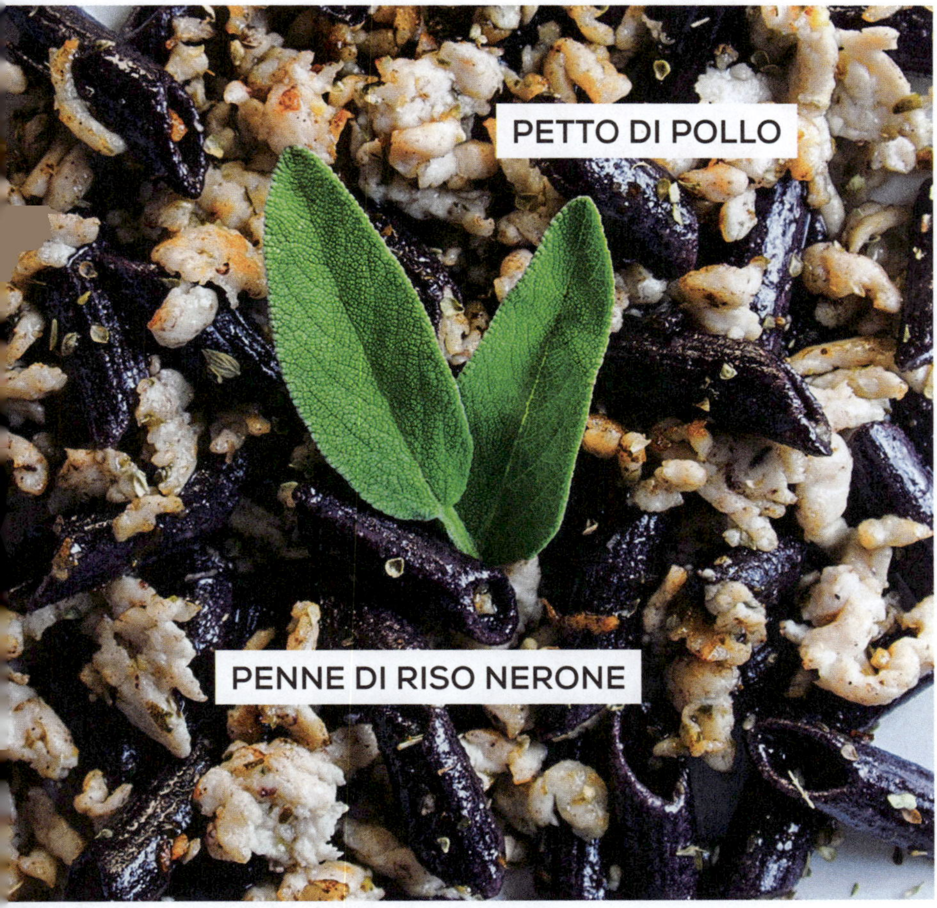

PER 2 PERSONE

Preparazione: 10 minuti
Cottura: 10 minuti
Difficoltà: 1-2

CONSIGLIATA PER:

INGREDIENTI

180 g di penne di riso nerone integrale
250 g di petto di pollo o tacchino tritato
1 spicchio d'aglio
rosmarino q.b.
origano q.b.
olio di cocco q.b.
sale rosa q.b.

ZUPPE E VELLUTATE

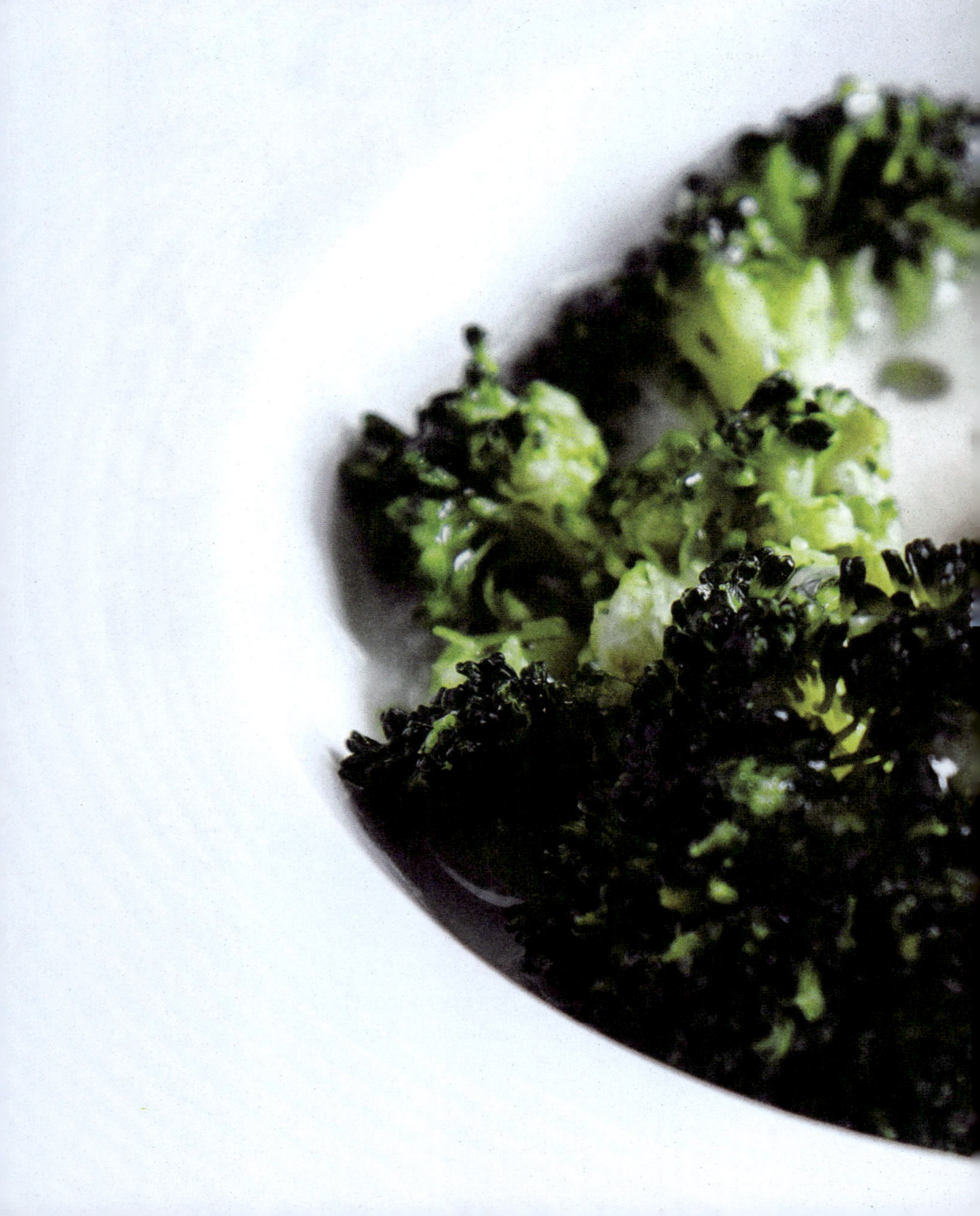

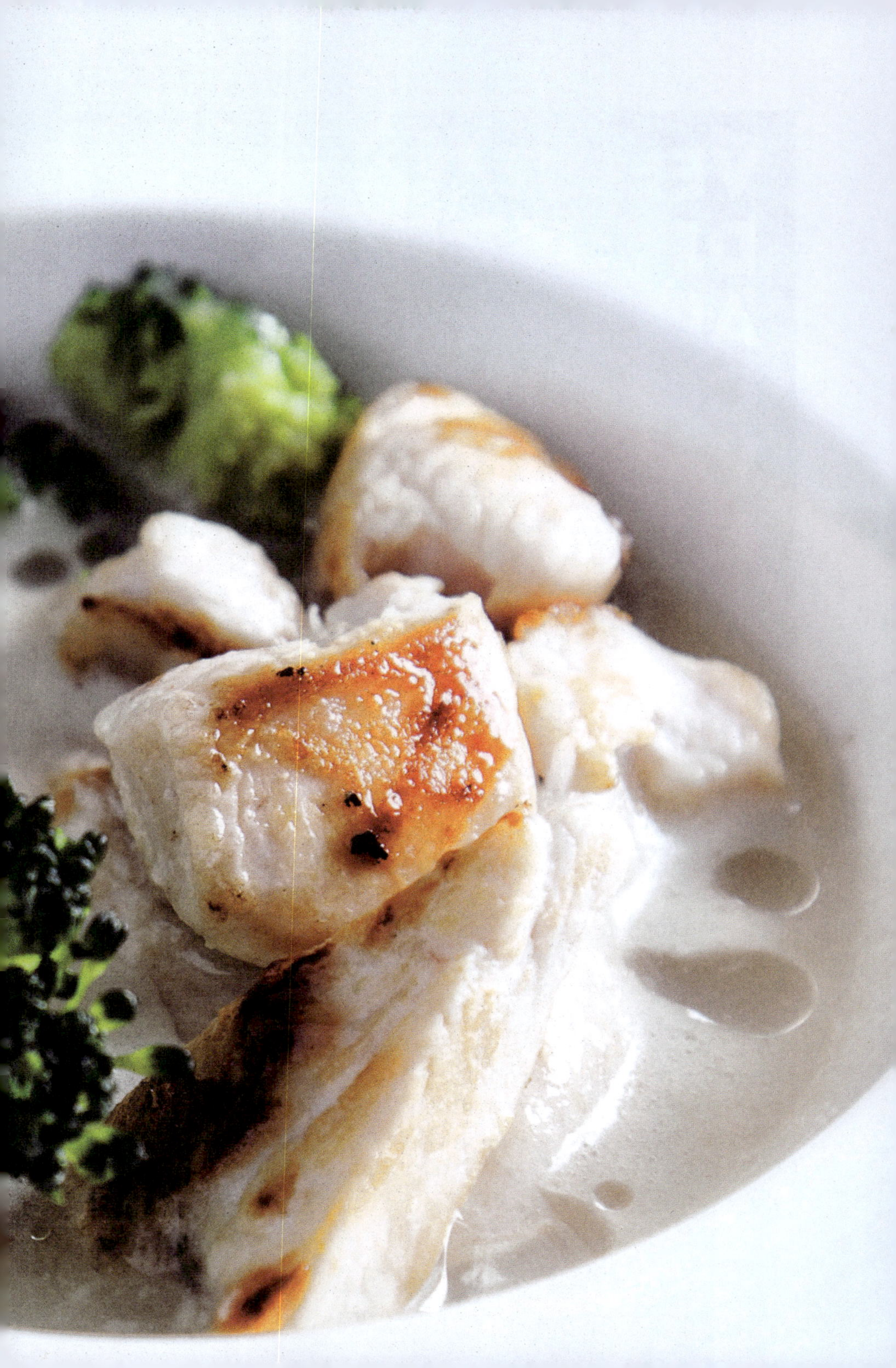

VELLUTATA DI ZUCCHINE ALLA MENTA CON RICOTTA VACCINA

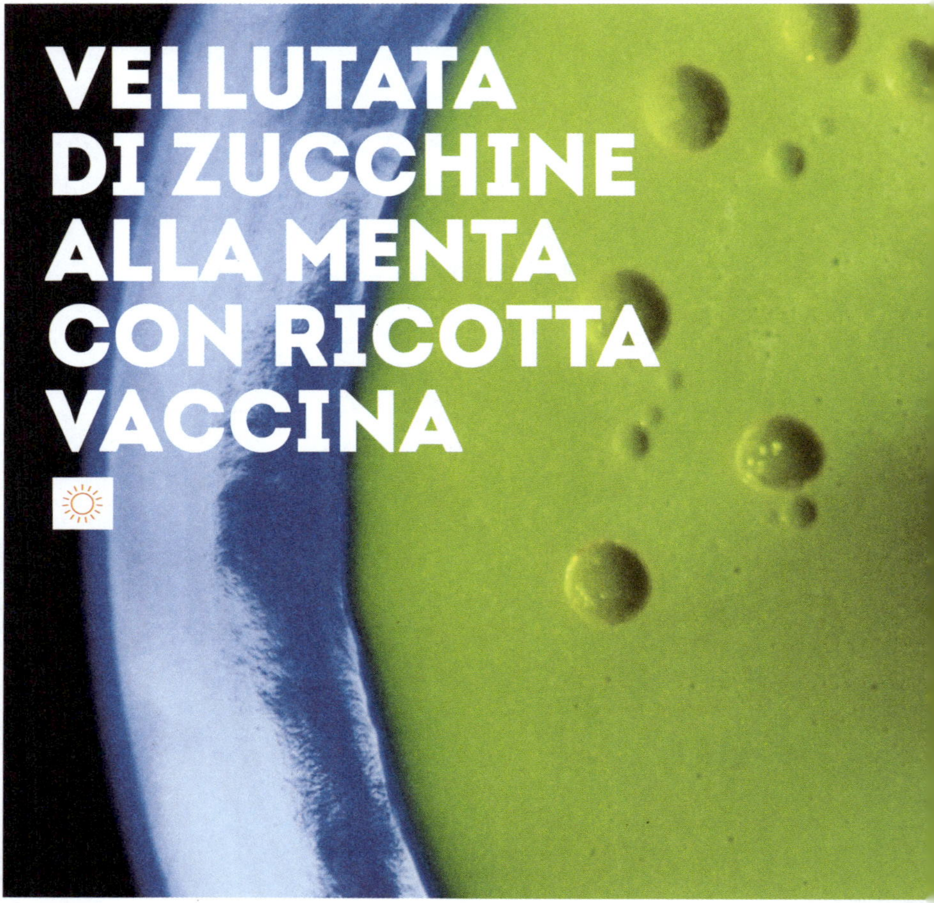

Mondare le zucchine e tagliarle a cubetti o rondelle. Cuocerle al vapore nel microonde a 900W per 8 minuti conservando l'acqua di cottura. Frullarle con l'olio, l'aglio, il sale rosa, le foglie di menta e qualche cucchiaio di acqua di cottura. Impiattare, guarnendo con la ricotta vaccina e qualche fogliolina di menta. Sbizzarritevi con la fantasia: si può lavorare la ricotta a ciuffettini, oppure formare una quenelle centrale; fare un mazzetto di menta o riempire il piatto di foglioline... A voi la scelta e buon appetito!

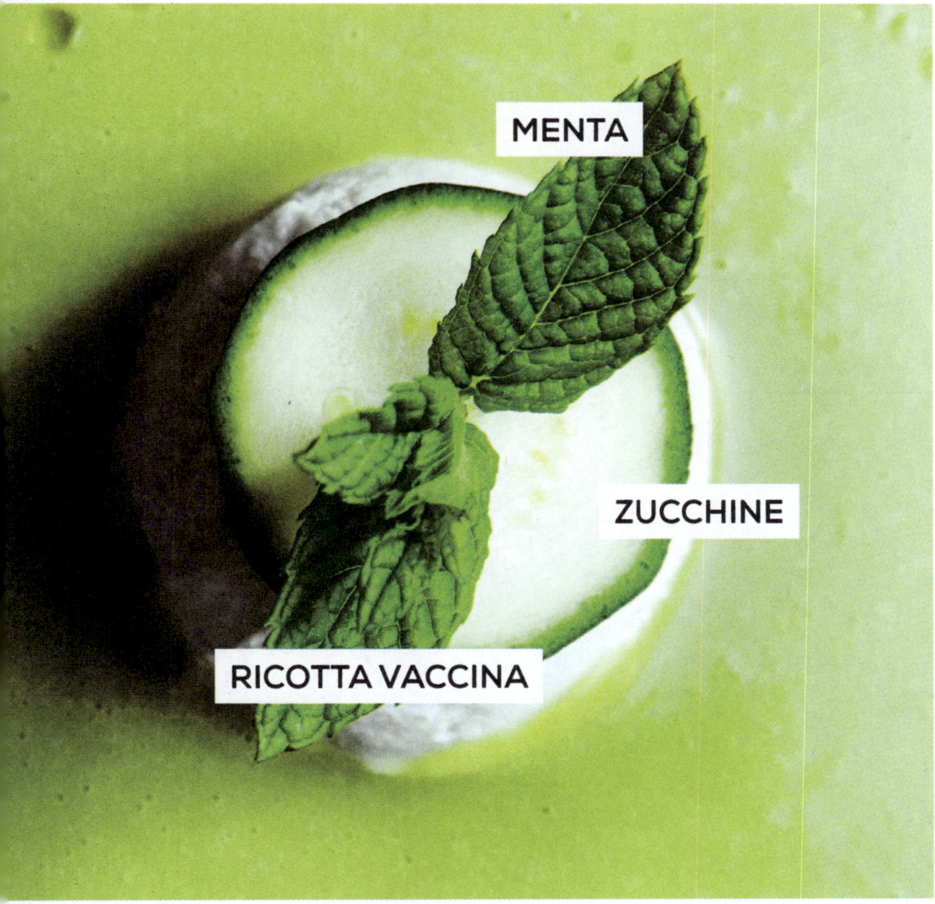

PER 2 PERSONE

Preparazione: 5 minuti
Cottura: 8 minuti
Difficoltà: 1

CONSIGLIATA PER:

SCONSIGLIATA PER:

INGREDIENTI

500 g di zucchine
200 g di ricotta vaccina
20 foglie di menta
½ spicchio d'aglio
olio extravergine d'oliva q.b.
sale rosa q.b.

VELLUTATA DI SPINACI

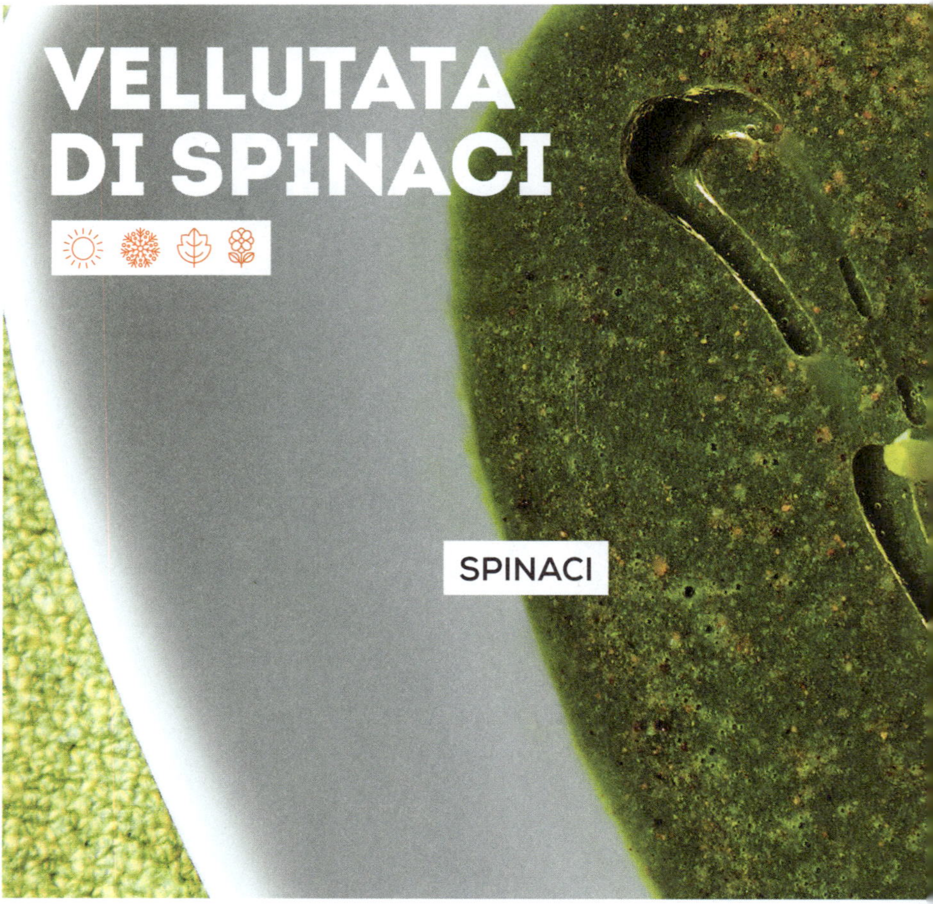

Pulire la carota, il sedano e la cipolla; sminuzzarli finemente e cuocerli al vapore insieme alle foglie di spinaci nel microonde a 900W per 6 minuti conservando l'acqua di cottura. Frullare il tutto con un mixer a immersione aggiungendo poca acqua di cottura alla volta per non perdere consistenza.
Condire con il sale rosa, la noce moscata e il succo di limone. Frullare ancora aggiungendo a filo un cucchiaio d'olio, così da lucidare e appunto "vellutare" il composto.
Impiattare guarnendo con le *zest* di limone, la noce moscata e un filo d'olio.

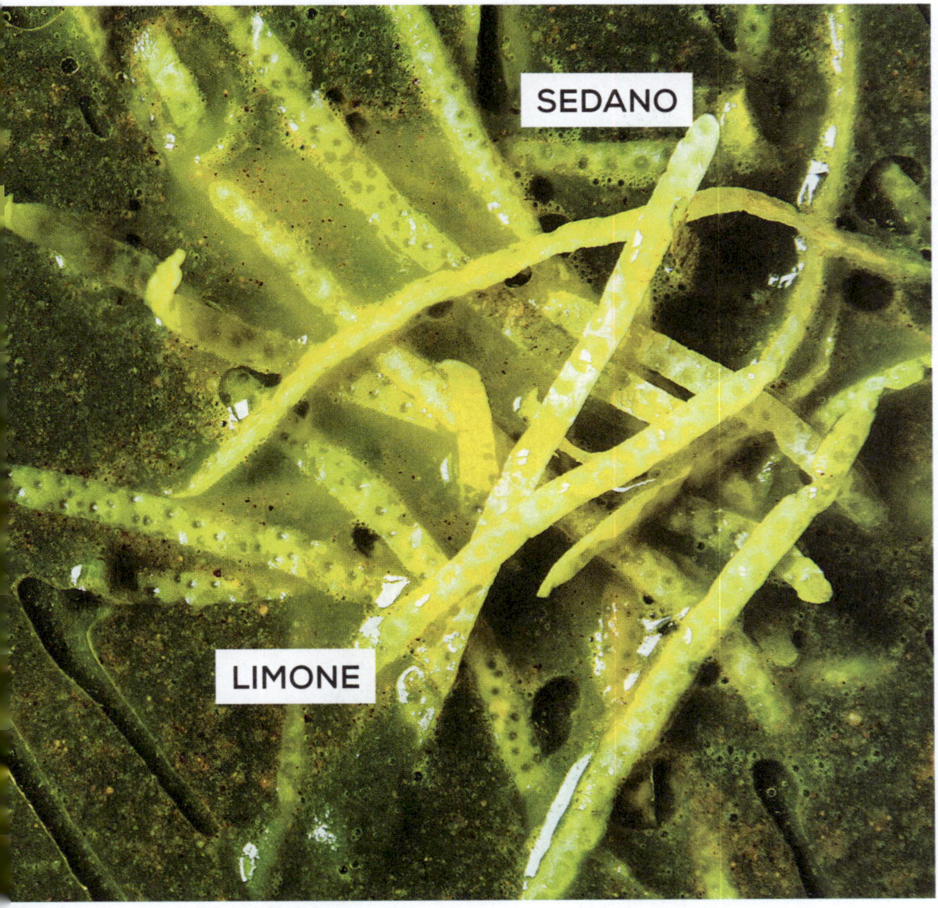

PER 2 PERSONE

Preparazione: 2 minuti
Cottura: 6 minuti
Difficoltà: 1-2

CONSIGLIATA PER:

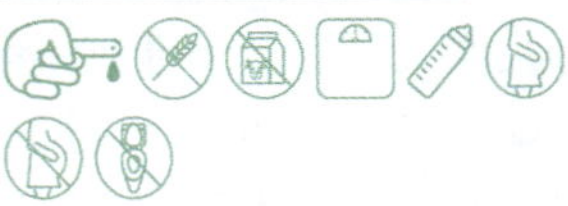

SCONSIGLIATA PER:

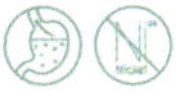

INGREDIENTI

300 g di spinaci freschi puliti
2 coste di sedano
1 carota
½ cipolla rossa
½ limone biologico
noce moscata q.b.
olio extravergine d'oliva q.b.
sale rosa q.b.

VELLUTATA DI ZUCCA, CIPOLLA ROSSA E CANNELLA

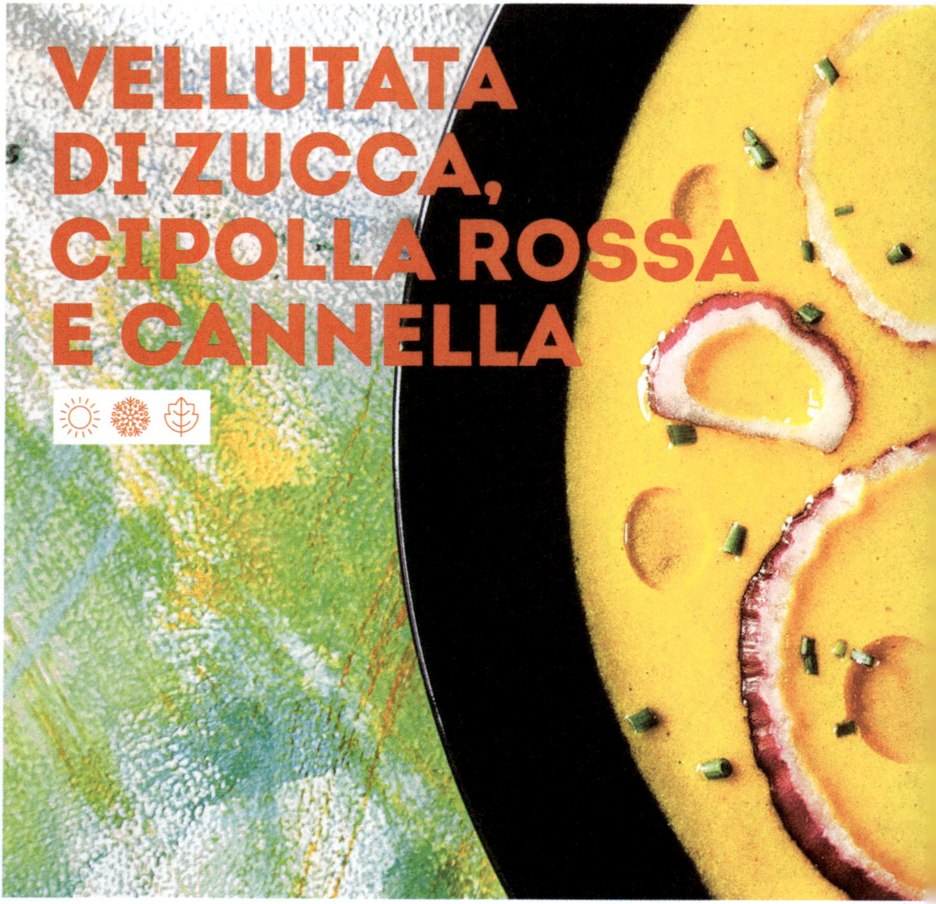

Pulire la zucca e tagliarla a pezzettoni. Si può cuocere al vapore nel microonde, nell'apposita vaporiera a 900W per 10 minuti, o, per un sapore più definito, disporla su una teglia rivestita di carta da forno e passarla in forno ventilato a 220 °C sempre per 10 minuti. Pulire la cipolla e tagliarla a rondelle spesse poco più di mezzo centimetro. Scottare le fette su una piastra antiaderente. Condire la zucca cotta con il sale rosa e la cannella frullata con un cucchiaio di olio per lucidarla. Nel primo caso di cottura, per ottenere una vellutata la zucca verrà allungata con l'acqua di cottura della vaporiera, nel secondo con della semplice acqua calda. Separare gli anelli di cipolla e disporli a guarnizione della vellutata, spolverizzando con altra cannella e schizzando con qualche goccia di olio.

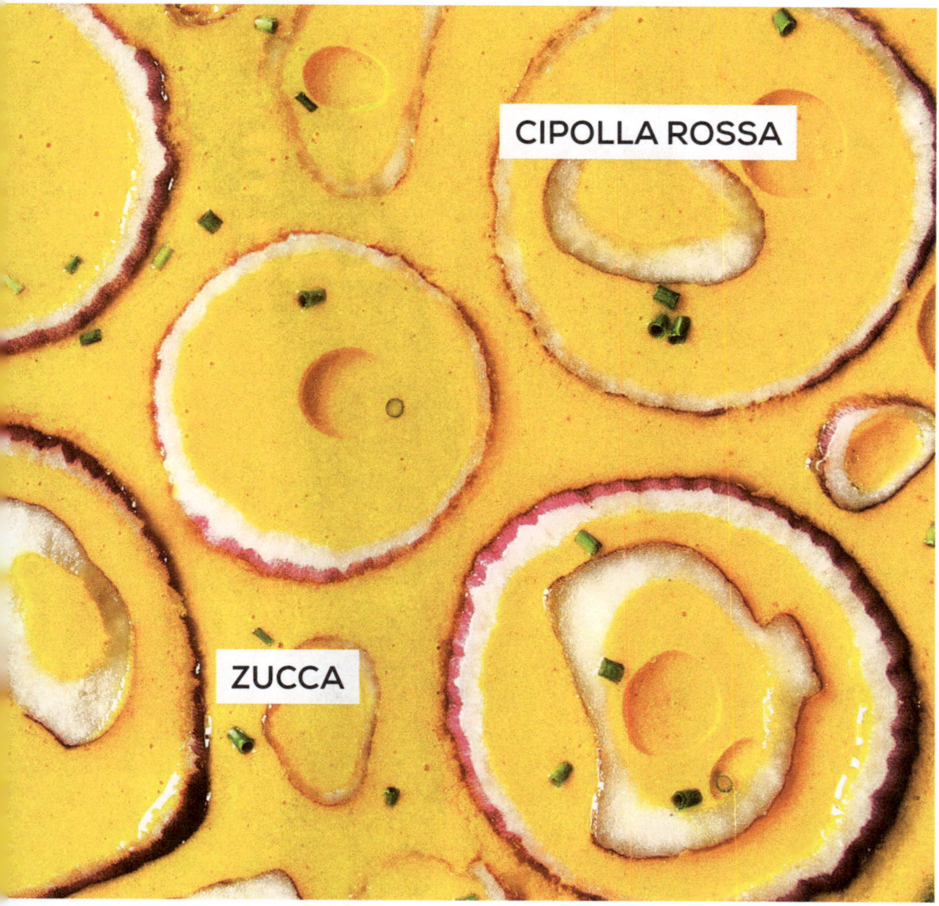

PER 2 PERSONE

Preparazione: 15 minuti
Cottura: 10 minuti
Difficoltà: 2

CONSIGLIATA PER:

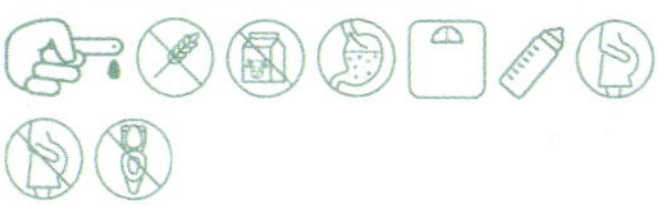

INGREDIENTI

300 g di zucca
1 cipolla rossa
cannella q.b.
olio extravergine d'oliva q.b.
sale rosa q.b.

VELLUTATA DI FINOCCHI E ANICE STELLATO

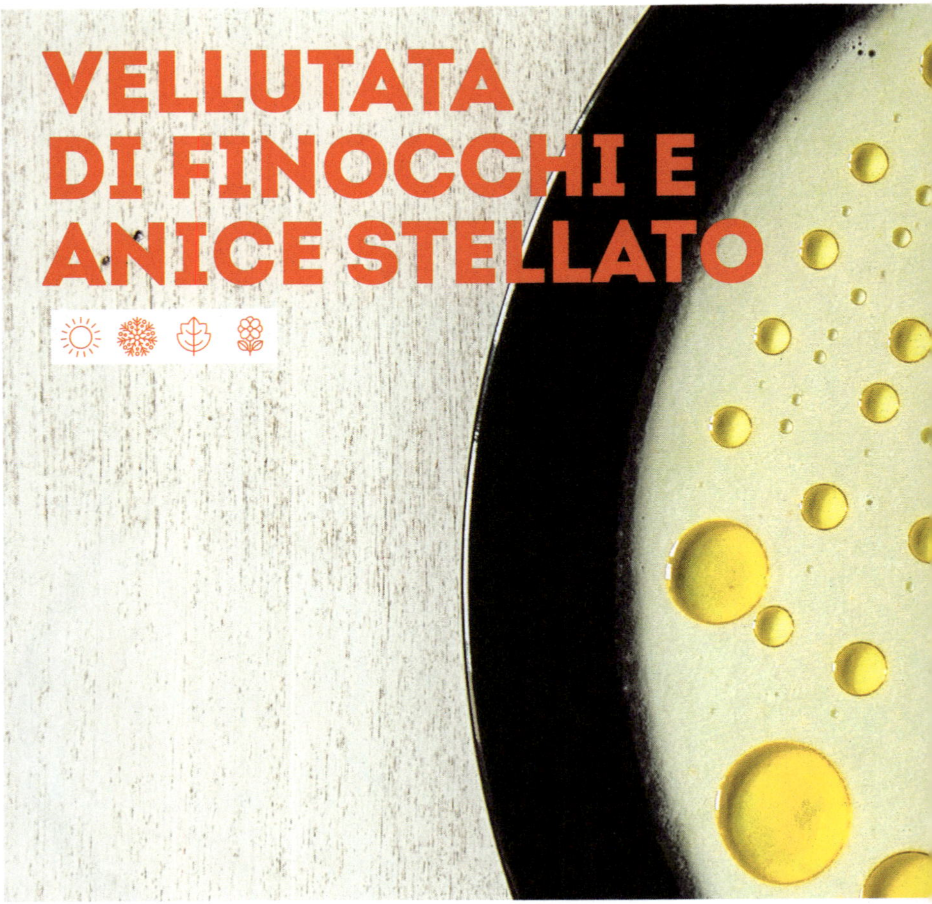

Pulire e affettare finemente i finocchi. Cuocerli al vapore nel microonde a 900W per 10 minuti. Condirli con il sale, l'anice stellato macinato e l'aglio privato dell'anima e schiacciato. Frullare con un mixer a immersione, allungando poi con un po' di acqua di cottura. Aggiungere infine a filo un cucchiaio di olio, continuando a frullare per vellutare il composto.
Impiattare decorando con qualche frutto essiccato di anice stellato e l'immancabile giro d'olio!

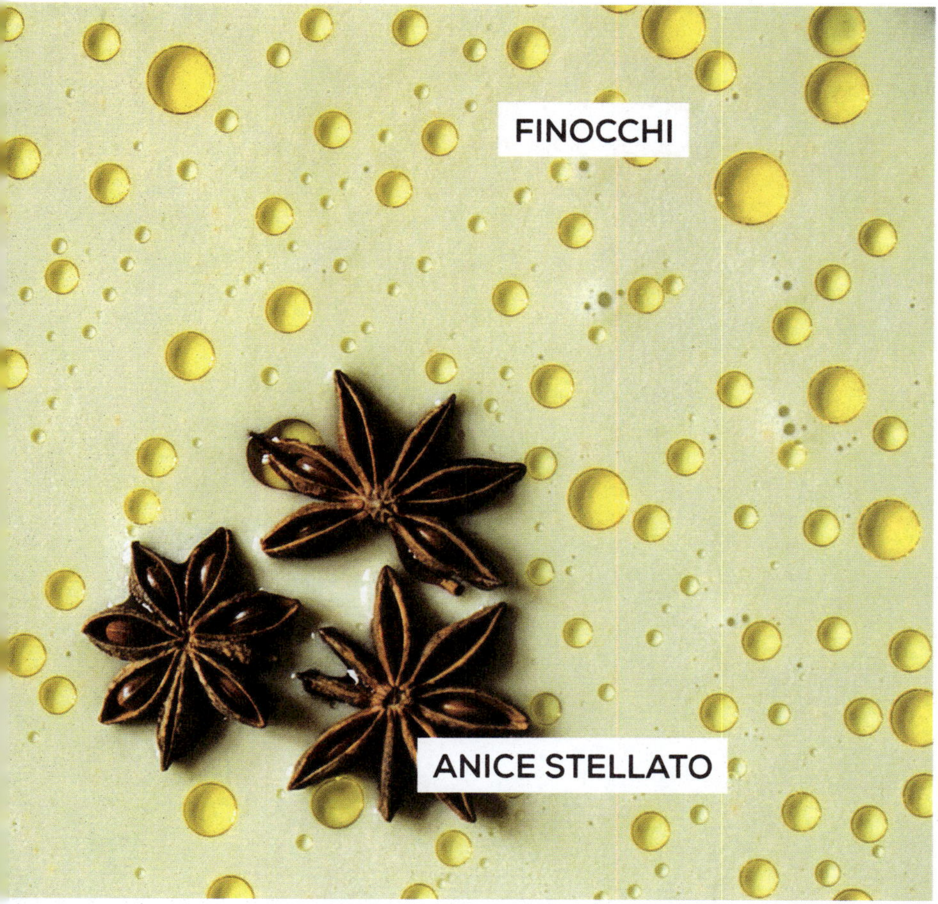

PER 2 PERSONE

Preparazione: 5 minuti
Cottura: 10 minuti
Difficoltà: 1

CONSIGLIATA PER:

INGREDIENTI

500 g di finocchi
½ spicchio d'aglio
anice stellato q.b.
olio extravergine d'oliva q.b.
sale rosa q.b.

MINESTRONE IN CAMICIA

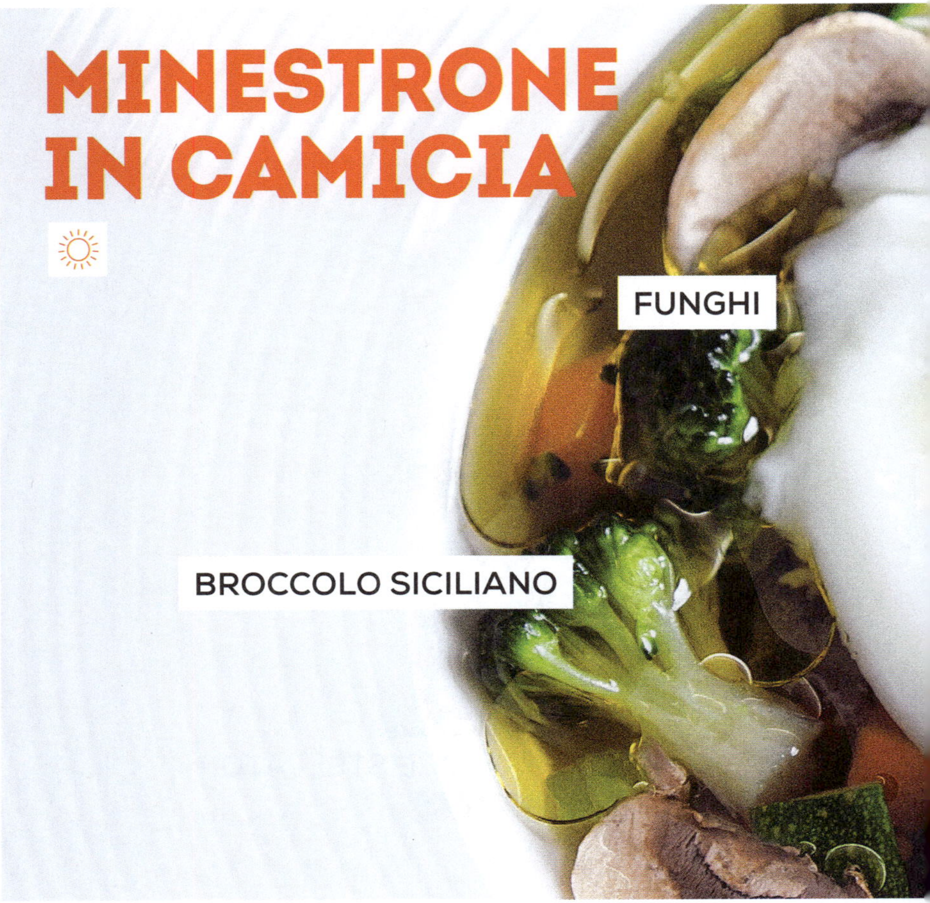

Mondare le verdure e tagliarle a pezzettini, affettare finemente i funghi champignon e lasciare intere le cimette del broccolo siciliano. Per conservare un maggior sapore degli ingredienti cuocerli al vapore nel microonde a 900W per 10-12 minuti. Utilizzare l'acqua di cottura per cuocere le uova in camicia, rompendole e facendole cadere delicatamente nell'acqua che sobbolle piano piano. Cuocerle per non più di 3 minuti, mescolando per far rassodare l'albume intorno al tuorlo. Impiattare dapprima le verdure, condite con il sale rosa e l'olio, poi adagiare su di esse l'uovo in camicia, aggiungendo infine l'acqua di cottura. Per una consistenza più cremosa, frullare qualche cucchiaio di verdure con l'acqua.

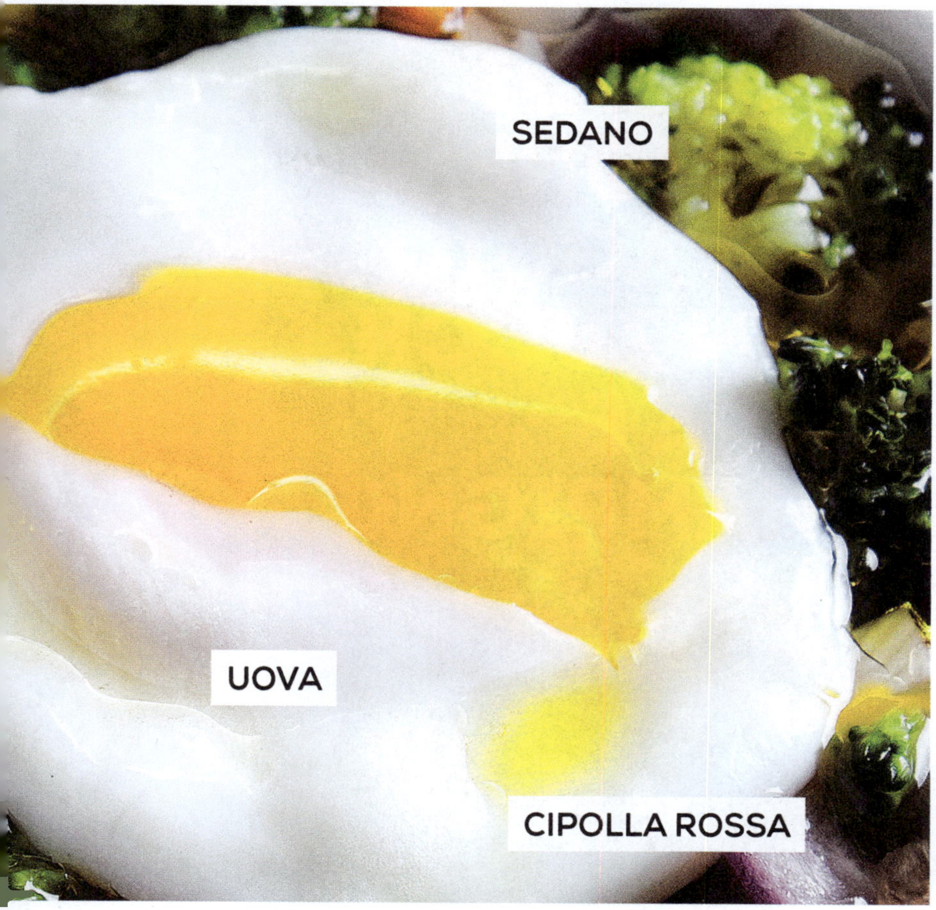

PER 2 PERSONE

Preparazione: 10-15 minuti
Cottura: 15 minuti
Difficoltà: 2

CONSIGLIATA PER:

SCONSIGLIATA PER:

INGREDIENTI

4 coste di sedano
4 funghi champignon
3 zucchine
2 carote
2 uova
1 cipolla rossa
cimette di broccolo siciliano q.b.
olio extravergine d'oliva q.b.
sale rosa q.b.

ZUPPA DI SALMONE SELVAGGIO CON ZUCCHINE, RAPA E CHAMPIGNON

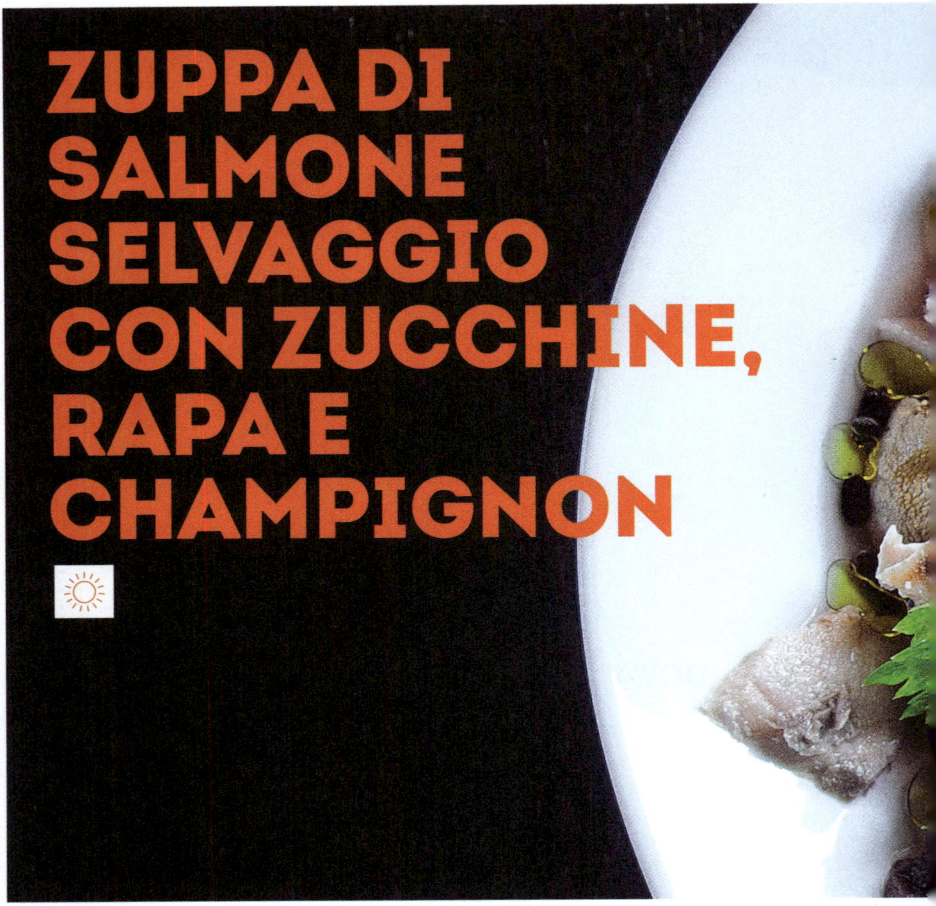

Cuocere i filetti di salmone nel microonde a 750W per 4 minuti. Una volta cotti, spezzettarli con le mani e condirli con il sale e un cucchiaio di olio, poi conservare al caldo.

Tagliare a rondelle le zucchine, a cubetti le rape e la cipolla e a fettine i funghi champignon (oppure, tagliarli secondo il proprio gusto!). Cuocere le verdure al vapore nel microonde a 900W per 10 minuti. Utilizzare l'acqua di cottura delle verdure per lessare il riso venere, dopo averlo sciacquato bene.

A cottura ultimata, unire tutti gli ingredienti all'acqua del riso e impiattare.

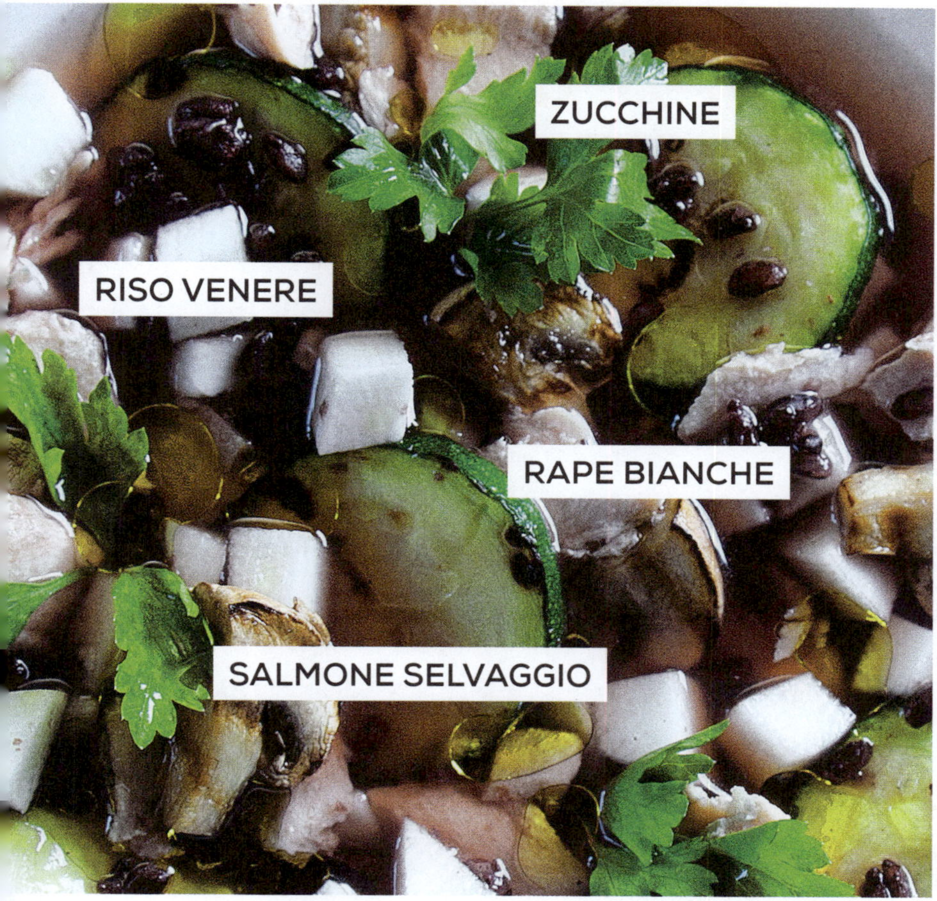

PER 2 PERSONE

Preparazione: 10 minuti
Cottura: 4 + 10 minuti
Difficoltà: 1

CONSIGLIATA PER:

SCONSIGLIATA PER:

INGREDIENTI

250 g di salmone selvaggio surgelato
80 g di riso venere
4 zucchine
2 rape bianche
200 g funghi champingnon
1 cipolla rossa grande
olio extravergine d'oliva q.b.
sale rosa q.b.

ZUPPA DI POLLO AL COCCO CON BROCCOLO ROMANO

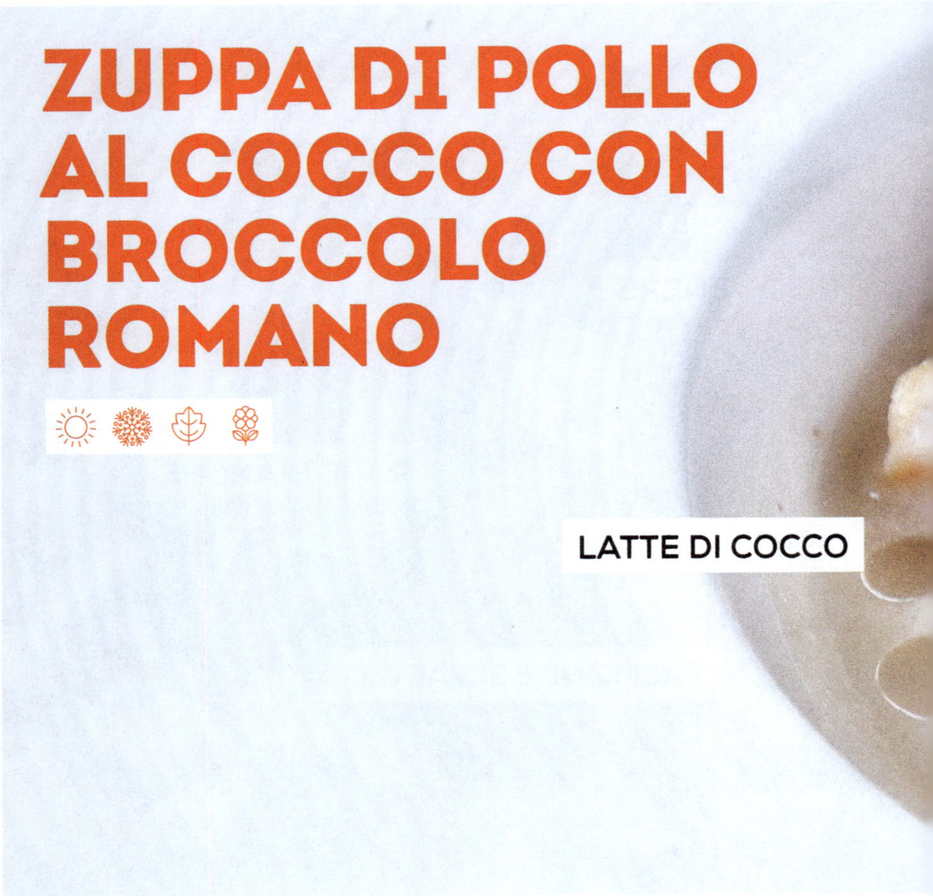

Tagliare il petto di pollo a cubetti, condirli con il pepe nero e cuocerli in una padella antiaderente.

Mondare il broccolo e ricavarne delle cimette, quindi lessarle nel latte di cocco.

A cottura ultimata unire i bocconcini di pollo e impiattare, aggiustando di sale e rifinendo con un filo di olio di cocco.

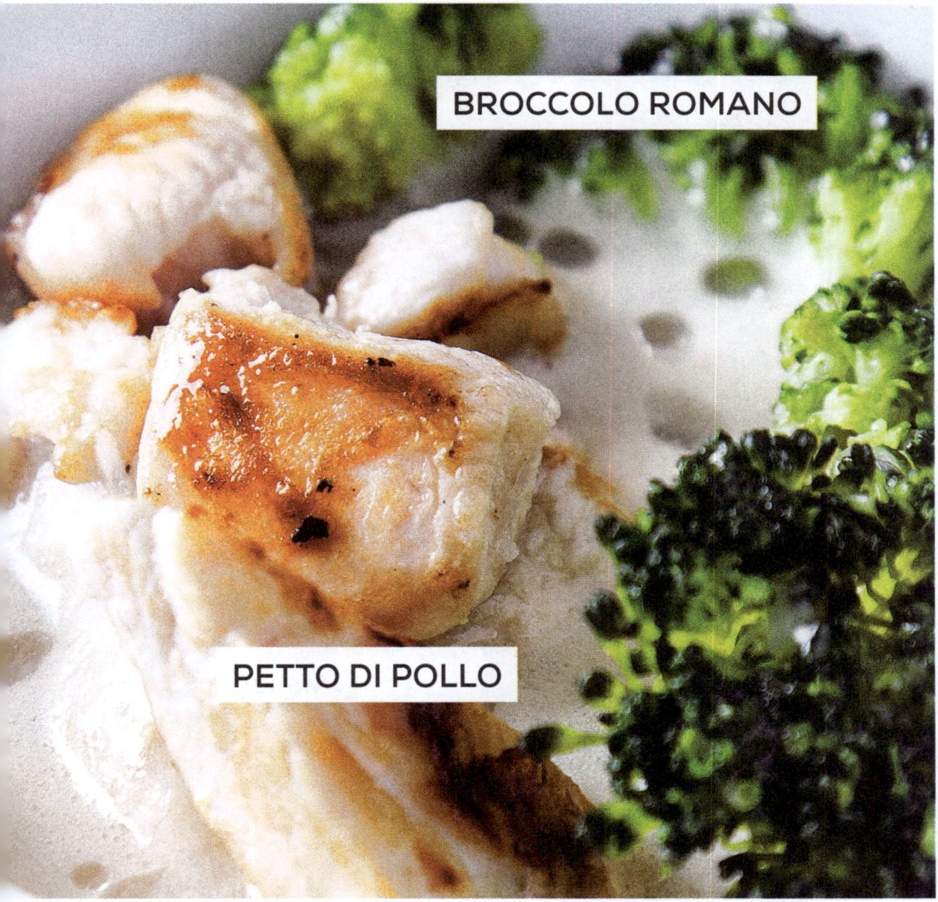

PER 2 PERSONE

Preparazione: 10 minuti
Cottura: 15-20 minuti
Difficoltà: 2

CONSIGLIATA PER:

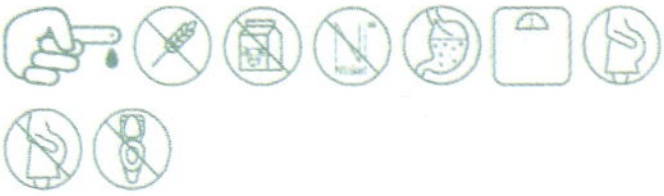

SCONSIGLIATA PER:

INGREDIENTI

320 g di petto di pollo
400 g di broccolo romano
500 ml di latte di cocco
olio di cocco q.b.
sale rosa q.b.
pepe nero q.b.

VELLUTATA DI CAROTE AL PREZZEMOLO, CON LATTE DI MANDORLA E LIMONE

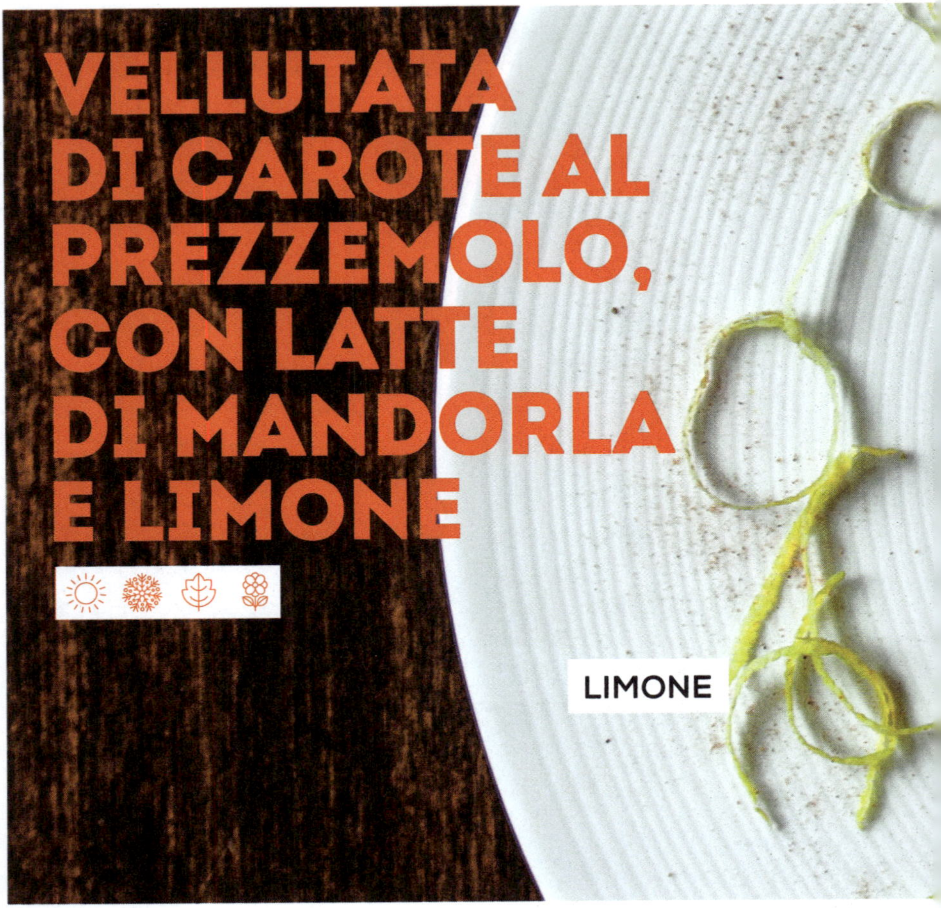

LIMONE

Ammollare le mandorle con l'acqua a temperatura ambiente per circa un'ora, poi scolarle, conservando l'acqua. Frullarle in un frullatore ad alta velocità, aggiungendo a poco a poco l'acqua dell'ammollo più quella necessaria ad arrivare a un litro. Tritare bene le mandorle e poi, con l'aiuto di un setaccio di stoffa, filtrare l'acqua in modo da separarla dalla polpa. Conservare il latte così ottenuto in una bottiglia di vetro sterilizzata: per questa ricetta ne serve circa mezzo litro. Cuocere al vapore nel microonde a 900W le carote mondate e sminuzzate per 10 minuti, mettendo nella vaporiera 100 ml di latte di mandorla al posto dell'acqua. Frullare con un frullatore a immersione le carote con il latte di cottura della vaporiera. Salare e aggiungere un cucchiaio di olio e il latte di mandorla rimanente, intiepidito, continuando a frullare. Decorare con zest di limone, prezzemolo e olio extravergine d'oliva.

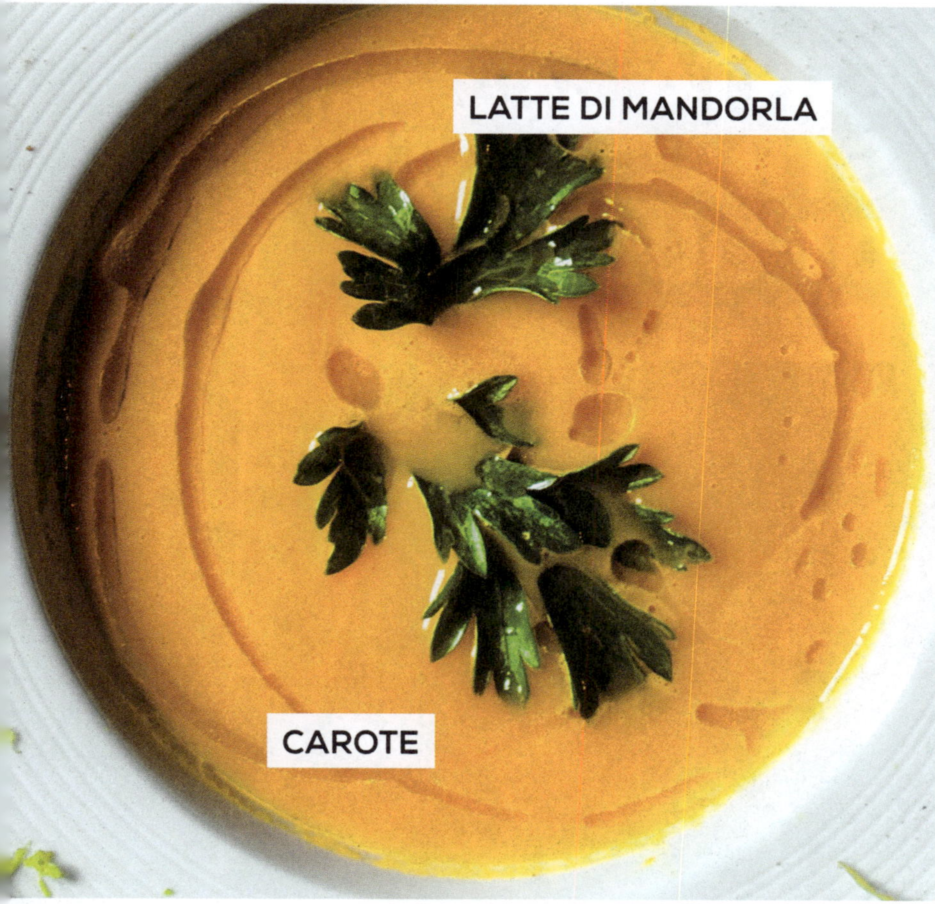

PER 2 PERSONE

Preparazione: 15 minuti
Cottura: 10 minuti
Difficoltà: 3

CONSIGLIATA PER:

SCONSIGLIATA PER:

INGREDIENTI

Per il latte di mandorla:

200 g di mandorle biologiche
1 l di acqua

Per la vellutata:

400 g di carote
latte di mandorla
olio extravergine di oliva q.b.
sale rosa q.b.
1 limone biologico
prezzemolo q.b.

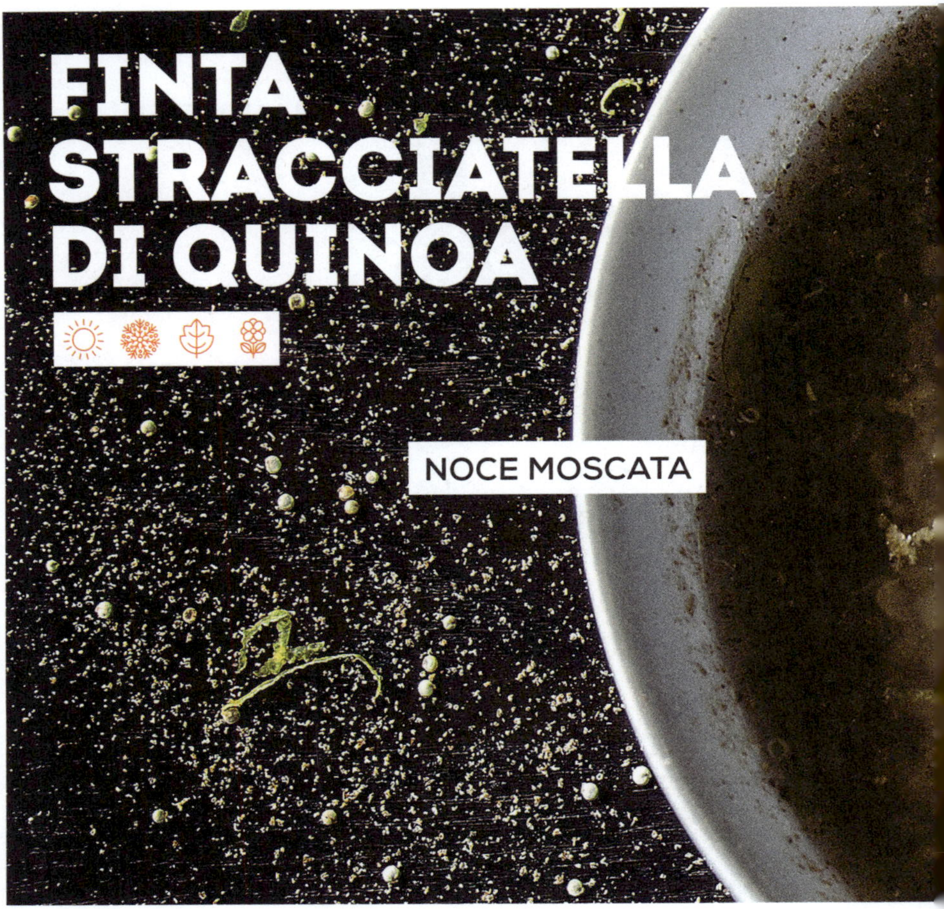

158

Mondare le verdure e sobbollirle in acqua e sale. Scolarle e metterle da parte (potete mangiarle poi separatamente con un filo d'olio, oppure frullarle con un po' del brodo vegetale ottenuto per dare una consistenza più cremosa alla pseudo-stracciatella in questione).
Stracuocere la quinoa nel brodo vegetale e impiattare aggiungendo la noce moscata, il succo e le *zest* di limone. Non dimenticare 2 cucchiai di olio e ancora un pizzico di sale rosa.

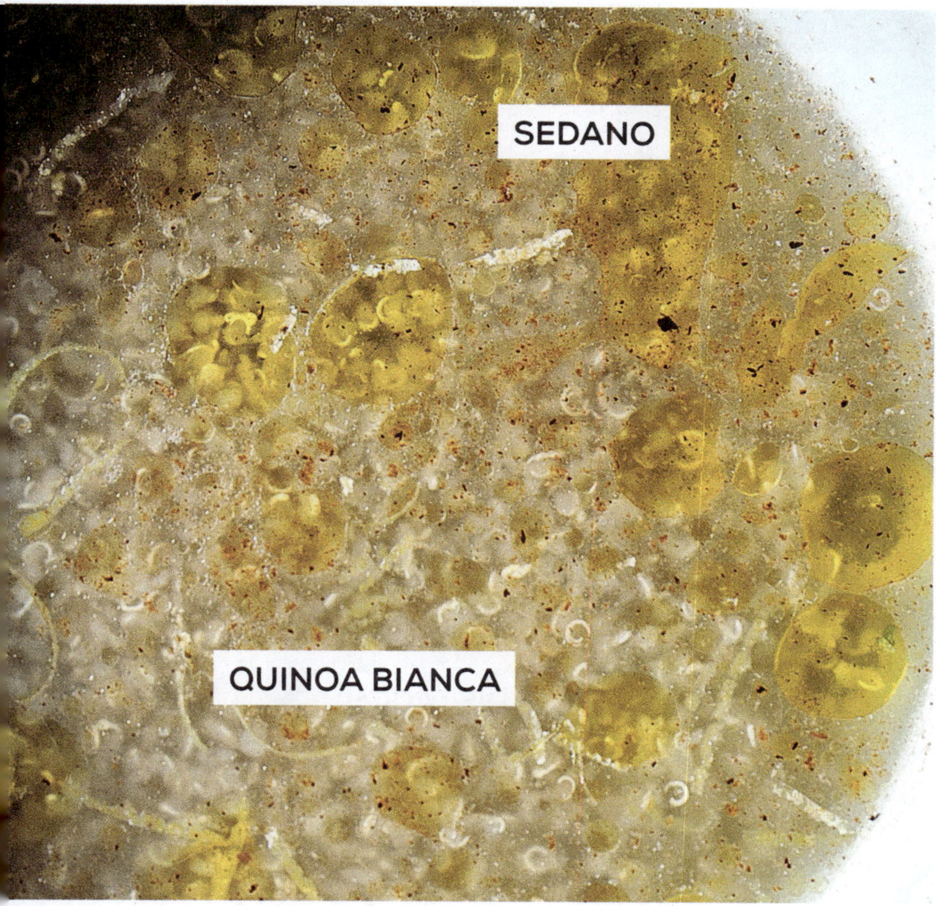

PER 2 PERSONE

Preparazione: 5 minuti
Cottura: 20 minuti
Difficoltà: 1-2

CONSIGLIATA PER:

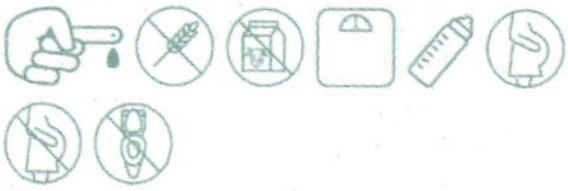

SCONSIGLIATA PER:

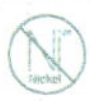

INGREDIENTI

180 g di quinoa bianca
2 coste di sedano
1 cipollotto
1 carota
1 limone biologico
noce moscata q.b.
olio extravergine d'oliva q.b.
sale rosa q.b.

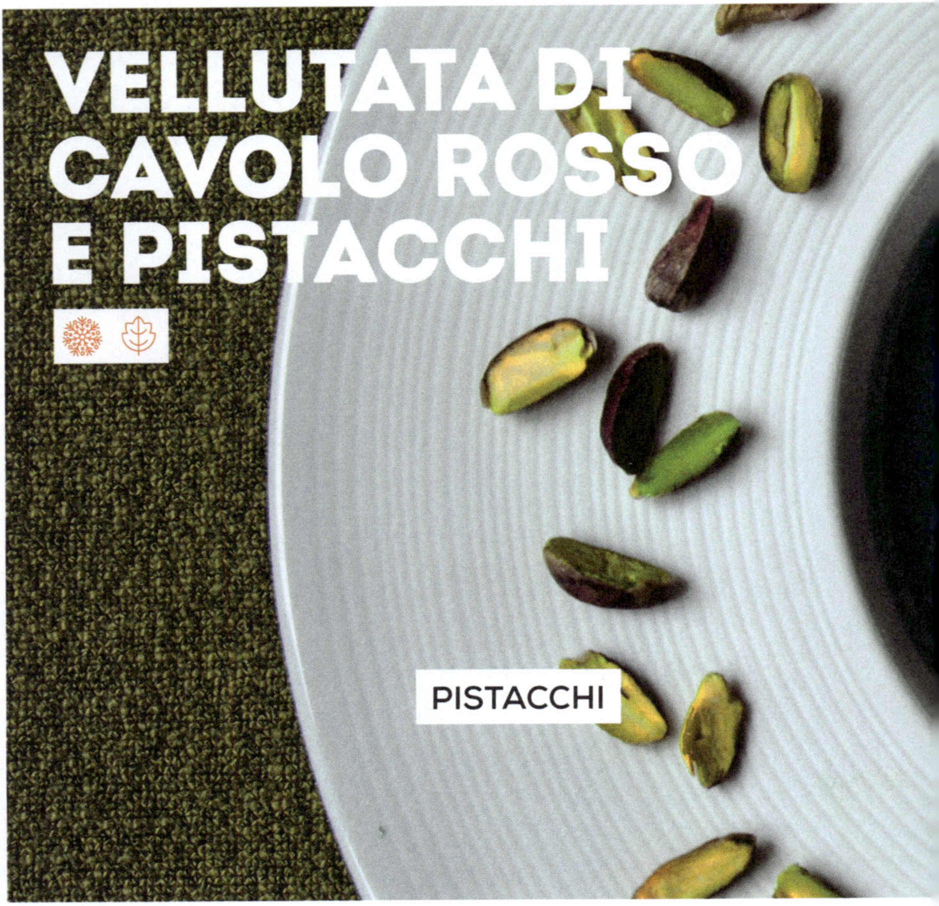

Mondare il cavolo e lessarlo in abbondante acqua, senza salare. Scolarlo, conservando l'acqua di cottura. Condire una metà del cavolo con il sale e l'aceto di mele, e l'altra con il bicarbonato di sodio. Frullare entrambe separatamente con un mixer a immersione, aggiungendo poca acqua di cottura alla volta, in modo da non perdere la cremosità della vellutata. A consistenza desiderata lucidare con l'olio entrambi i composti continuando a frullare. Quello condito con il bicarbonato assumerà una colorazione bluastra, mentre quello acidulo con l'aceto di mele risulterà più rosato. Per impiattare usare la fantasia e guarnire con un po' di pistacchi verdi, tritati grossolanamente, a contrasto.

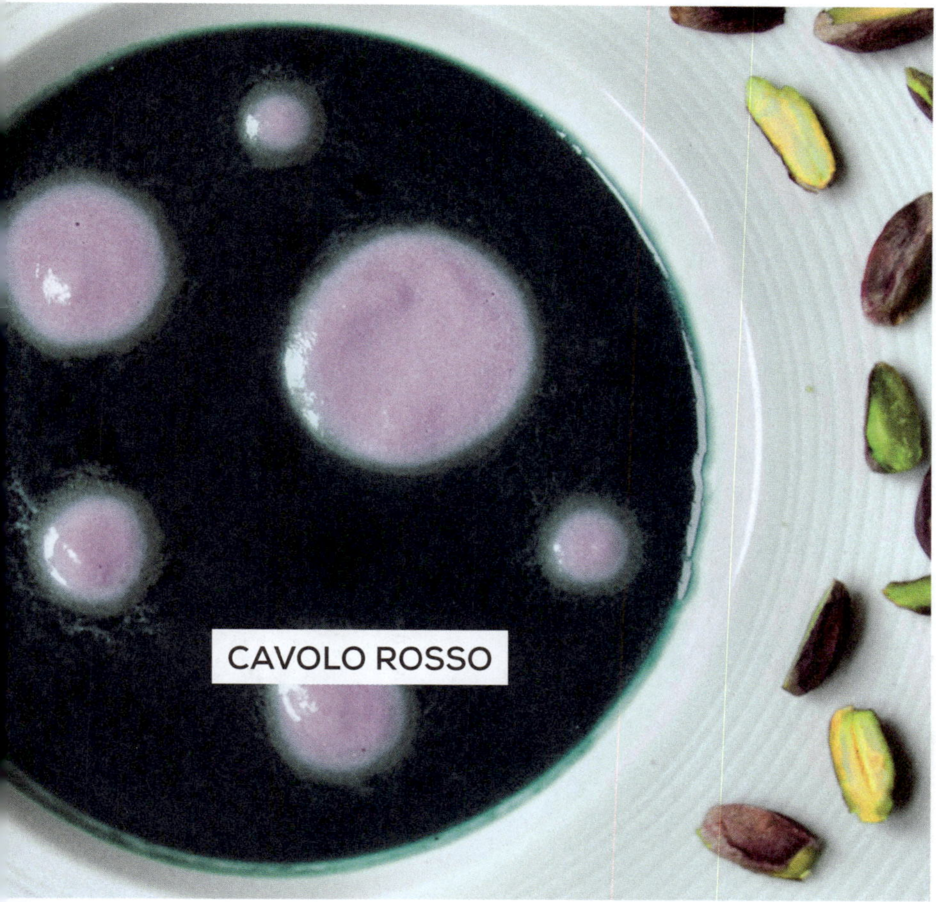

CAVOLO ROSSO

PER 2 PERSONE

Preparazione: 10 minuti
Cottura: 10 minuti
Difficoltà: 1

CONSIGLIATA PER:

INGREDIENTI

300 g di cavolo rosso
1 cucchiaio di aceto di mele
½ cucchiaino di bicarbonato di sodio
pistacchi q.b.
olio extravergine d'oliva q.b.
sale rosa q.b.

ZUPPA DI LENTICCHIE, RISO ROSSO, BASMATI E GRANO SARACENO AL PREZZEMOLO

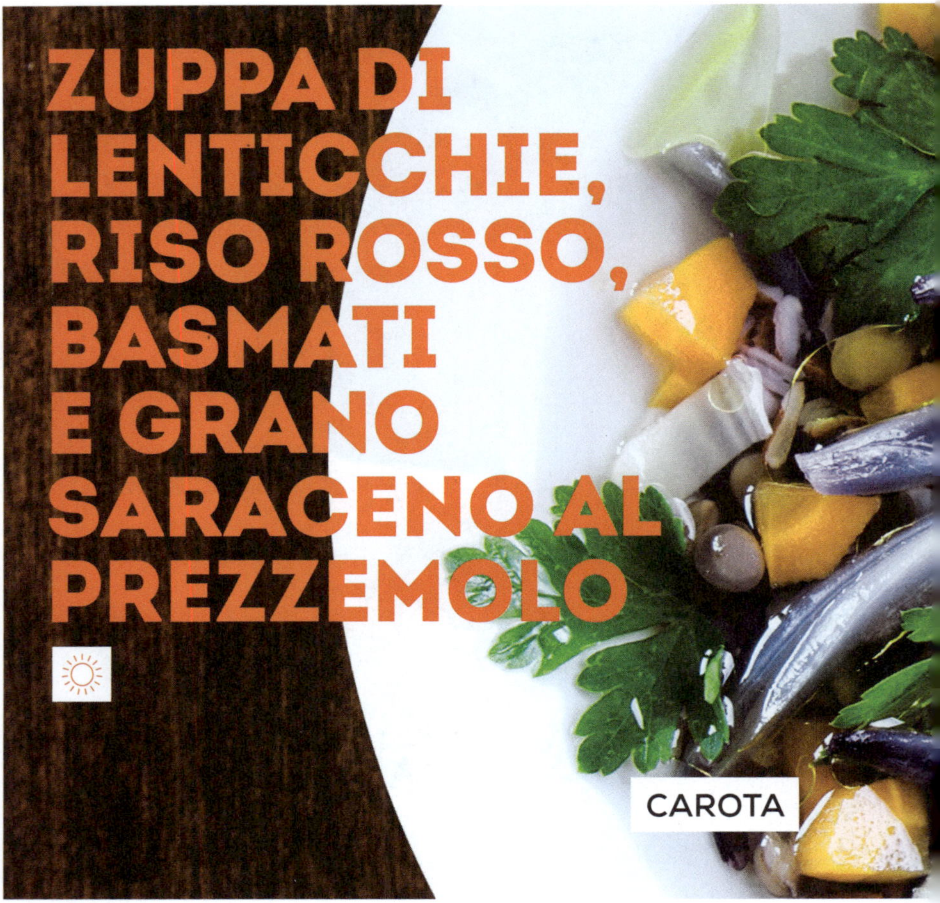

Mondare le carote e il sedano e tagliarli a cubettini. Tagliare a spicchi sottili mezza cipolla rossa. Separare i gambi dalle foglie del prezzemolo e sminuzzarli. In una pentola mettere tutto insieme a sobbollire per ottenere un brodo vegetale. Lessare le lenticchie nel brodo, aggiungendo il mezzo spicchio d'aglio. Tostare il mix di riso rosso, basmati e grano saraceno con l'altra metà della cipolla in una casseruola. Sfumare con qualche cucchiaio di brodo e portare i cereali a cottura. Prima di unire le due preparazioni, aggiustarle entrambe di sale e frullare metà di quella con le lenticchie, per dare cremosità alla zuppa. Impiattare decorando con qualche foglia di prezzemolo e un filo di olio.

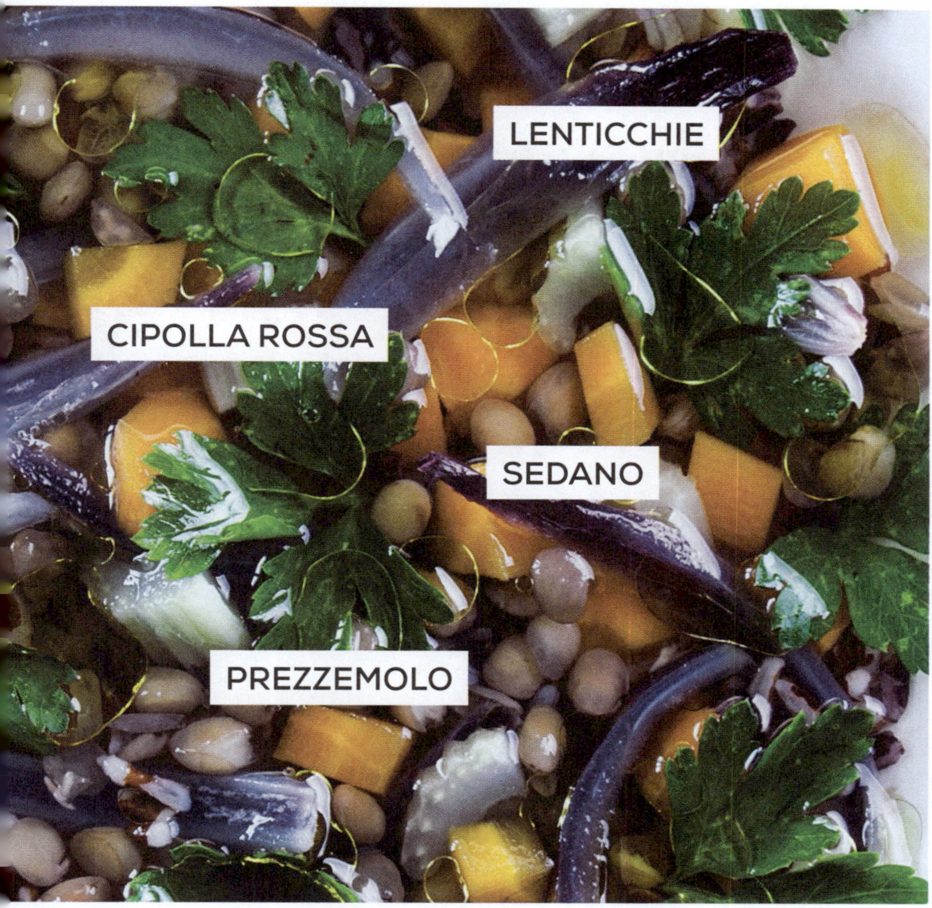

PER 2 PERSONE

Preparazione: 5 minuti
Cottura: 30 minuti
Difficoltà: 1

CONSIGLIATA PER:

SCONSIGLIATA PER:

INGREDIENTI

200 g di lenticchie rosse

180 g misti di riso rosso, basmati e grano saraceno

4 coste di sedano

2 carote

1 cipolla rossa grande

½ spicchio d'aglio

prezzemolo q.b.

olio extravergine d'oliva q.b.

sale rosa q.b.

ZUPPA DI ZUCCHINE, GAMBERI E RISO VENERE

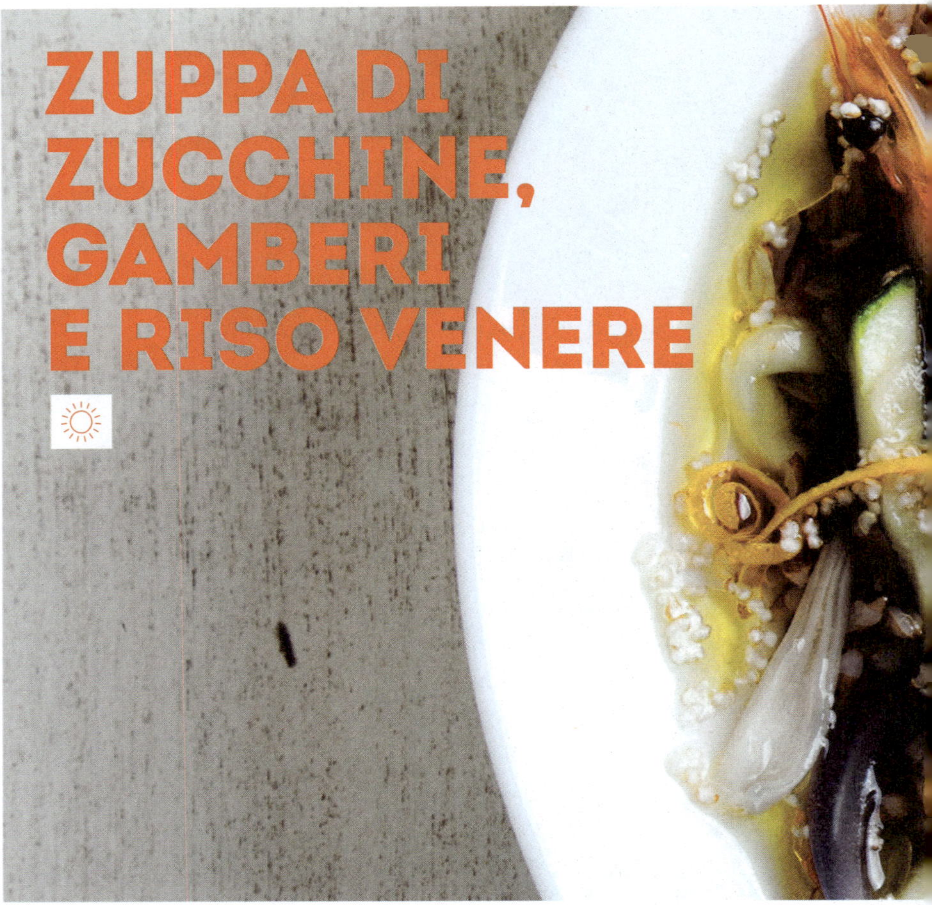

Mondare sedano, carota e cipolla. Sminuzzare e fare un brodo vegetale aggiungendo i gambi del prezzemolo. Pulire le zucchine e tagliarle a piacimento (cubetti, striscioline, julienne). In una casseruola tostarle con l'aglio e i gamberi con tutto il carapace. Sfumare con il brodo e terminare la cottura, aggiungendo, se necessario, qualche cucchiaio di brodo alla volta. Separatamente lessare il riso venere (eviteremo così di annerire tutta la zuppa). Una volta cotto scolarlo e unire tutte le preparazioni. Aggiustare di sale e pepe e impiattare guarnendo con le *zest* d'arancia, l'olio e l'amaranto soffiato.

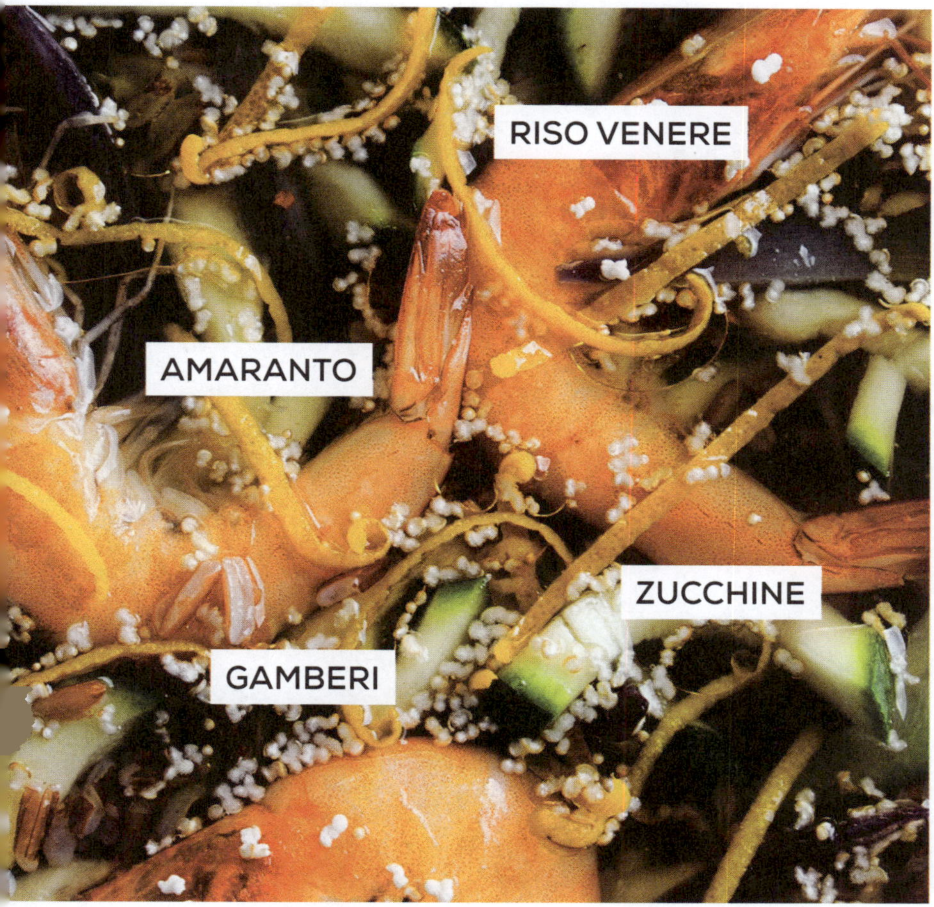

PER 2 PERSONE

Preparazione: 20 minuti
Cottura: 15 minuti
Difficoltà: 2

CONSIGLIATA PER:

SCONSIGLIATA PER:

INGREDIENTI

- 180 g di riso venere
- 10 gamberi
- 4 zucchine
- 2 coste di sedano
- 1 cipolla rossa
- 1 carota
- ½ spicchio d'aglio
- amaranto soffiato q.b.
- 1 arancia biologica q.b.
- prezzemolo q.b.
- olio extravergine d'oliva q.b.
- sale rosa q.b.
- pepe nero q.b.

VELLUTATA DI BARBABIETOLA, MELA VERDE, ZENZERO E ERBA CIPOLLINA

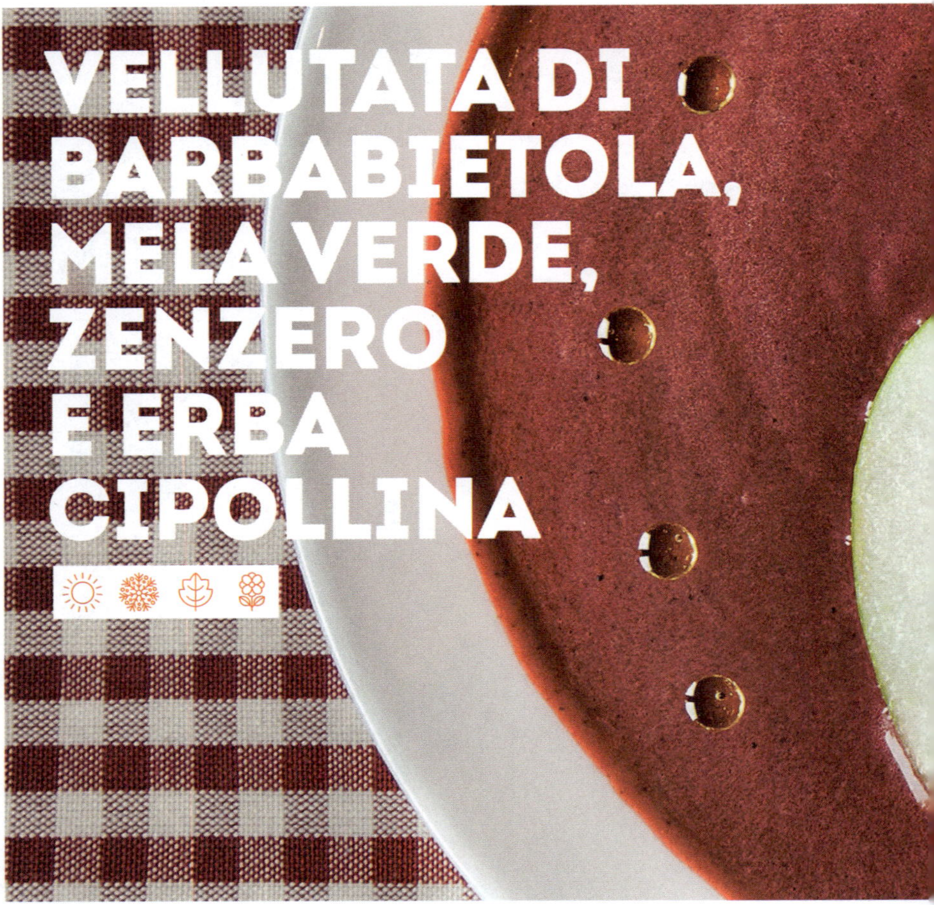

Mondare sedano, carota, barbabietole e mela verde. Tagliare tutto a cubetti e cuocere al vapore in microonde a 900W per 10 minuti. Frullare con un mixer a immersione aggiungendo l'acqua di cottura della vaporiera. Aggiungere un po' di radice di zenzero grattugiata, l'erba cipollina sminuzzata, il sale rosa e un cucchiaio di olio, continuando a frullare.
Impiattare guarnendo con una fetta di mela verde. Non dimenticare il solito giro d'olio.

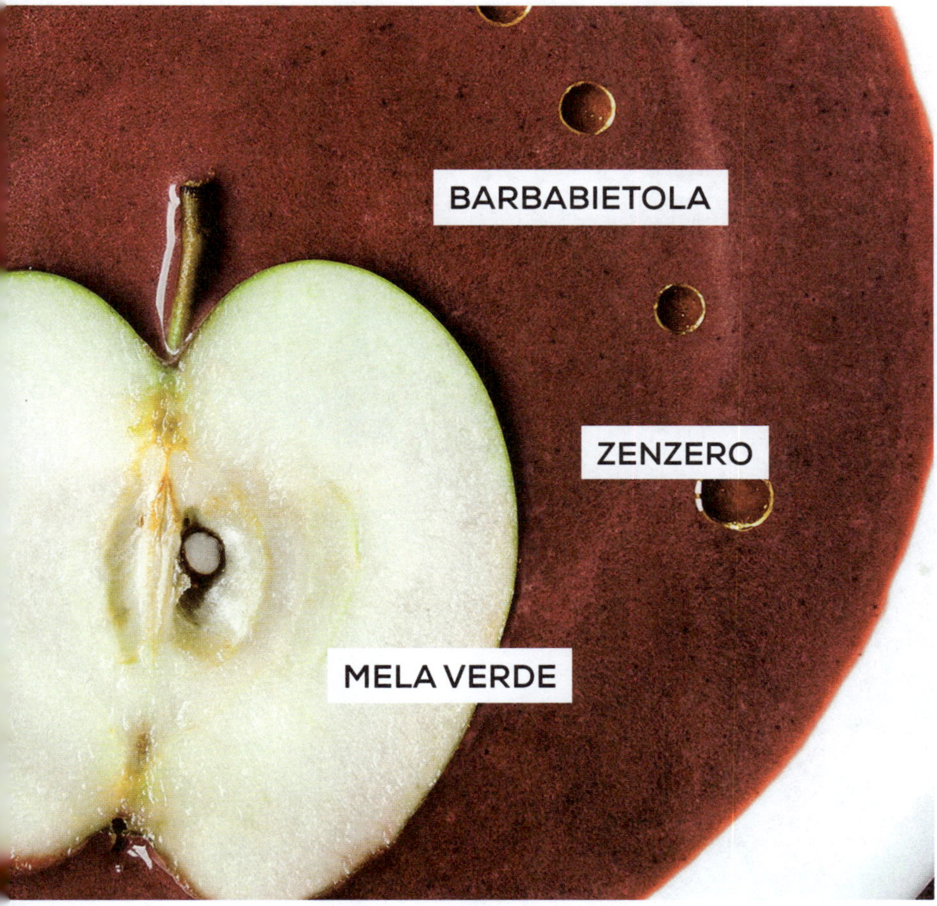

PER 2 PERSONE

Preparazione: 5 minuti
Cottura: 10 minuti
Difficoltà: 1

CONSIGLIATA PER:

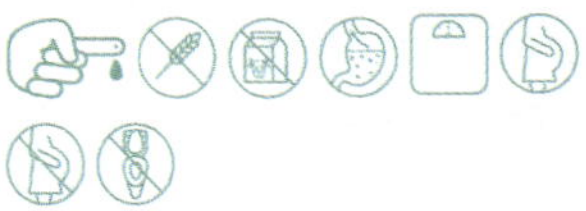

SCONSIGLIATA PER:

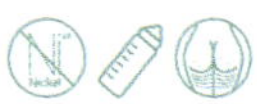

INGREDIENTI

400 g di barbabietola o rapa rossa
2 coste di sedano
1 mela verde
1 carota
erba cipollina q.b.
zenzero fresco q.b.
olio extravergine d'oliva q.b.
sale rosa q.b.

VELLUTATA PURA DI ASPARAGI

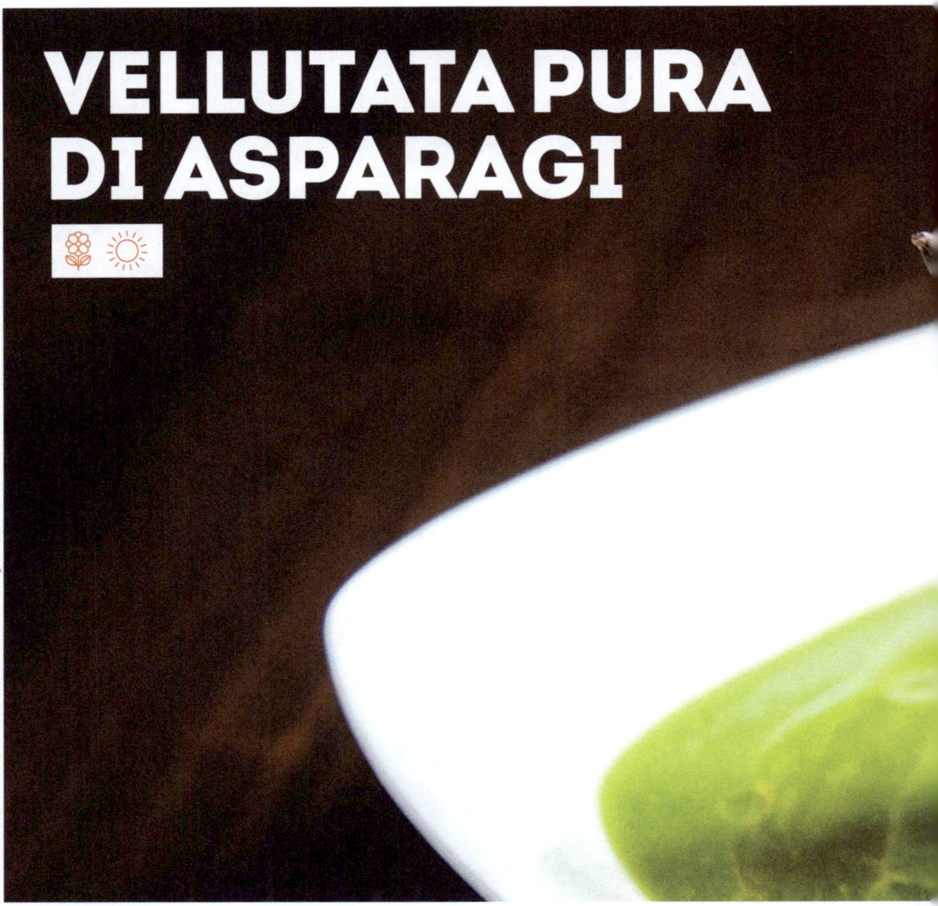

Mondare l'aglio e privarlo dell'anima. Pulire gli asparagi, tagliarli a pezzi e cuocerli al vapore per 12-15 minuti. Se si possiede un forno a microonde e l'apposita vaporiera bastano anche 10 minuti a 900W; altrimenti portare a ebollizione l'acqua in una pentola qualsiasi e utilizzare un cestello di bambù. Frullare gli asparagi cotti (togliendo l'aglio) con un frullatore a immersione, aggiungendo poco per volta l'acqua di cottura della vaporiera o della pentola. Una volta ottenuta la densità desiderata, aggiungere un cucchiaio di olio e il sale rosa continuando a frullare, così da ottenere una crema lucida e, appunto, vellutata.
Servire con la menta fresca sminuzzata al momento.

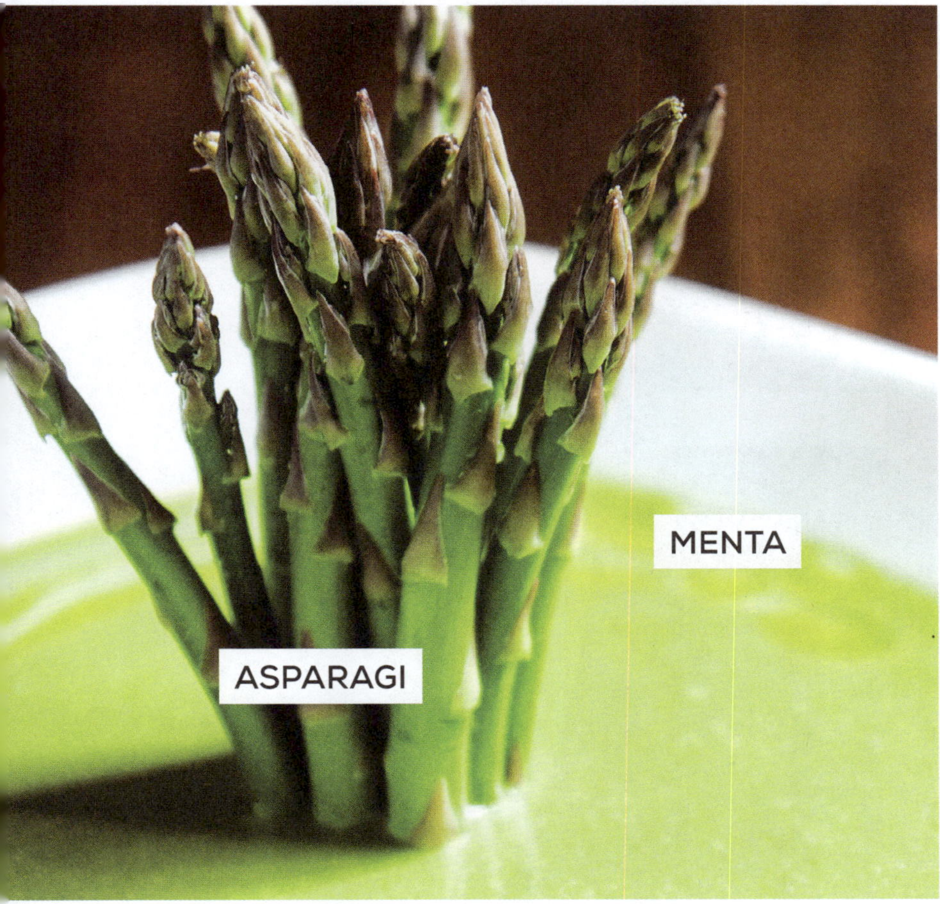

PER 2 PERSONE

Preparazione: 15 minuti
Cottura: 12-15 minuti
Difficoltà: 1

CONSIGLIATA PER:

SCONSIGLIATA PER:

INGREDIENTI

500 g di asparagi
1 spicchio d'aglio
menta q.b.
olio extravergine d'oliva q.b.
sale rosa q.b.

VELLUTATA DI CECI E YOGURT GRECO AL ROSMARINO

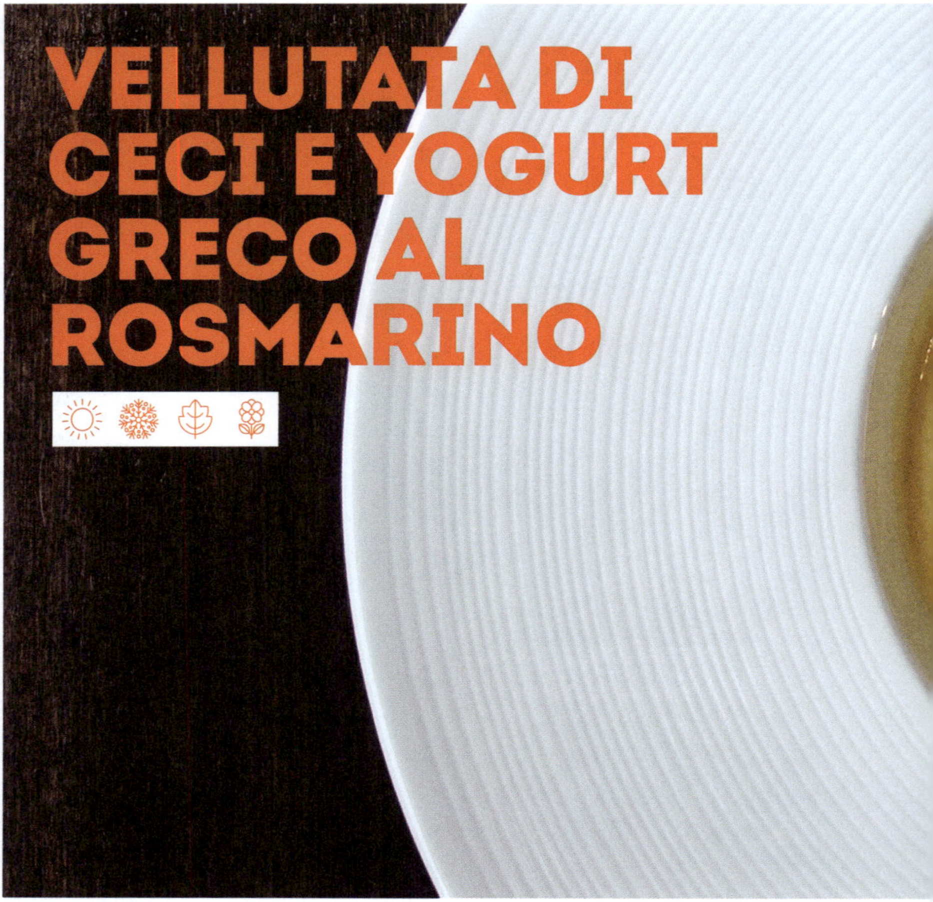

Ammollare i ceci lavati, con un pizzico di bicarbonato, per 12-24 ore, cambiando l'acqua ogni 6 ore. Tagliare a pezzetti la carota, la cipolla e il sedano. Mondare e privare l'aglio dell'anima. Scolare i ceci e lavarli di nuovo. Unire ceci, verdure e aglio più un rametto di rosmarino, in una pentola di terracotta o, per dimezzare i tempi di cottura, nella pentola a pressione. Aggiungere abbondante acqua fredda. Trascorsi 60 minuti (o 30 dal fischio), scolare conservando l'acqua di cottura. Togliere l'aglio e il rosmarino e frullare con un frullatore a immersione, aggiungendo lo yogurt e poco alla volta l'acqua di cottura. Una volta ottenuta la densità desiderata, aggiungere il sale rosa e un cucchiaio di olio. Servire con qualche ago di rosmarino fresco e un giro d'olio.

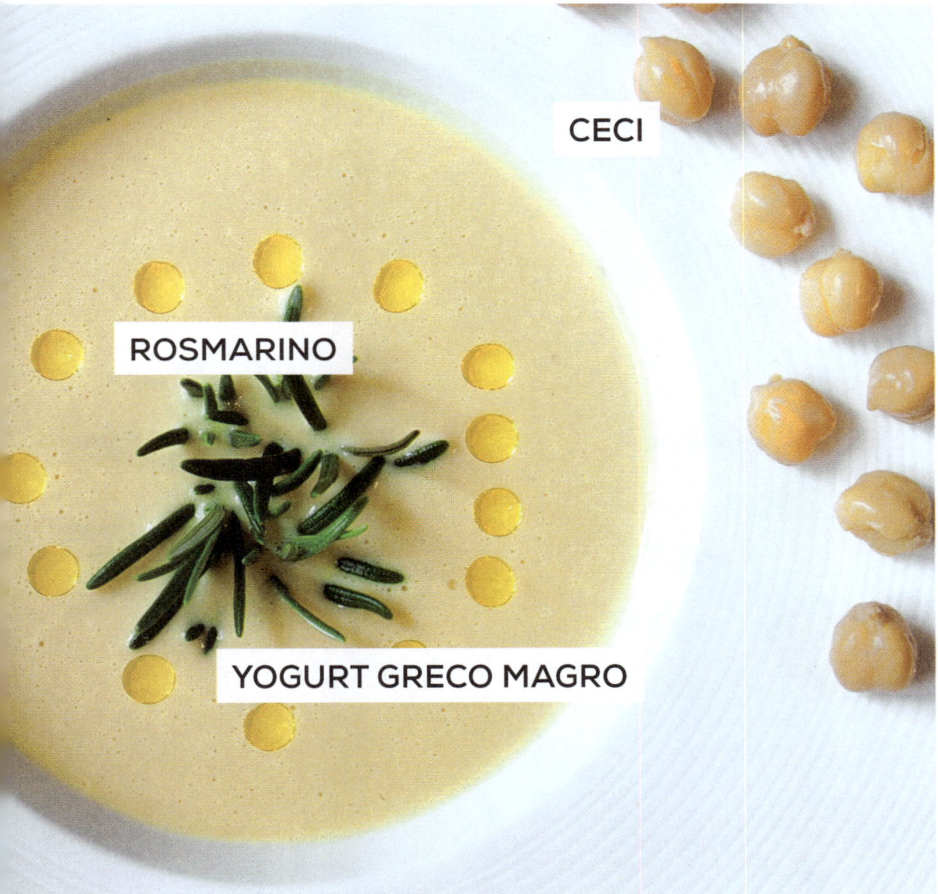

PER 2 PERSONE

Preparazione: 15 minuti + 12-24 ore in ammollo
Cottura: 30-60 minuti
Difficoltà: 2

CONSIGLIATA PER:

SCONSIGLIATA PER:

INGREDIENTI

100 g di ceci secchi
70 g di yogurt greco magro
1 cipolla
1 carota
1 costa di sedano
½ spicchio d'aglio
rosmarino q.b
bicarbonato di sodio q.b.
olio extravergine d'oliva q.b.
sale rosa q.b.

SECONDI

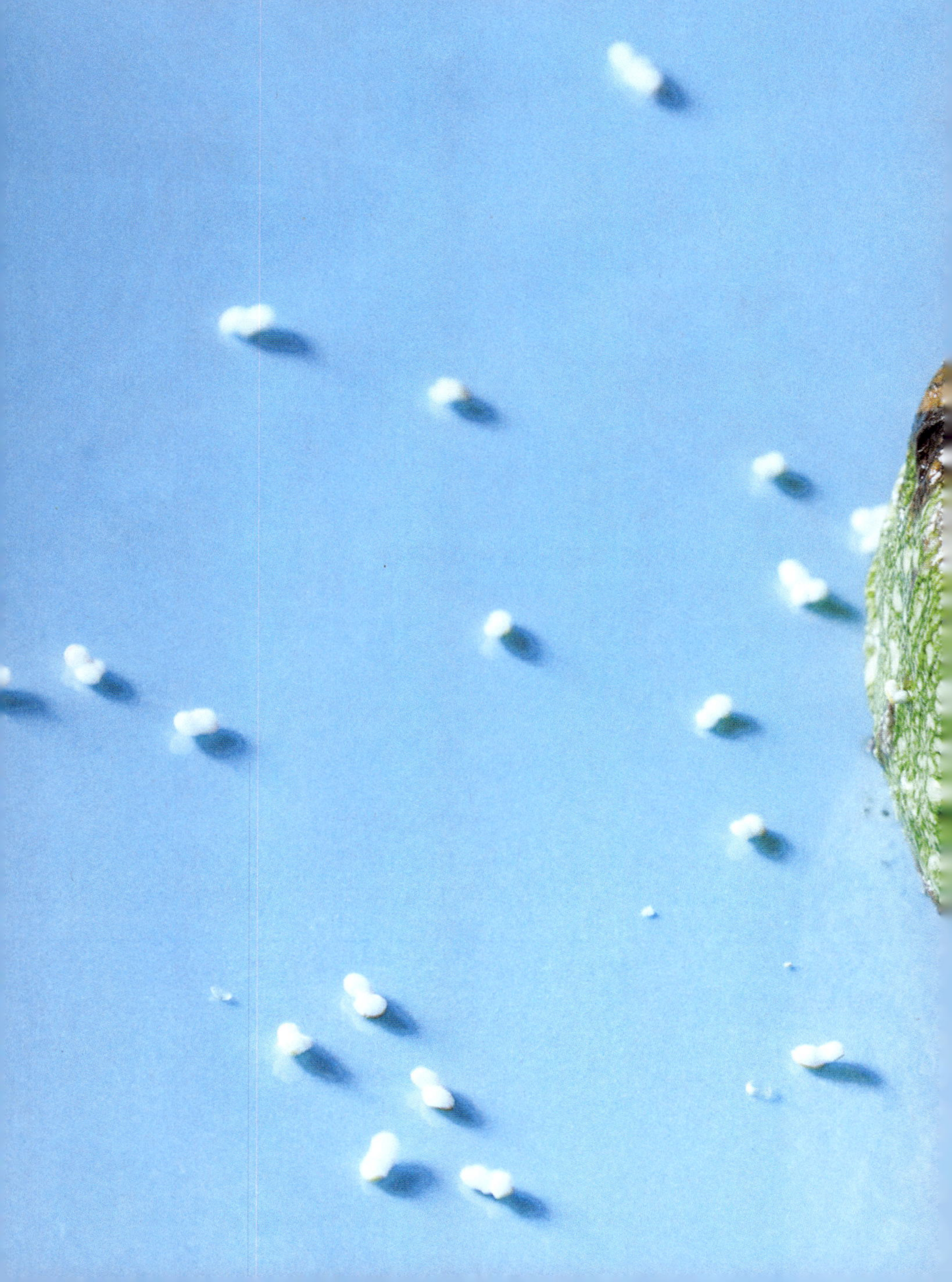

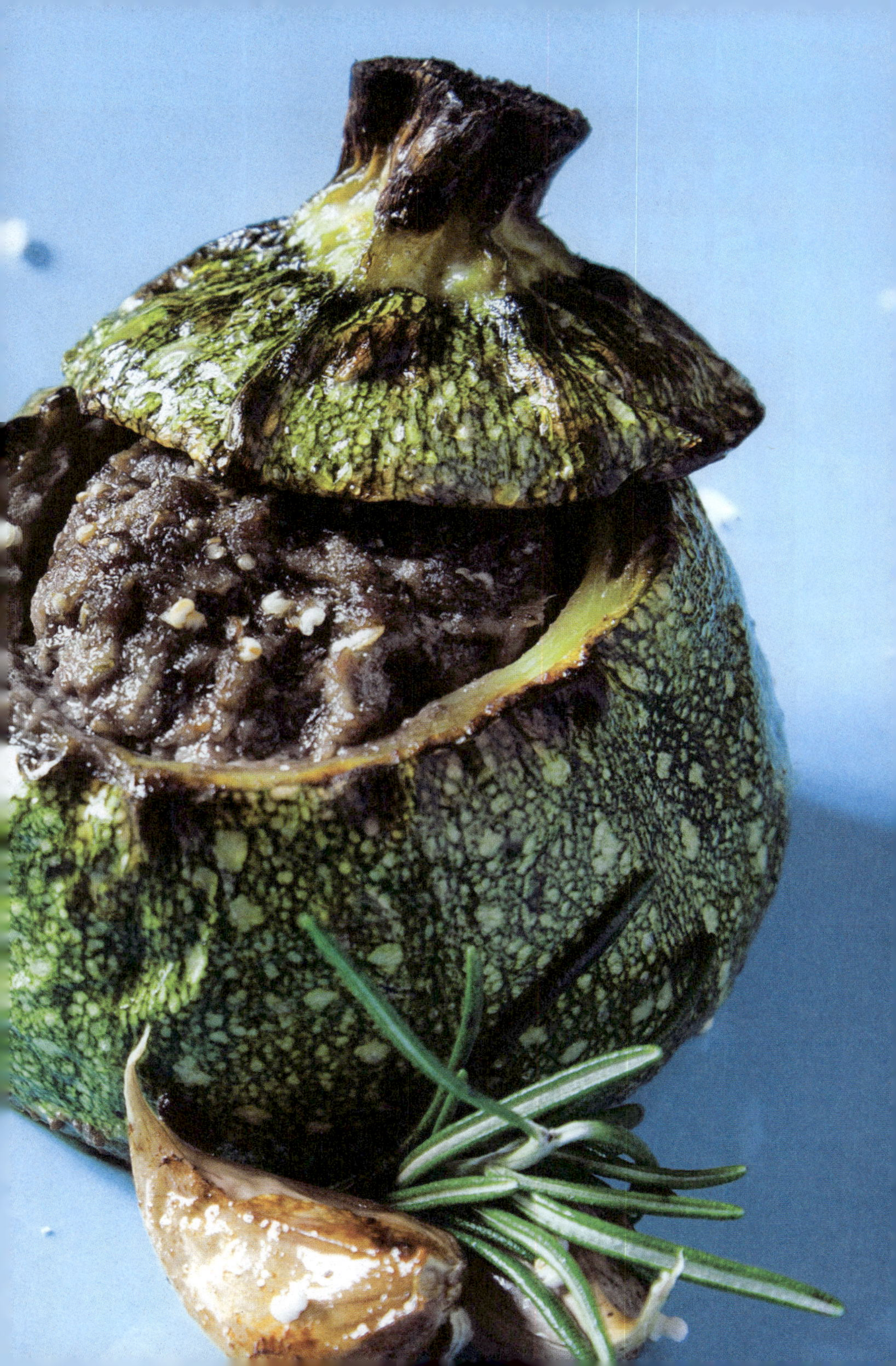

SALMONE SELVAGGIO IN CROSTA DI CIPOLLA ROSSA E FINOCCHIETTO

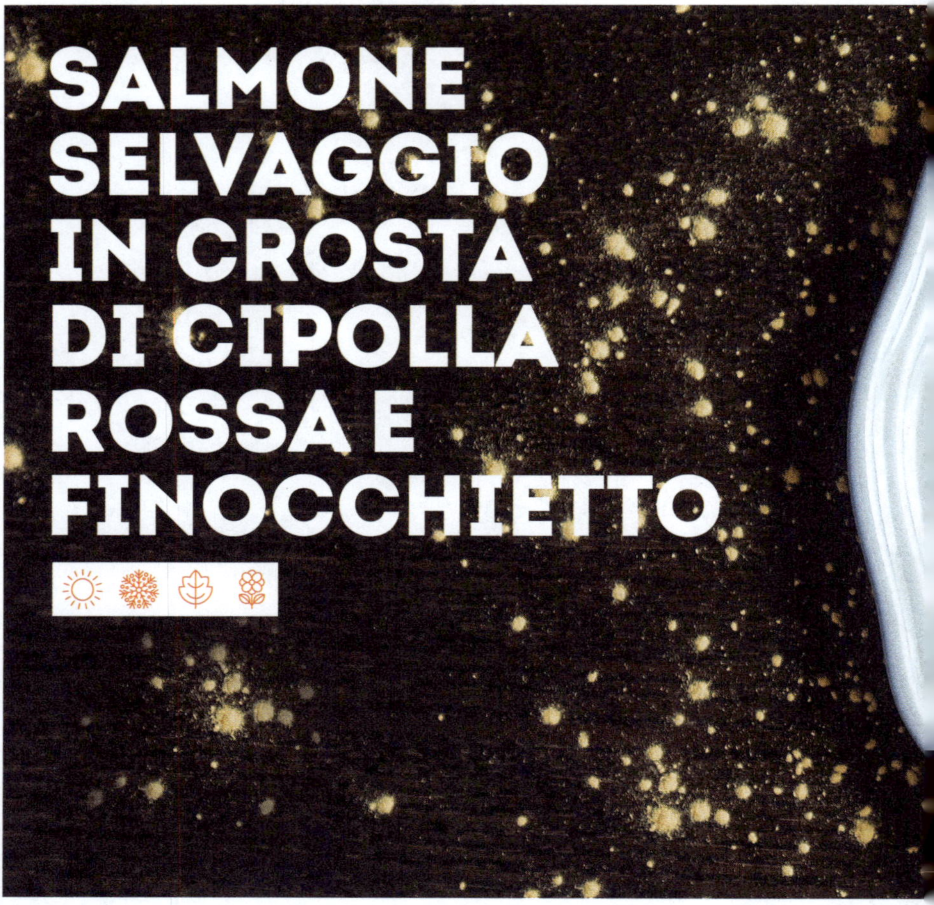

Mondare le cipolle e affettarle finemente. Creare una base con metà delle cipolle su una teglia rivestita di carta da forno e adagiare sopra i filetti ancora surgelati di salmone selvaggio. Salare e spolverizzare con il finocchietto in polvere. Ricoprire con un altro strato di fette di cipolla rossa e cospargere di semi di finocchio.
Cuocere a 200 °C in forno ventilato preriscaldato per 15 minuti. Se necessario, negli ultimi minuti accendere il grill.
Impiattare e condire con due cucchiai di olio.

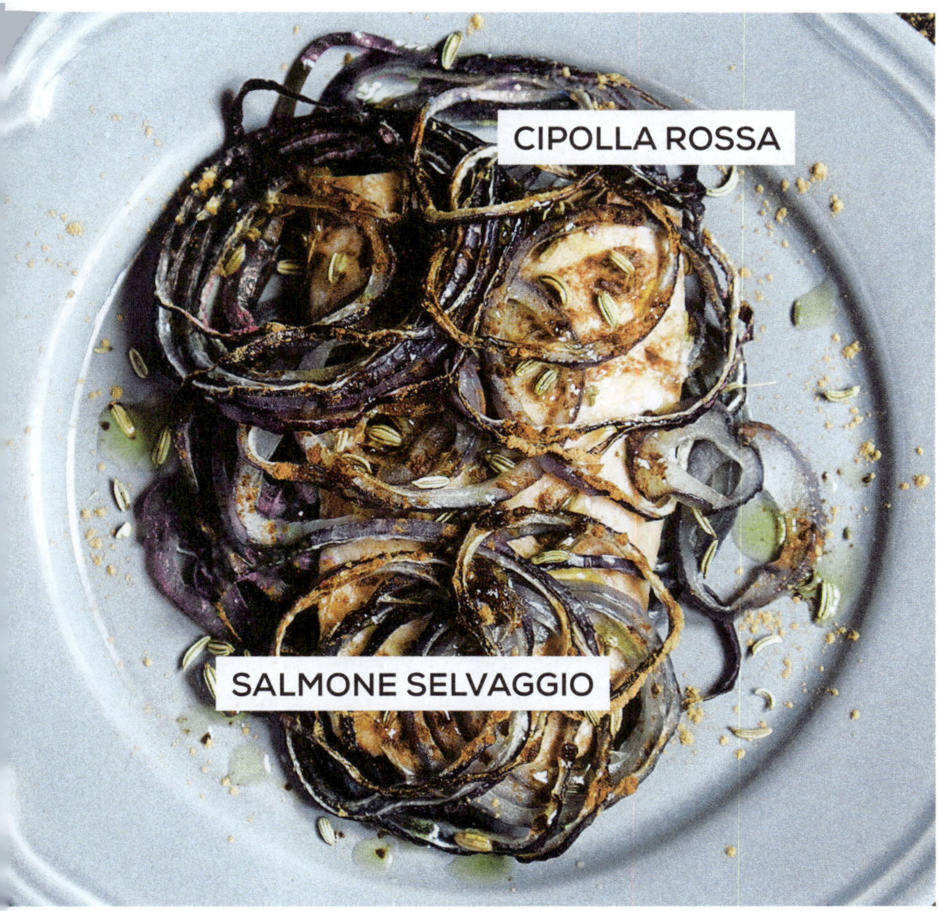

PER 2 PERSONE

Preparazione: 5 minuti
Cottura: 15 minuti
Difficoltà: 1

CONSIGLIATA PER:

SCONSIGLIATA PER:

INGREDIENTI

250 g di salmone selvaggio surgelato
2 cipolle rosse
semi di finocchio q.b
finocchietto selvatico in polvere q.b.
olio extravergine d'oliva q.b.
sale rosa q.b.

CARPACCIO DI POLPO AI PISTACCHI

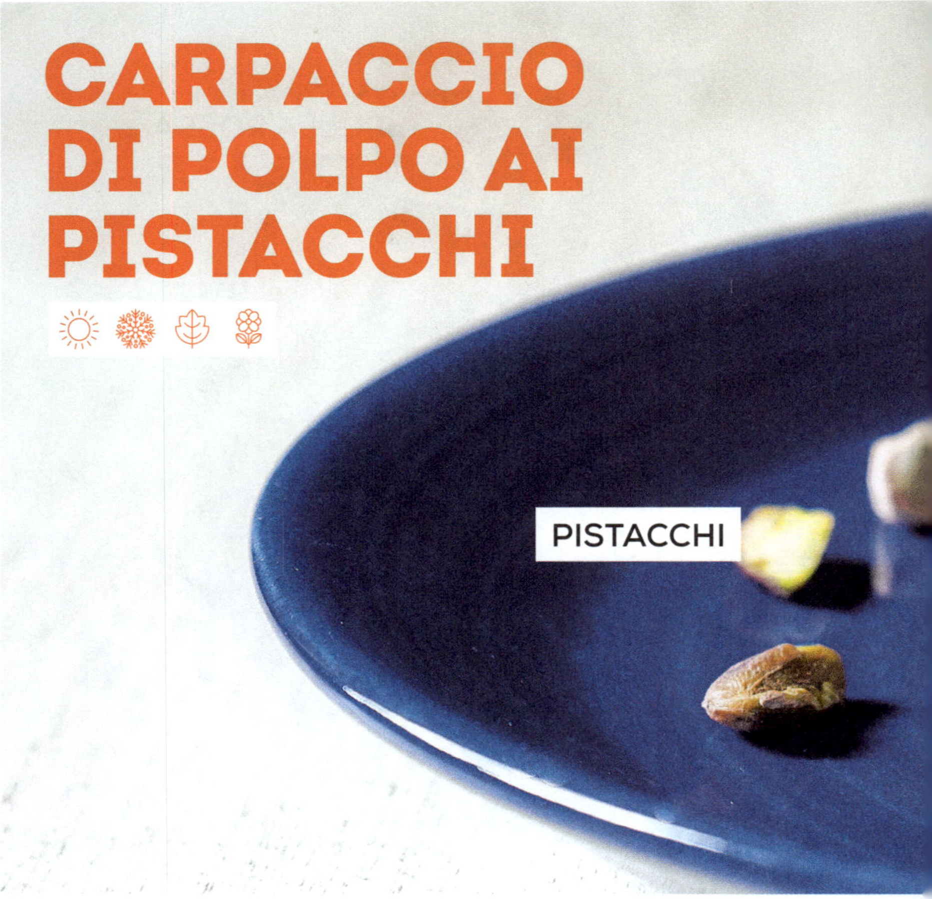

Tagliare a pezzettoni cipolla, carota e sedano. Mondare l'aglio e privarlo dell'anima. Riempire di acqua una pentola a pressione e immergervi il polpo e le verdure. Cuocere per 45 minuti dall'inizio del fischio. Scolare l'acqua di cottura e separare il polpo dalle verdure. Per un carpaccio scenografico (a meno che non si possieda una pressa apposita), separare i tentacoli dalla testa del polpo e sistemare i pezzi all'interno di uno schiacciapatate. Pressare eliminando il liquido in eccesso e bloccare il manico con un elastico. Far riposare il polpo all'interno dello schiacciapatate in frigo per 2-3 ore. Estrarre il cilindro di polpo così ottenuto e affettarlo finemente. Condire con un filo d'olio, le *zest* d'arancia, il sale rosa e i pistacchi grossolanamente tritati.

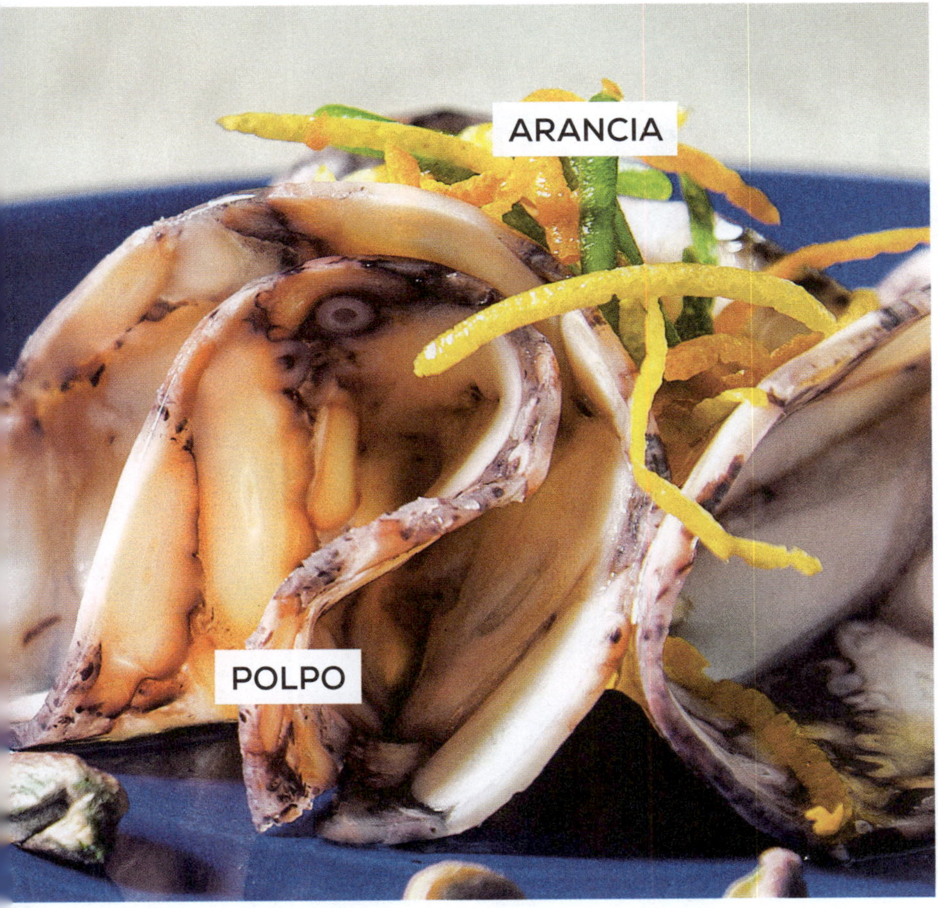

PER 2 PERSONE

Preparazione: 15 minuti
+ 2-3 ore di riposo
Cottura: 45 minuti
Difficoltà: 2

CONSIGLIATA PER:

SCONSIGLIATA PER:

INGREDIENTI

1 polpo eviscerato da 800 g
10-15 pistacchi
2 coste di sedano
1 cipolla
1 carota
1 arancia biologica
1 spicchio d'aglio
olio extravergine d'oliva q.b.
sale rosa q.b.

SPINACINE DI TACCHINO

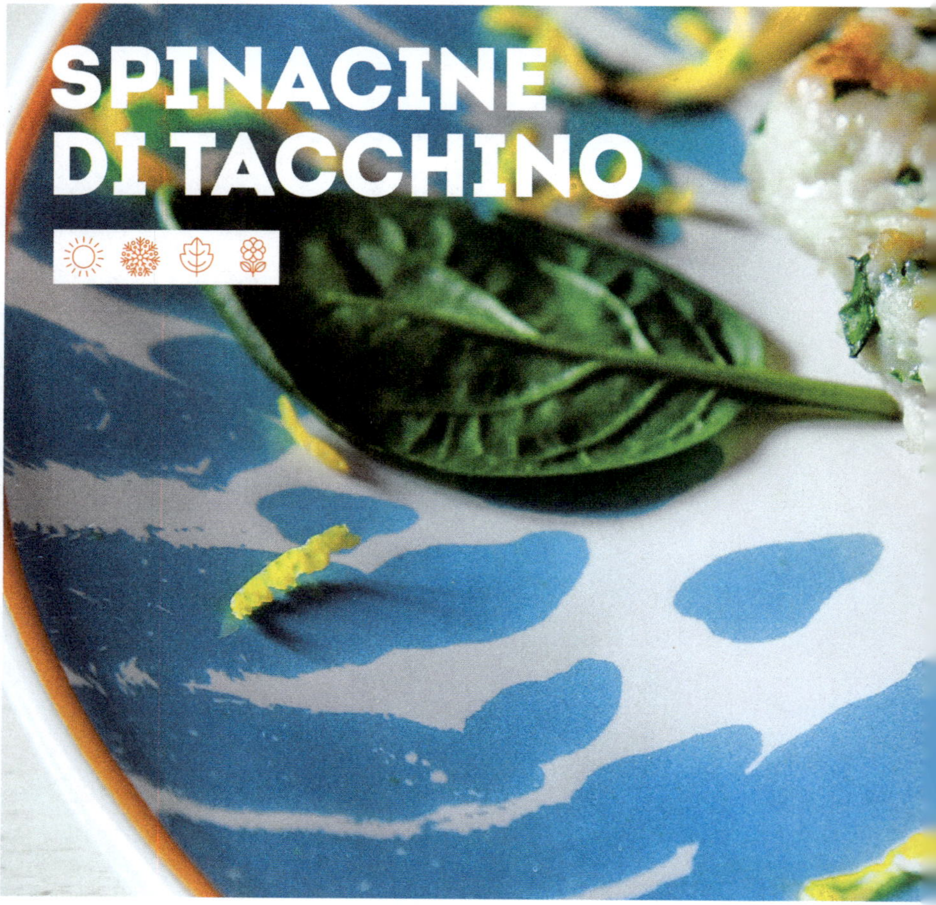

Pulire gli spinaci e tritarli finemente con il rosmarino. In una terrina, condire il tacchino con il pepe, il peperoncino, la noce moscata e le *zest* d'arancia. Unire il trito di spinaci aromatizzato al rosmarino e lavorare il composto, fino a formare due grandi cotolette dalla forma allungata e cucinarle in una padella antiaderente.
Salare e servire con un filo di olio a crudo.

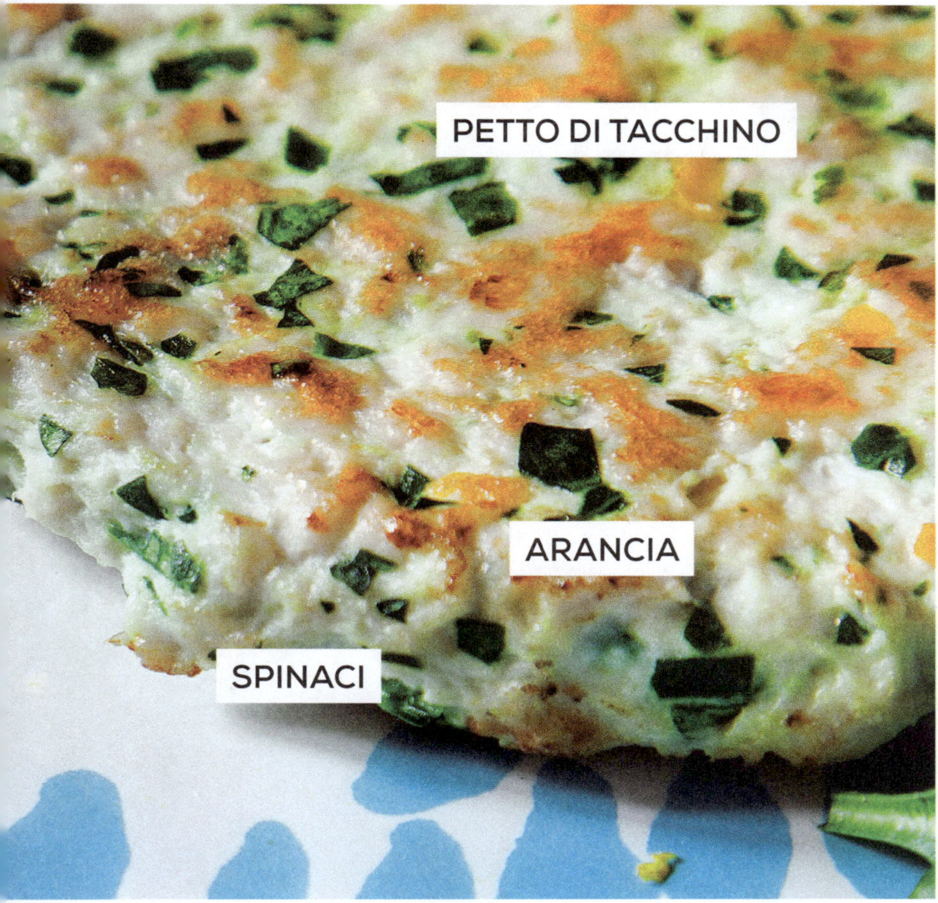

PER 2 PERSONE

Preparazione: 15 minuti
Cottura: 6 minuti
Difficoltà: 1

CONSIGLIATA PER:

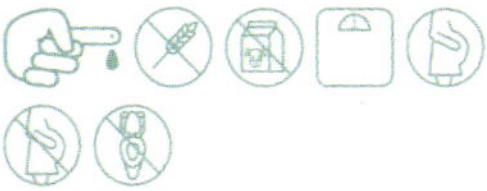

SCONSIGLIATA PER:

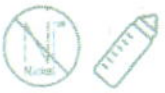

INGREDIENTI

300 g di petto di tacchino macinato
50 g di spinaci freschi puliti
½ arancia biologica
noce moscata q.b.
pepe nero q.b.
rosmarino q.b.
peperoncino q.b.
olio extravergine d'oliva q.b.
sale rosa q.b.

SPEZZATINO DI MANZO NATURAL

MANZO

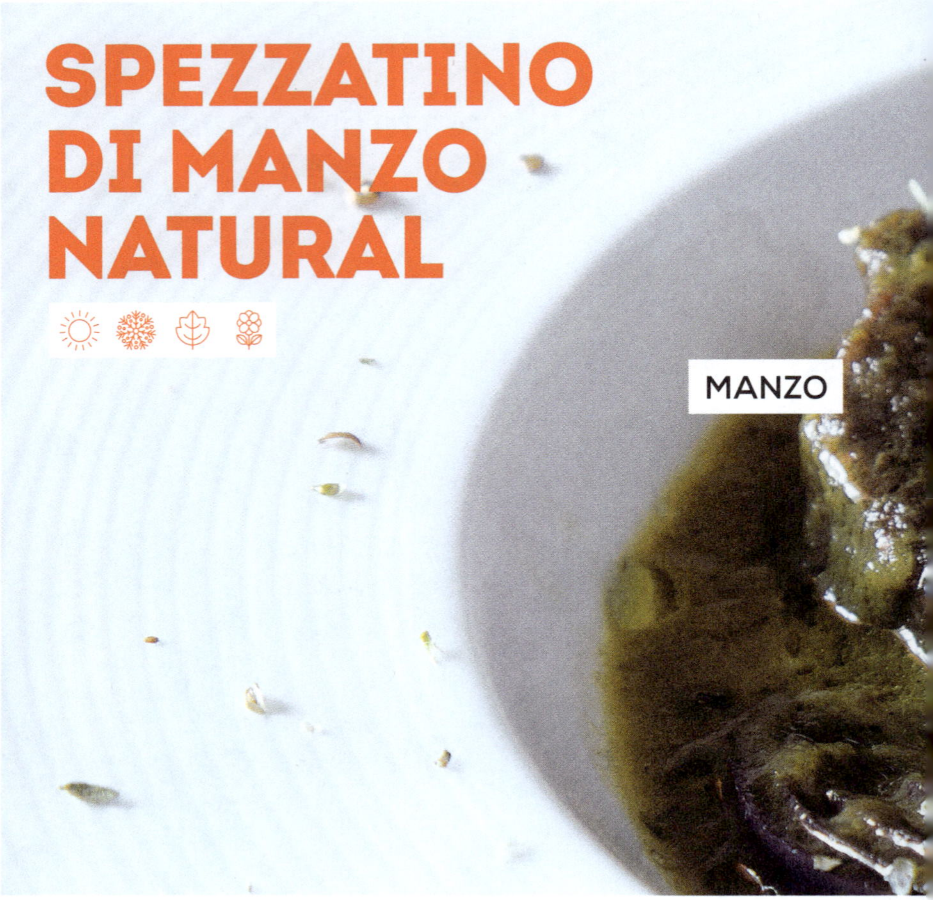

Mondare le verdure, poi tagliare le coste di sedano in pezzi molto grandi e le carote a rondelle trasversali. Dividere le cipolle in 4 spicchi, e poi tagliarli a metà. Spellare l'aglio e privarlo dell'anima. In una pentola a pressione unire tutti gli ingredienti e le spezie. Coprire a filo con l'acqua e aggiungere l'aceto di mele e il sale. Cuocere per 25 minuti a fuoco medio dall'inizio del sibilo. A cottura ultimata togliere lo spezzatino, qualche rondella di carota e qualche pezzo di cipolla. Frullare tutto il resto e aggiustare di sale. Lucidare la salsa frullando con un cucchiaio di olio. Unire lo spezzatino e i pezzi di verdure conservati alla salsa. Impiattare decorando con qualche foglia degli aromi utilizzati.

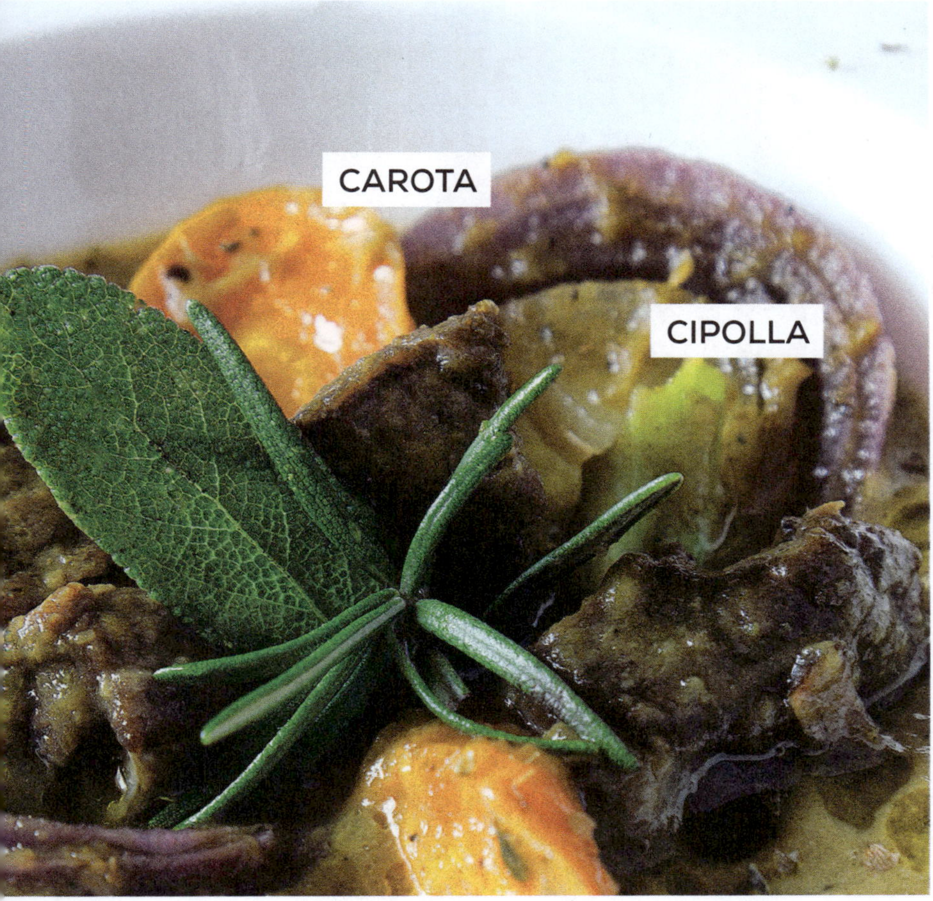

PER 2 PERSONE

Preparazione: 15 minuti
Cottura: 25 minuti
Difficoltà: 2

CONSIGLIATA PER:

SCONSIGLIATA PER:

INGREDIENTI

400 g di spezzatino magro di manzo
2 carote
2 cipolle rosse
2 coste di sedano
1 spicchio d'aglio
1 chiodo di garofano
salvia q.b.
rosmarino q.b.
alloro q.b.
origano q.b.
noce moscata q.b.
bacche di ginepro q.b.
peperoncino q.b.
50 ml di aceto di mele
pepe nero q.b.
olio extravergine d'oliva q.b.
sale rosa q.b.

COSCE DI POLLO ALLA PIASTRA CON ERBETTE E LIMONE

ERBETTE

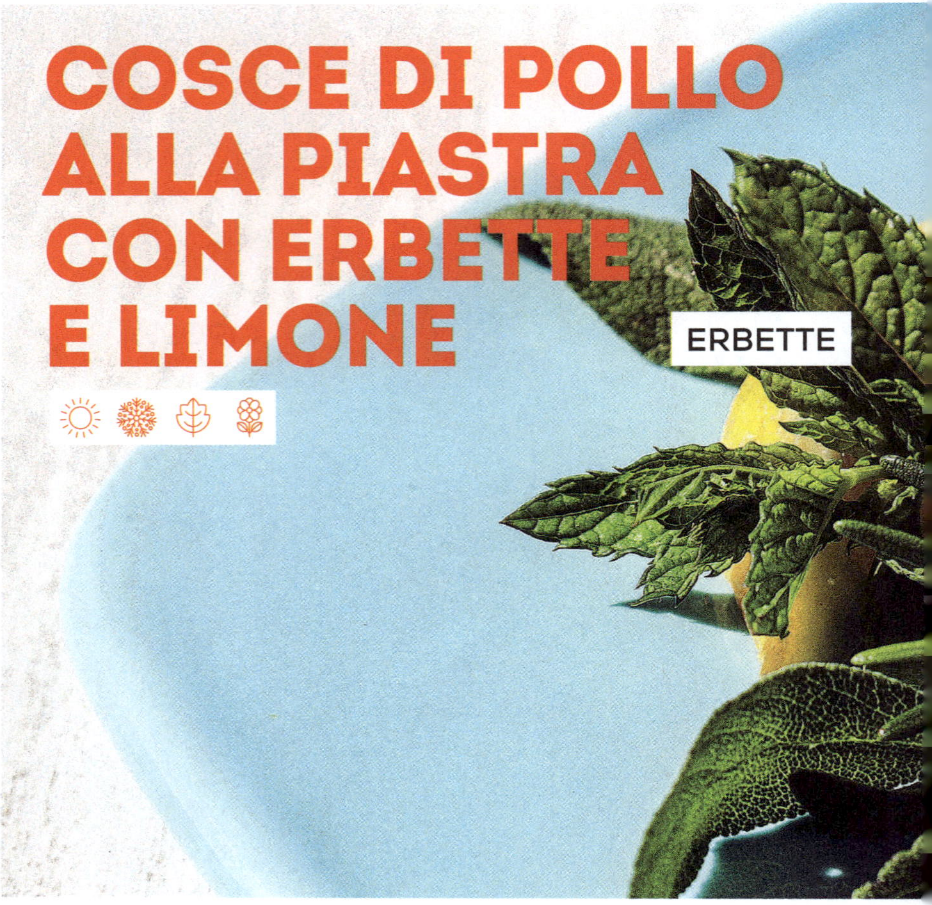

Battere le cosce di pollo con un batticarne e condirle con il pepe e l'origano. Grigliarle su una piastra antiaderente. In un mortaio unire le foglie di menta, la salvia, gli aghi di rosmarino, il peperoncino, l'aglio privato dell'anima, il sale rosa, le *zest* di limone, la noce moscata e un cucchiaio di olio. Lavorare il tutto ottenendo una salsina profumatissima e infine aggiungere anche il succo di limone.

Impiattare il pollo, salare e condire con la salsina di limone ed erbette aromatiche. Decorare con qualche fogliolina degli aromi utilizzati.

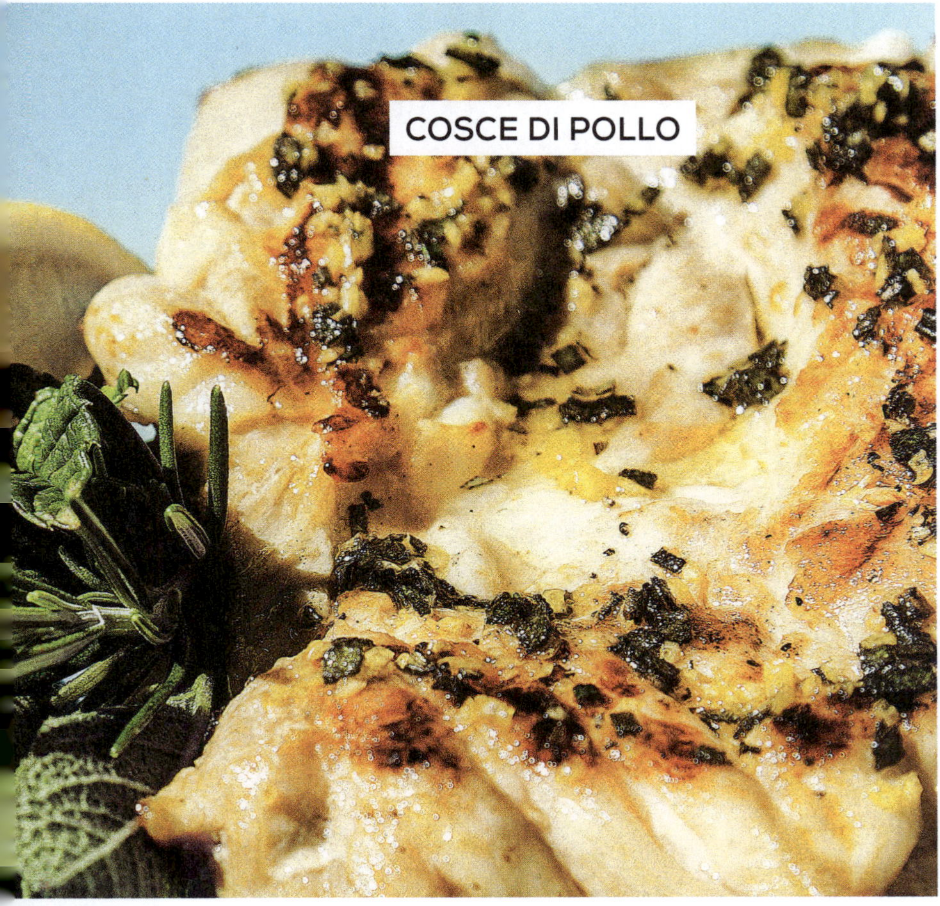

COSCE DI POLLO

PER 2 PERSONE

Preparazione: 5 minuti
Cottura: 10 minuti
Difficoltà: 1

CONSIGLIATA PER:

SCONSIGLIATA PER:

INGREDIENTI

2 cosce di pollo disossate e spellate
1 limone biologico
1 peperoncino secco piccolo
½ spicchio d'aglio
noce moscata q.b.
pepe nero q.b.
rosmarino q.b.
menta q.b.
salvia q.b.
origano q.b.
olio extravergine d'oliva q.b.
sale rosa q.b.

MERLUZZO ALLE VERDURE CON MENTA E AGRUMI

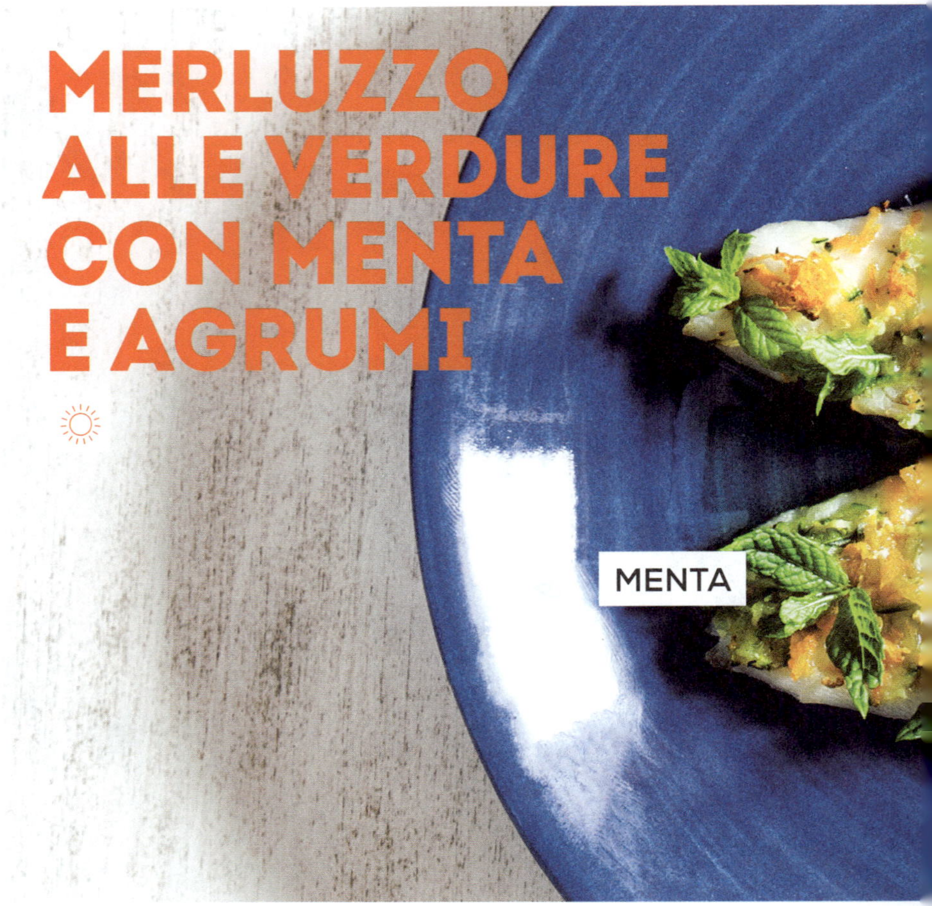

Preriscaldare il forno ventilato a 200 °C. Su una teglia ricoperta di carta da forno, adagiare i filetti di merluzzo e condirli con il sale e il pepe. Mondare la carota e la zucchina e, con una grattugia a fori grossi, ottenere una julienne da distribuire sui filetti di merluzzo. Condire di nuovo con il sale e le *zest* di limone e arancia. Cuocere per 15 minuti e se necessario far fare 2 minuti di grill.
Impiattare e guarnire con un filo d'olio aromatizzato all'aglio (*per prepararlo, vedi la ricetta Asparagi e carote, aglio e rosmarino pp. 212-213*) e qualche fogliolina di menta fresca.

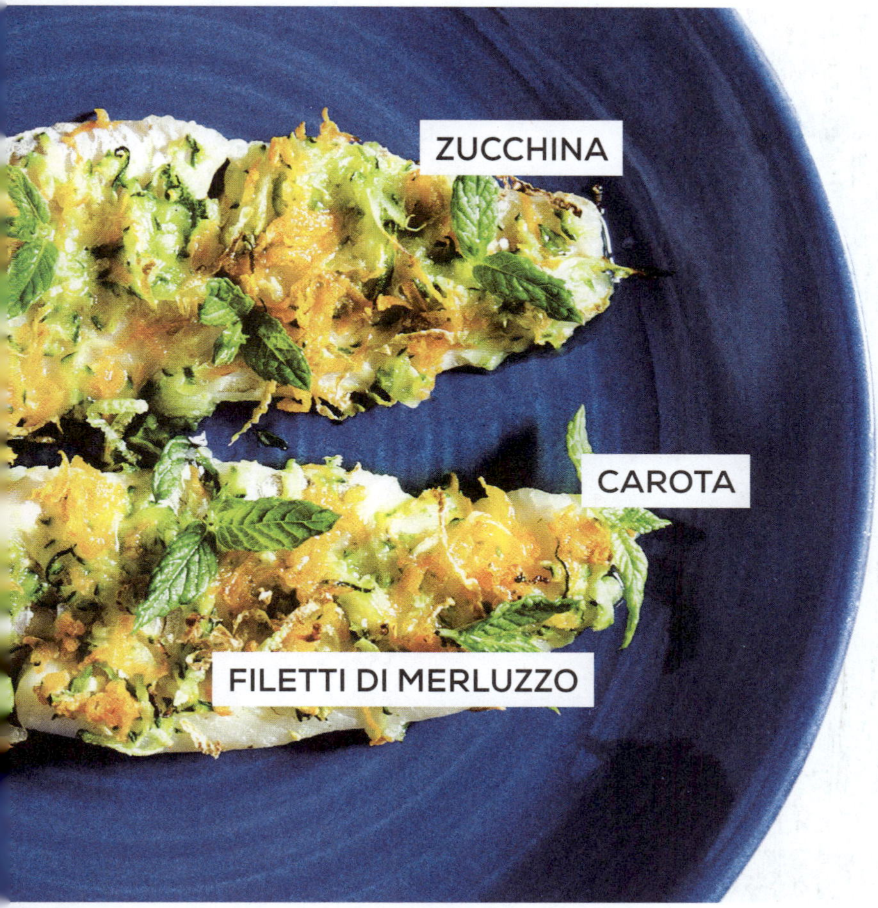

PER 2 PERSONE

Preparazione: 5 minuti
Cottura: 15 minuti
Difficoltà: 1

CONSIGLIATA PER:

SCONSIGLIATA PER:

INGREDIENTI

500 g di filetti di merluzzo già puliti
1 carota
1 zucchina
½ spicchio d'aglio
½ limone biologico
½ arancia biologica
menta fresca q.b.
olio extravergine d'oliva q.b.
sale rosa q.b.
pepe nero q.b.

CARPACCIO DI SALMONE SELVAGGIO

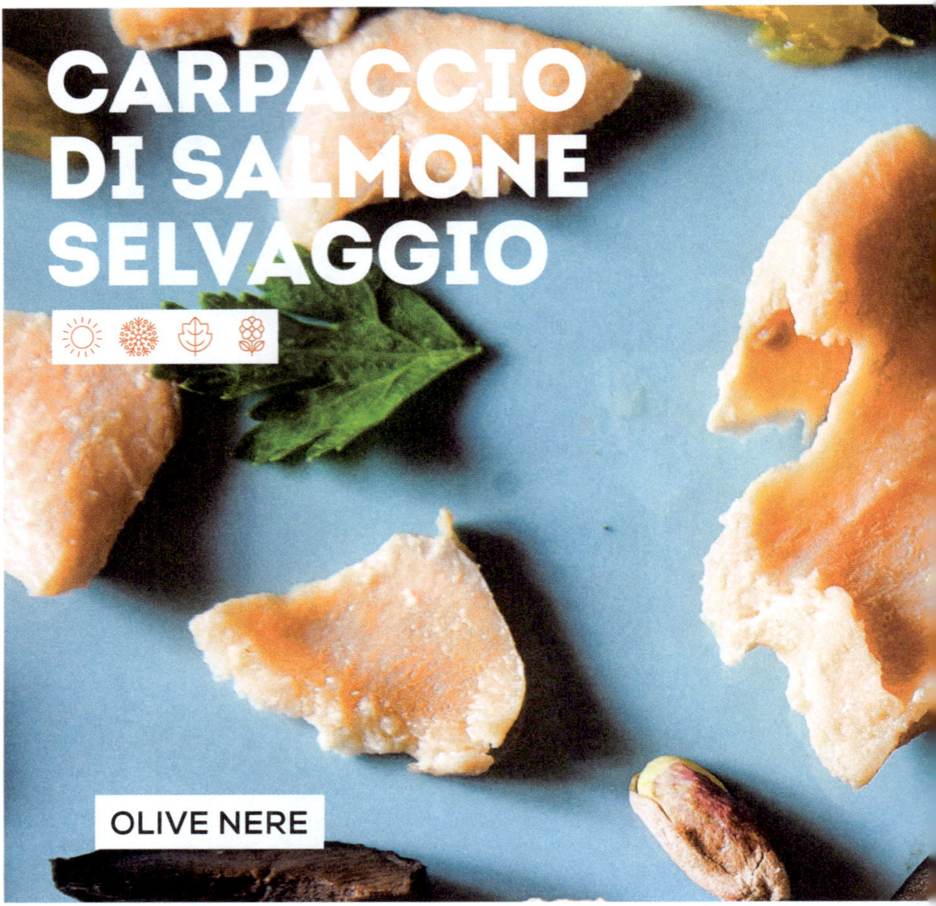

Far scongelare i filetti surgelati nel frigorifero. Marinarli poi nel succo d'arancia con il sale rosa per 12-24 ore. Una volta pronti, spezzettarli con le mani e servirli con le olive, i pistacchi, il prezzemolo e qualche pezzettino di un'arancia tagliata a vivo.
Condire con l'olio aromatizzato all'aglio *(per prepararlo, vedi la ricetta Asparagi e carote, aglio e rosmarino pp. 212-213)* e pepe; se necessario aggiustare di sale.

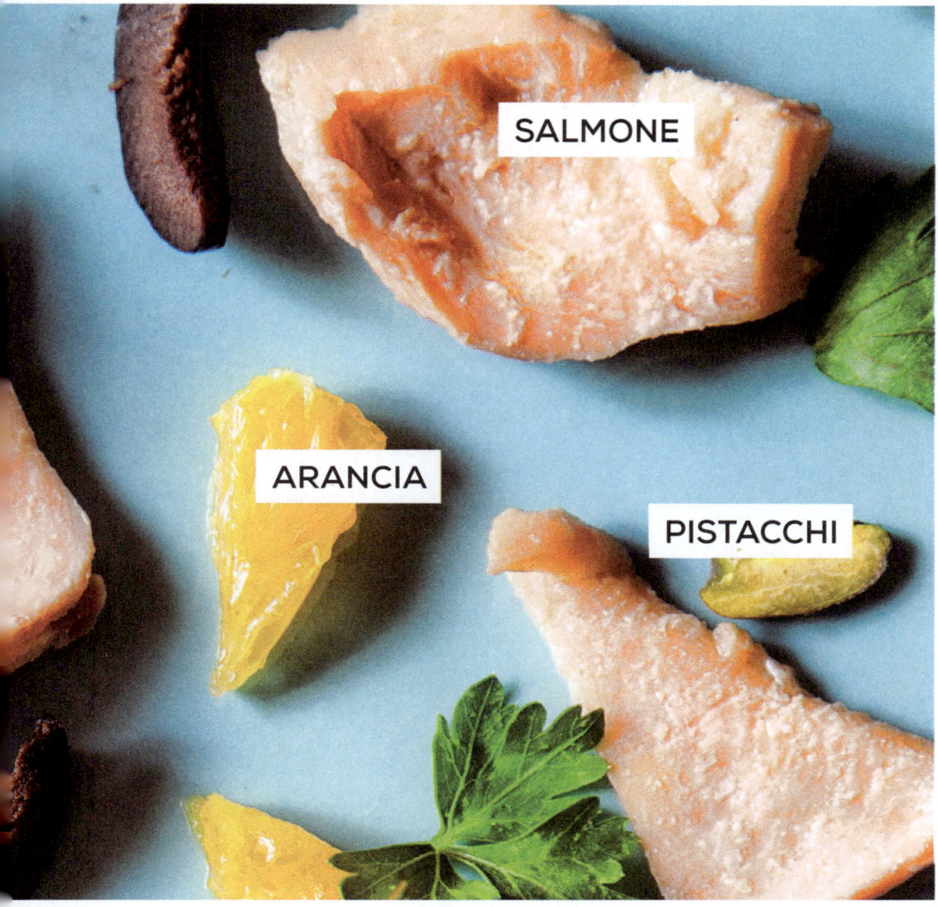

PER 2 PERSONE

Preparazione: 10 minuti
+ marinatura 12-24 ore
Cottura: 12-24 minuti
Difficoltà: 1

CONSIGLIATA PER:

SCONSIGLIATA PER:

INGREDIENTI

250 g di salmone selvaggio surgelato
3 arance biologiche
½ spicchio d'aglio
olive nere q.b.
pistacchi q.b.
prezzemolo q.b.
olio extravergine d'oliva q.b.
sale rosa q.b.
pepe nero q.b.

FILETTO DI MANZO AI FUNGHI PORCINI

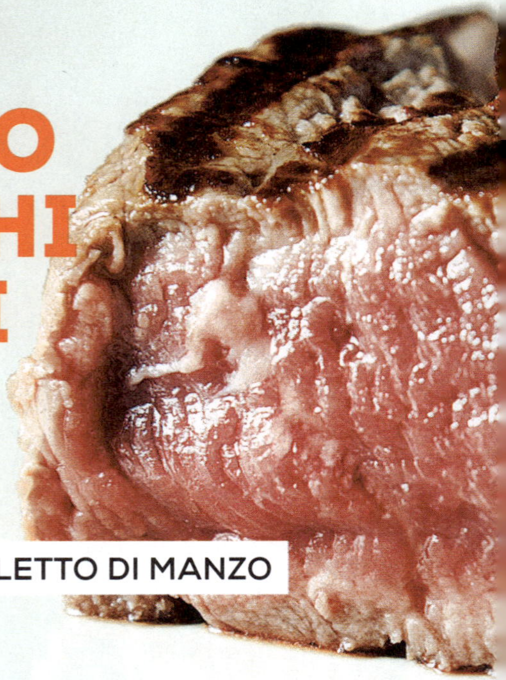

Tagliare i funghi porcini in quattro e il filetto a medaglioni spessi non meno di 3 cm (per favore!), scaldare una piastra antiaderente e scottare sia la carne sia i funghi. Aromatizzare l'olio con mezzo spicchio d'aglio schiacciato, privato dell'anima, e il prezzemolo tritato *(per prepararlo, vedi la ricetta Asparagi e carote, aglio e rosmarino pp. 212-213).* Salare e impiattare con una grattugiata di pepe nero e l'olio. Decorare con qualche fogliolina di prezzemolo o di rosmarino per ottenere un bel contrasto di colore.

FUNGHI PORCINI

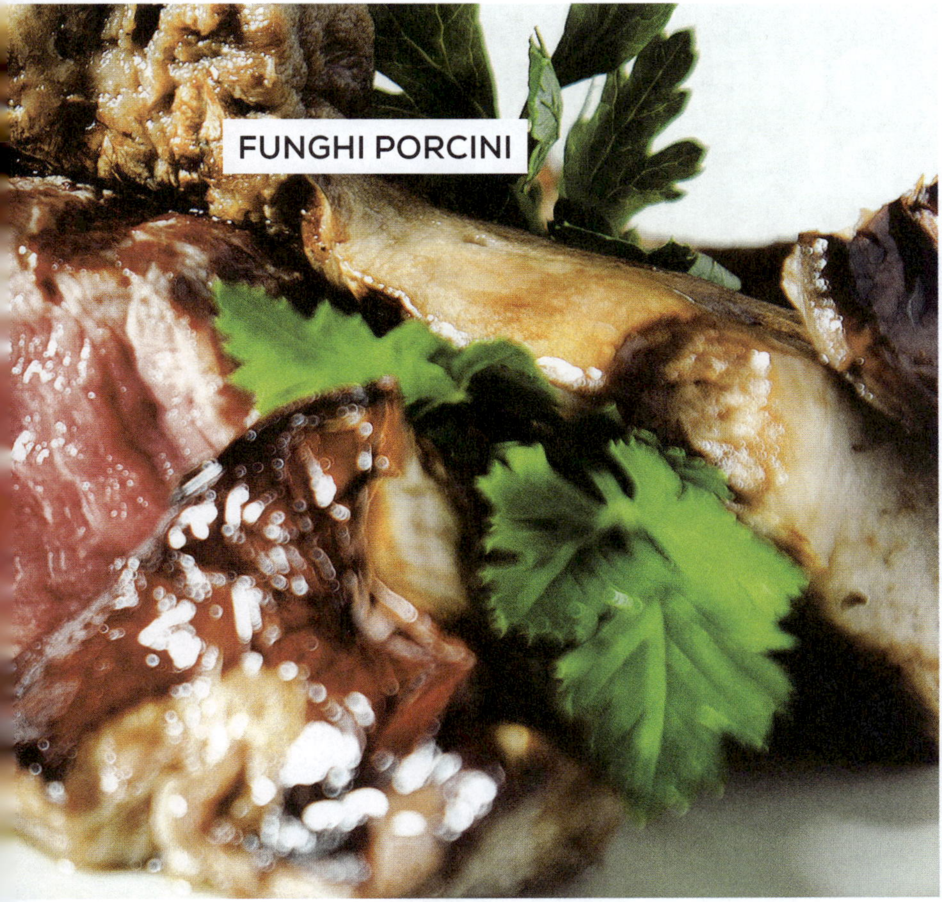

PER 2 PERSONE

Preparazione: 5 minuti
Cottura: 5-10 minuti
Difficoltà: 1-2

CONSIGLIATA PER:

SCONSIGLIATA PER:

INGREDIENTI

250 g di filetto di manzo
2 funghi porcini freschi
½ spicchio d'aglio
prezzemolo q.b.
olio extravergine di oliva q.b
sale rosa q.b.
pepe nero q.b.

OMELETTE DI SPINACI CON AVOCADO

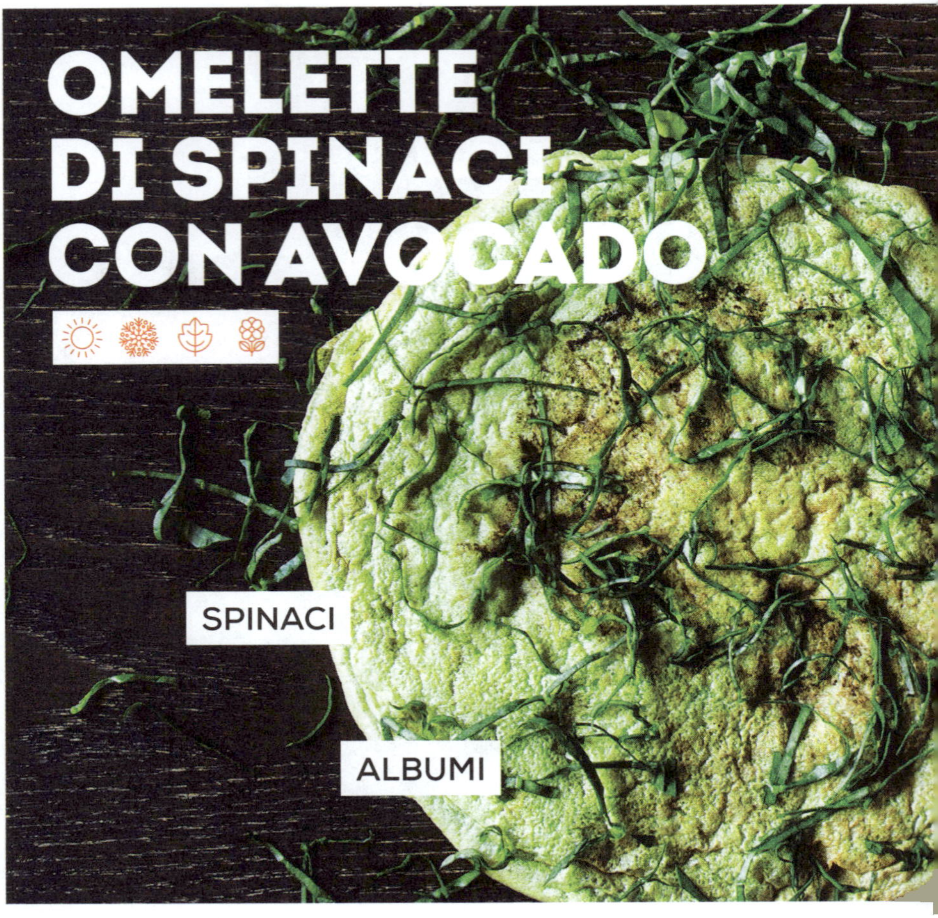

Frullare gli albumi con 30 g di foglie di spinaci freschi e il sale rosa. Versare il composto in una padella antiaderente preriscaldata e far cuocere a fuoco moderato. Quando i bordi inizieranno a staccarsi, aiutarsi con una spatola e alzare completamente l'omelette dalla padella. Girarla delicatamente e ultimare la cottura dall'altra parte. Frullare la polpa dell'avocado con il sale e il succo del lime.
Servire l'omelette con i rimanenti spinaci tagliati a julienne e conditi con le *zest* e il succo di lime, il sale rosa e un filo d'olio. Accompagnare con la purea di avocado e lime.

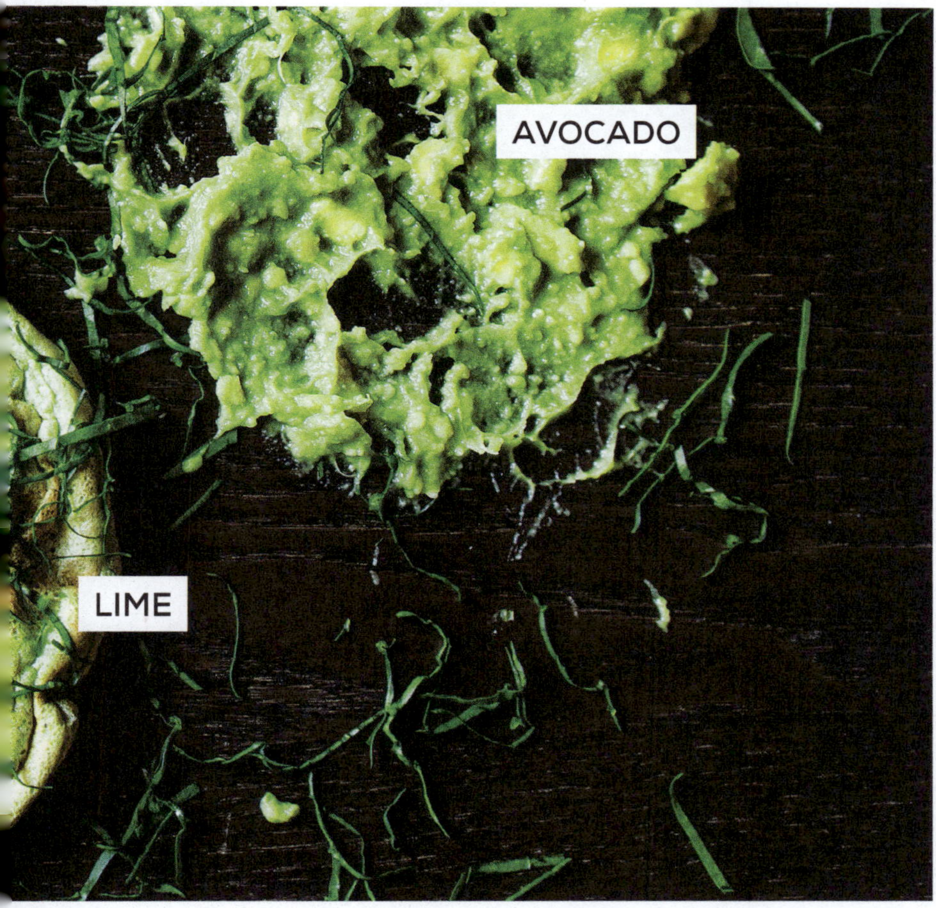

PER 2 PERSONE

Preparazione: 10 minuti
Cottura: 10 minuti
Difficoltà: 2

CONSIGLIATA PER:

SCONSIGLIATA PER:

INGREDIENTI

8-10 albumi
100 g di spinaci freschi
1 avocado
1 lime biologico
olio extravergine di oliva q.b.
sale rosa q.b.

FRITTATA DI ALBUMI, ZUCCHINE, CIPOLLA E PAPRIKA

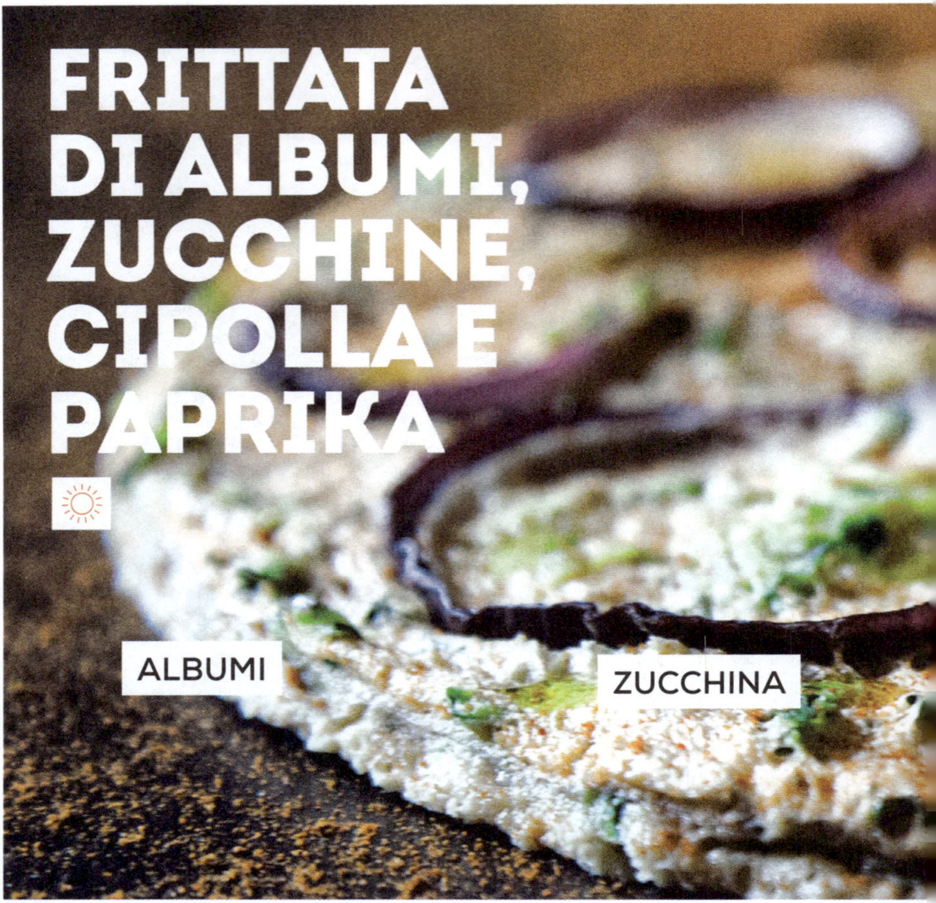

Frullare gli albumi con un cucchiaino di paprika e il sale rosa. Mondare la zucchina e farne una julienne. Affettare finemente la cipolla. In uno stampo di silicone adatto alla cottura nel microonde, disporre la julienne di zucchine e le rondelle di cipolla rossa. Salare e versarci sopra gli albumi frullati. Cuocere a 650W per 15-18 minuti.
Impiattare con un giro d'olio e una spolverizzata di paprika.

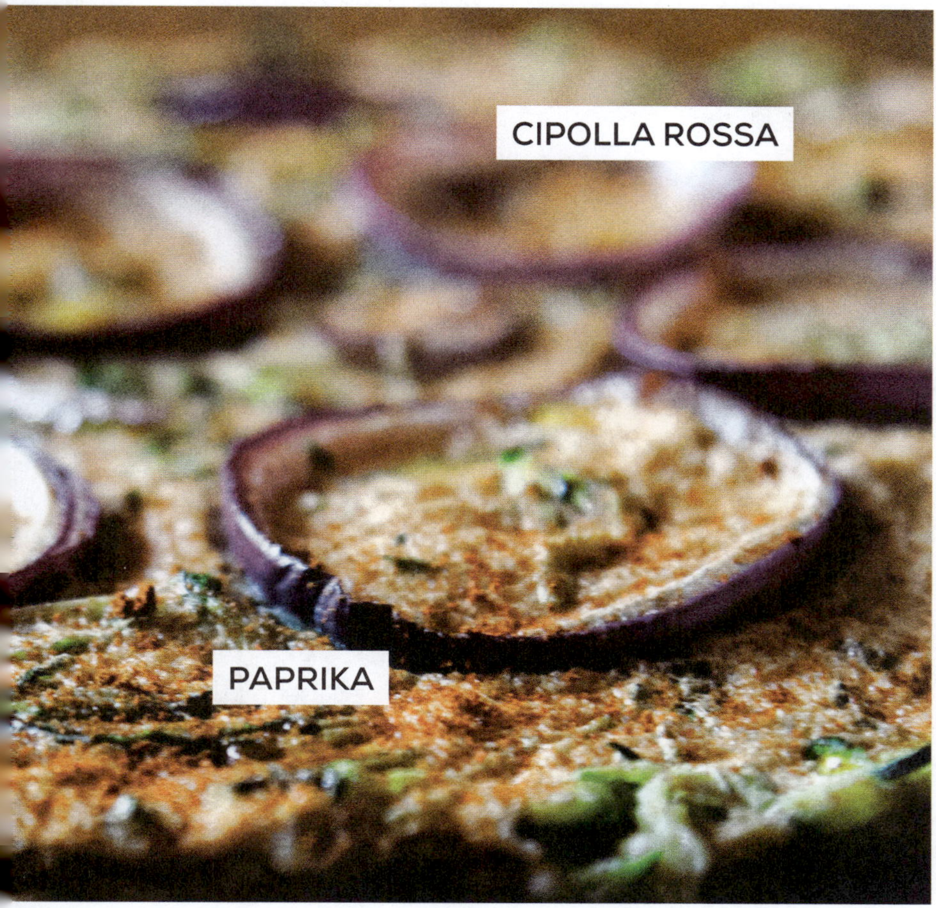

PER 2 PERSONE

Preparazione: 5 minuti
Cottura: 15-18 minuti
Difficoltà: 1

CONSIGLIATA PER:

SCONSIGLIATA PER:

INGREDIENTI

10 albumi
1 cipolla rossa
1 zucchina
paprika q.b.
olio extravergine d'oliva q.b.
sale rosa q.b.

POLPETTINE DI TACCHINO CON FEGATO, ARANCIA, PINOLI E UVA PASSA

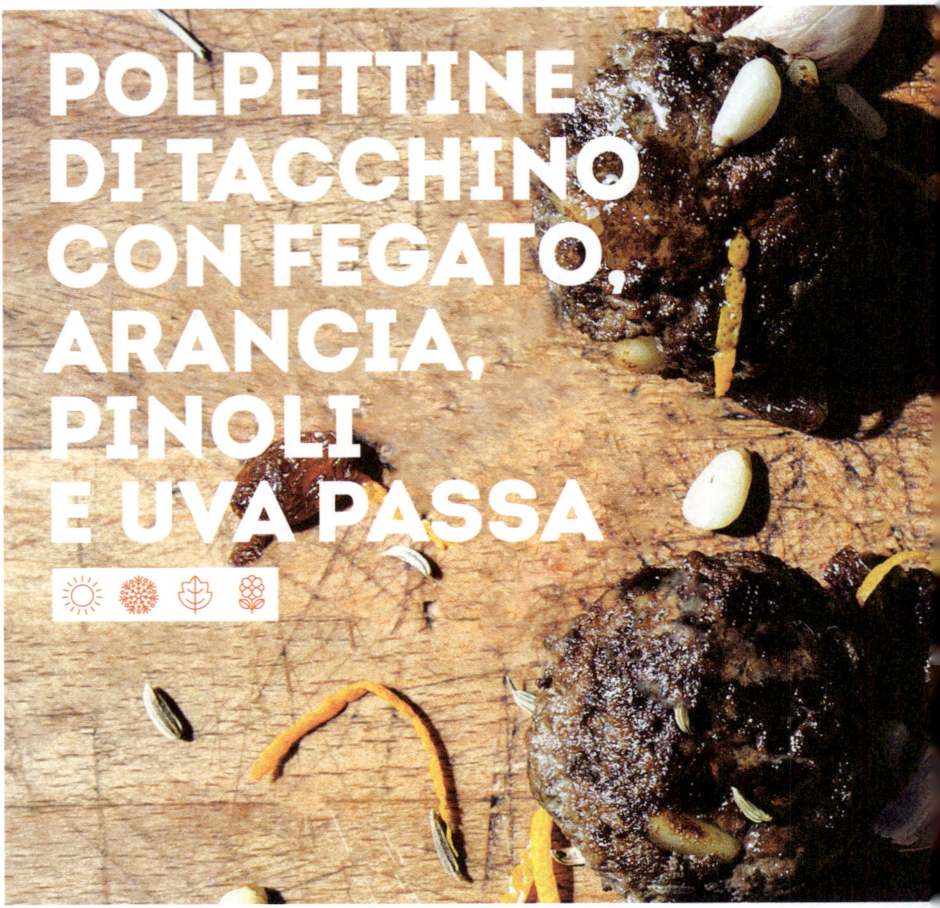

In una padella antiaderente tostare i pinoli e i semi di finocchio. Spremere l'arancia e ammollare nel succo parte dell'uva passa. Sbucciare l'aglio, privarlo dell'anima e schiacciarne metà con uno spremiaglio. Tritare le *zest* d'arancia e qualche acino di uva passa. In una terrina unire i macinati di tacchino e fegato, le *zest* d'arancia, l'aglio, il trito di uvetta, il pepe nero e il finocchietto selvatico. Salare e formare delle piccole polpettine schiacciate (si gonfieranno durante la cottura). Cuocere in padella antiaderente e a cottura quasi ultimata sfumare con il succo d'arancia e l'uvetta. A fuoco spento unire i pinoli e i semi di finocchio tostati. Aggiustare di sale e condire con l'olio.

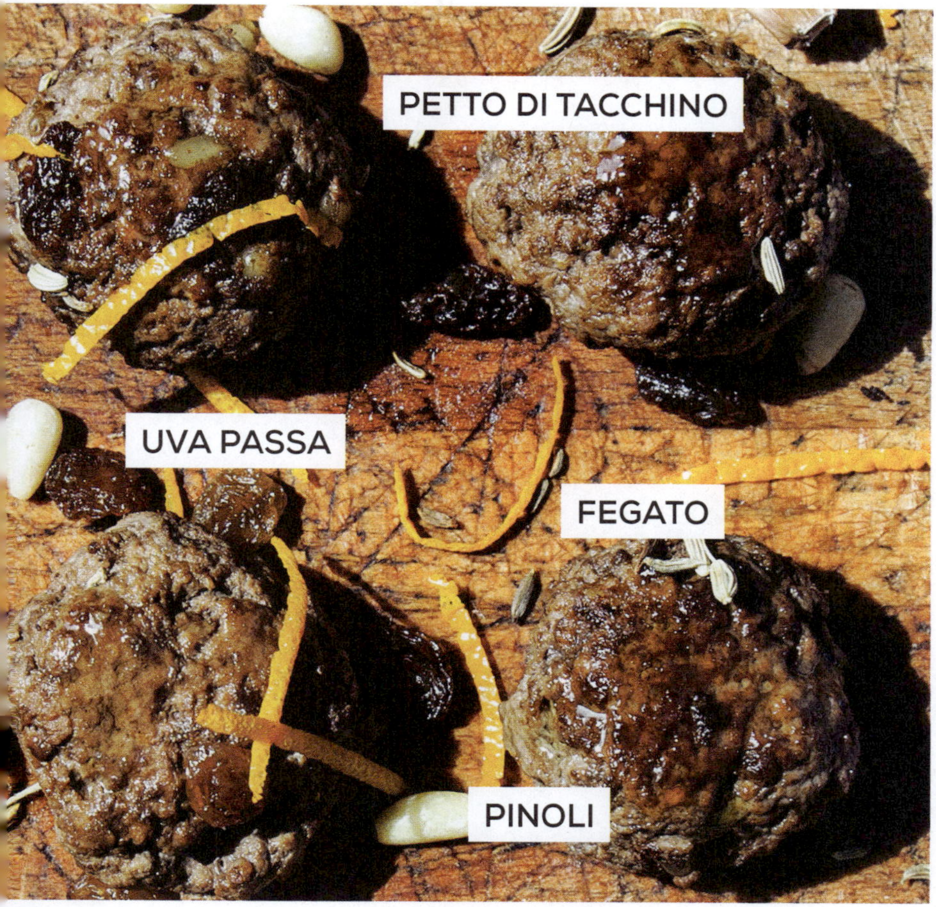

195

PER 2 PERSONE

Preparazione: 5 minuti
Cottura: 10 minuti
Difficoltà: 1

CONSIGLIATA PER:

SCONSIGLIATA PER:

INGREDIENTI

- 300 g di petto di tacchino macinato
- 50 g di fegato macinato
- 100 g di uva passa
- 1 arancia biologica
- 20 g di pinoli
- ½ spicchio d'aglio
- finocchietto selvatico in polvere q.b.
- semi di finocchio q.b.
- pepe nero q.b.
- olio extravergine d'oliva q.b.
- sale rosa q.b.

ZUCCHINE RIPIENE DI MANZO

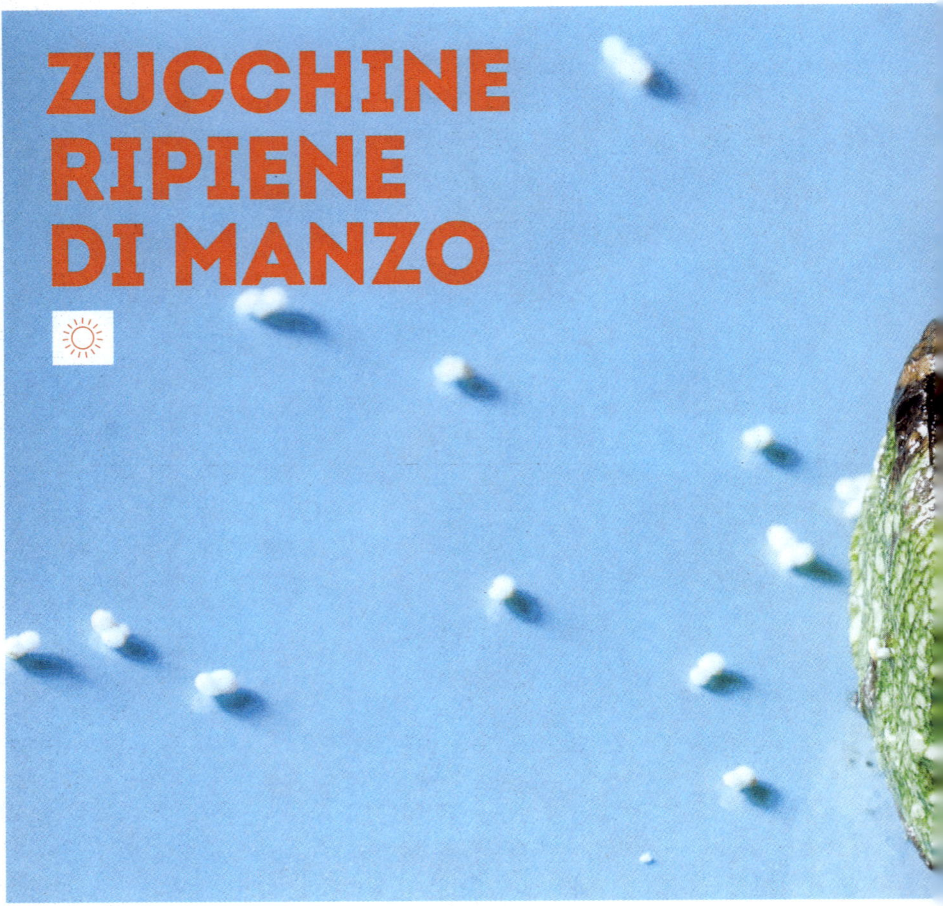

Preriscaldare il forno ventilato a 200 °C. Mondare le zucchine, tagliare un cappellino superiore e svuotarle delicatamente con uno scavino. Conservare la polpa e tritarla. Sbucciare l'aglio, privarlo dell'anima e schiacciarlo con uno spremiaglio. Lavorare il macinato di manzo con il sale, il pepe, l'amaranto soffiato, la polpa delle zucchine e il rosmarino sminuzzato.
Riempire le zucchine con il composto ottenuto e disporle su una teglia rivestita di carta da forno. Cuocere per 20-30 minuti.
Condire con un filo d'olio a crudo e guarnire con un ciuffettino di aghi di rosmarino e qualche granello di amaranto soffiato.

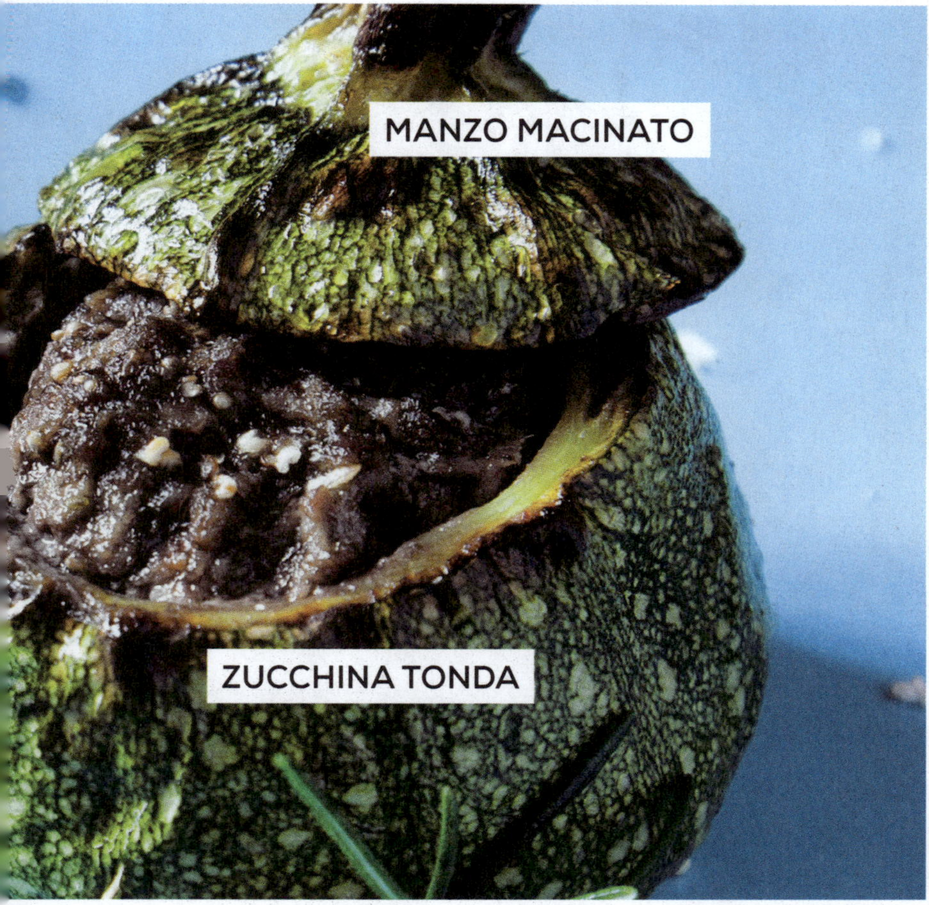

PER 2 PERSONE

Preparazione: 10 minuti
Cottura: 20-30 minuti
Difficoltà: 1

CONSIGLIATA PER:

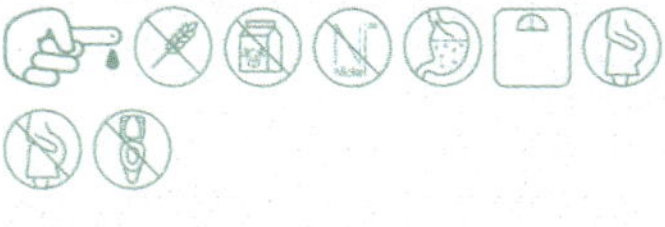

SCONSIGLIATA PER:

INGREDIENTI

250 g di carne magra di manzo macinata
4-6 zucchine tonde
3 cucchiai di amaranto soffiato
½ spicchio d'aglio
rosmarino q.b.
pepe nero q.b.
olio extravergine d'oliva q.b.
sale rosa q.b.

OCCHIO DI BUE AL TARTUFO

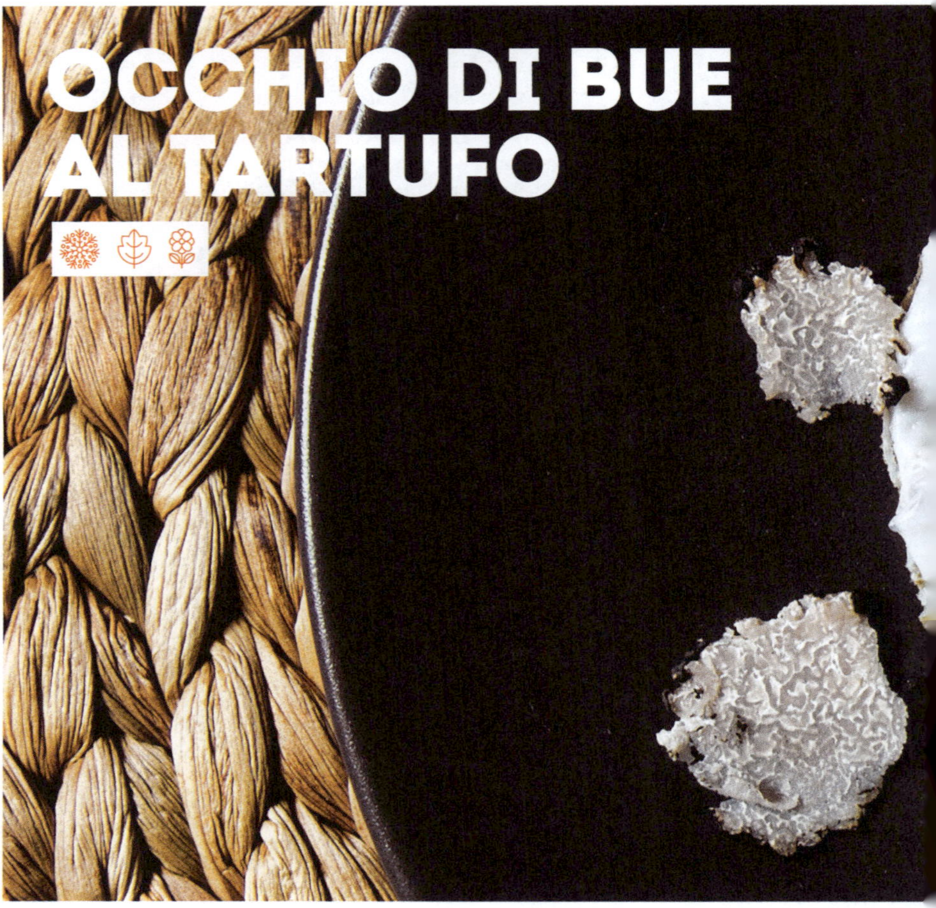

Preriscaldare una padella antiaderente a fuoco moderato. Rompervi dentro le uova, facendo molta attenzione a mantenere integro il tuorlo. Salare e pepare.
A cottura ultimata adagiare le uova su un tagliere e, con l'aiuto di un coppapasta, delineare gli albumi intorno al tuorlo. Impiattare grattugiandovi sopra il tartufo fresco. Non dimenticare un filo d'olio.

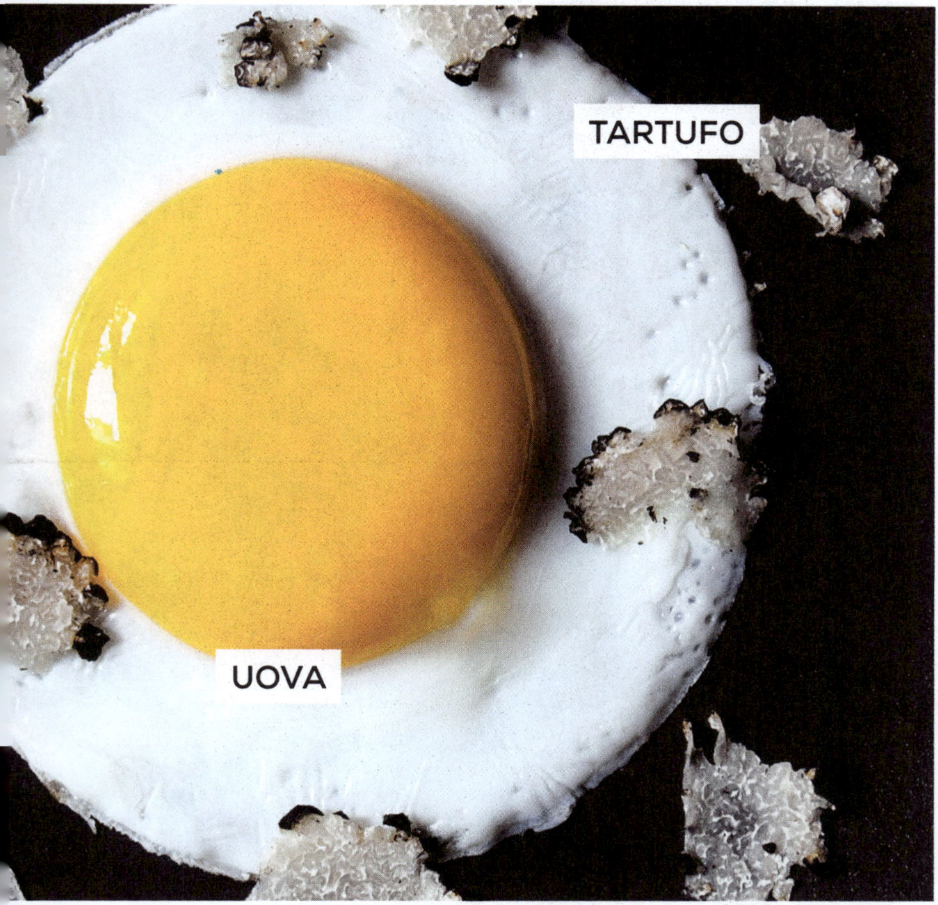

PER 2 PERSONE

Preparazione: 5 minuti
Cottura: 5 minuti
Difficoltà: 1

CONSIGLIATA PER:

SCONSIGLIATA PER:

INGREDIENTI

2 uova
tartufo nero q.b.
pepe nero q.b.
olio extravergine d'oliva q.b.
sale rosa q.b.

HAMBURGER DI MANZO CON TUORLO FONDENTE

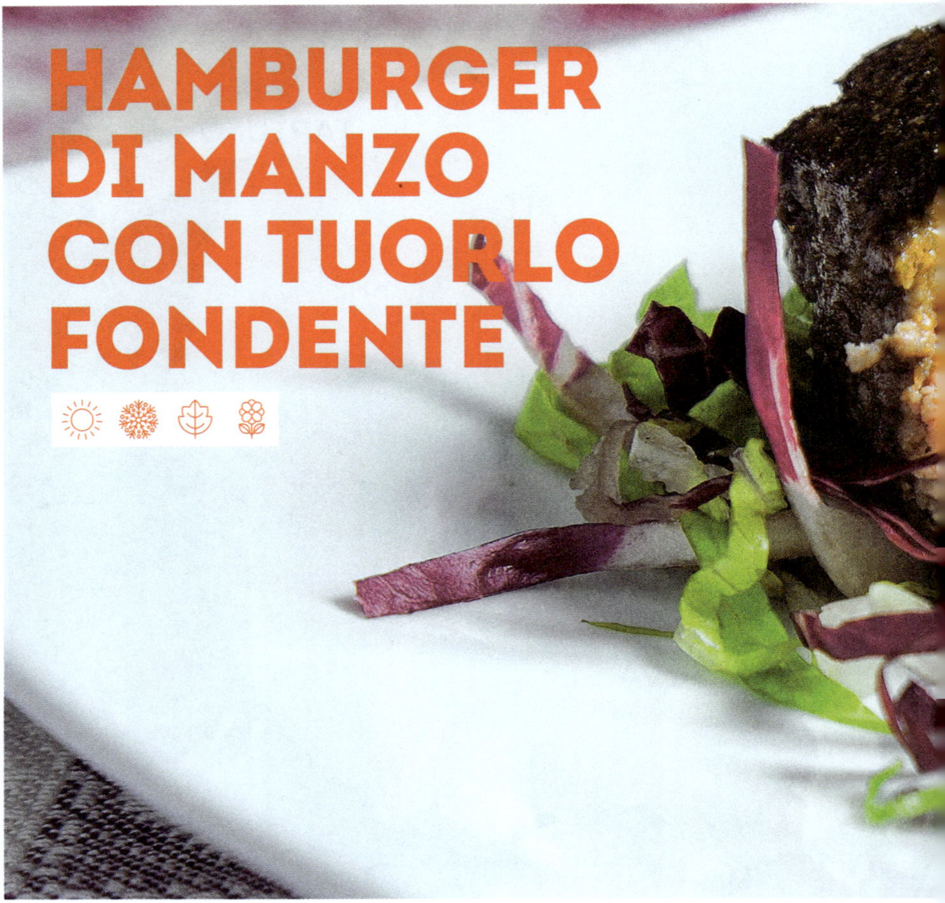

In una terrina amalgamare al macinato di manzo un uovo intero. Dividere il composto in 4 parti uguali e formare 4 dischi con un avvallamento al centro. Due serviranno come base e due per la chiusura. Separare i tuorli dagli albumi (conservando gli ultimi per altre preparazioni) e adagiarli al centro dei dischi di macinato. Ricoprire delicatamente con gli altri dischi, avendo cura di capovolgere l'avvallamento sul tuorlo e sigillare minuziosamente i lati dell'hamburger. Preriscaldare a fuoco basso una padella antiaderente e scottare l'hamburger 4-5 minuti per lato.
Servire immediatamente, aggiungendo sale e olio solo al momento del taglio.

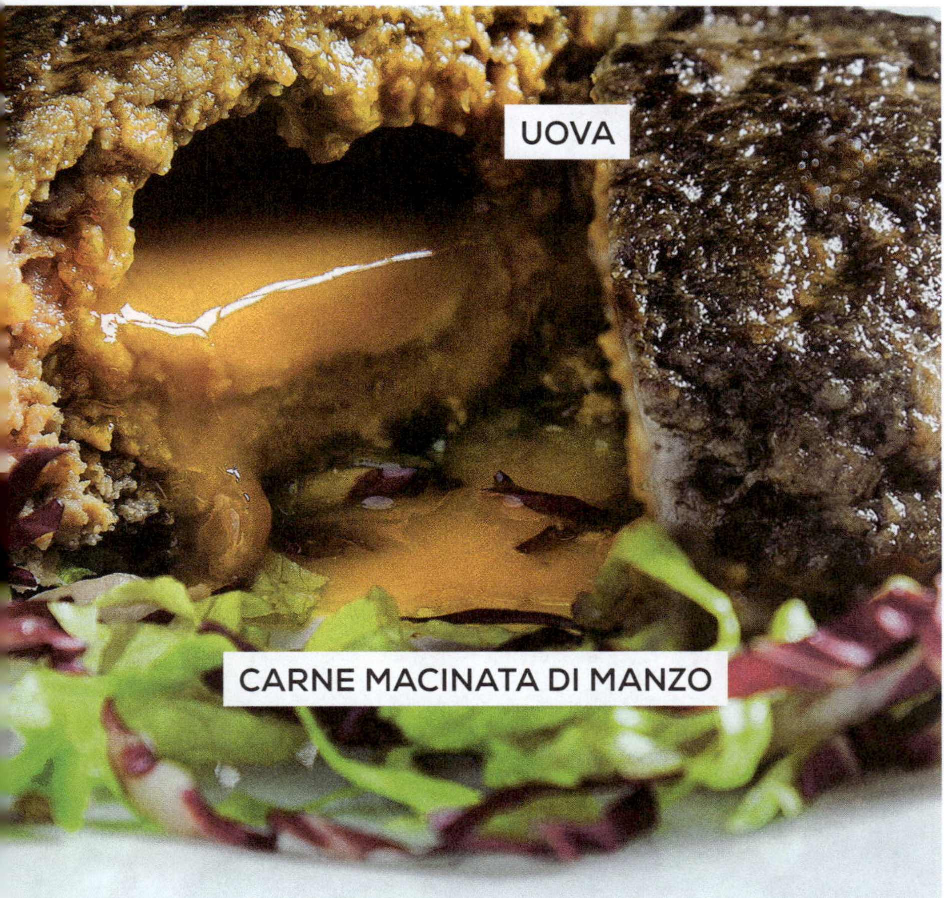

PER 2 PERSONE

Preparazione: 15-20 minuti
Cottura: 10 minuti
Difficoltà: 3

CONSIGLIATA PER:

INGREDIENTI

340 g di carne magra di manzo macinata
3 uova
olio extravergine d'oliva q.b.
sale rosa q.b.

SPIGOLA IN CROSTA D'ARANCIA E FINOCCHIETTO SELVATICO

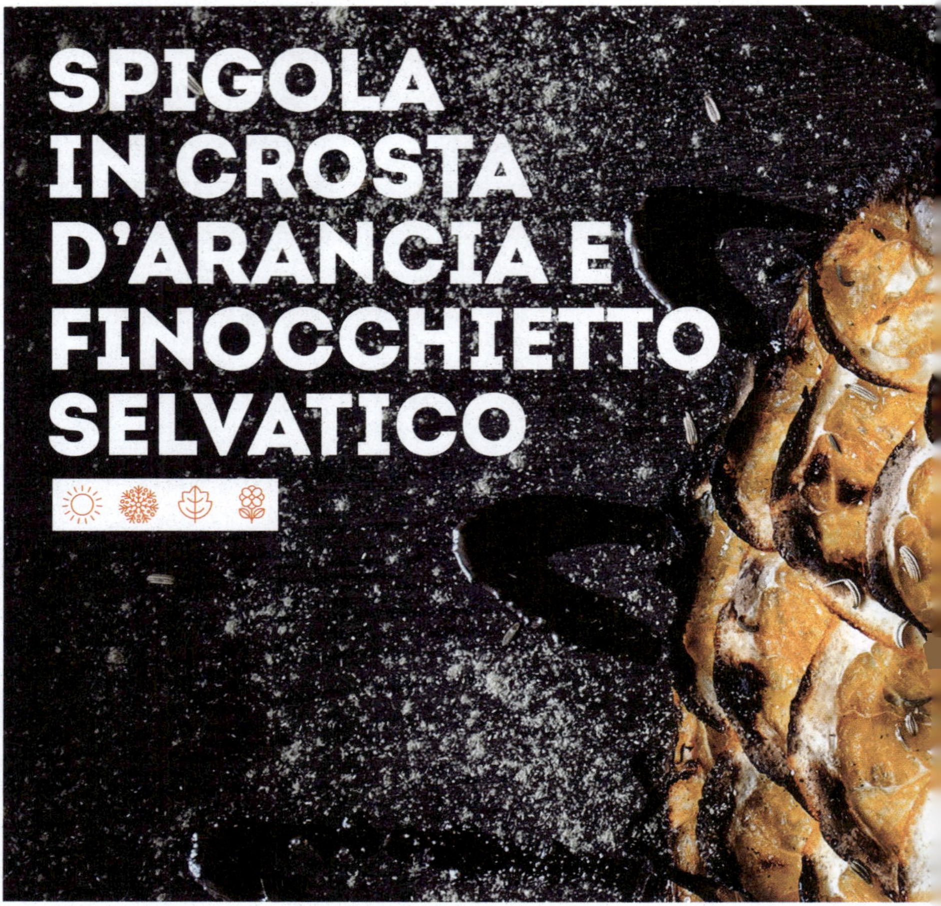

Preriscaldare il forno statico a 200 °C. Eviscerare il pesce e togliere la lisca centrale (si può chiedere al pescivendolo di fare questa operazione). Aprire la spigola a libro e spolverizzare con il finocchietto selvatico.
Mondare l'aglio e privarlo dell'anima, dividere ogni spicchio in 4 e distribuirlo sul pesce. Tagliare finemente a fette orizzontali le arance e ricoprire le spigole.
Cospargere con i semi di finocchio e il sale rosa.
Infornare per 30 minuti, poi servire con un filo d'olio.

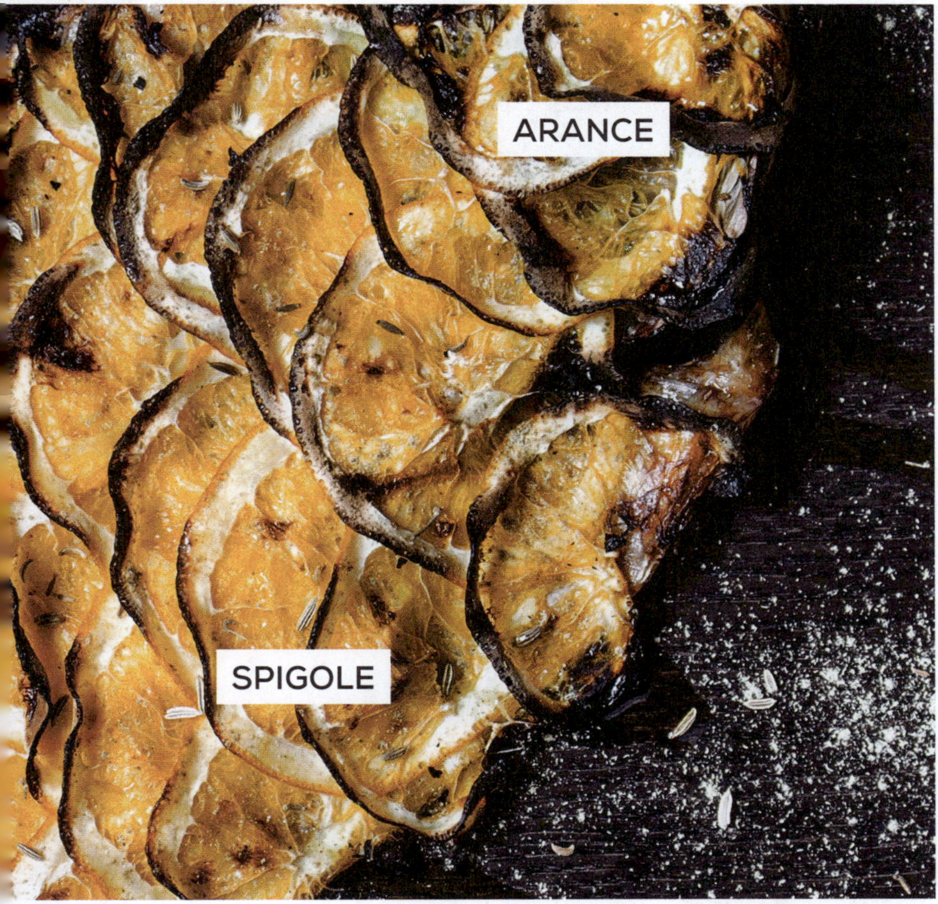

PER 2 PERSONE

Preparazione: 25-30 minuti
Cottura: 30 minuti
Difficoltà: 3

CONSIGLIATA PER:

SCONSIGLIATA PER:

INGREDIENTI

2 spigole
2 arance biologiche
2 spicchi d'aglio
finocchietto selvatico q.b.
semi di finocchio q.b.
olio extravergine d'oliva q.b.
sale rosa q.b.

CONTORNI

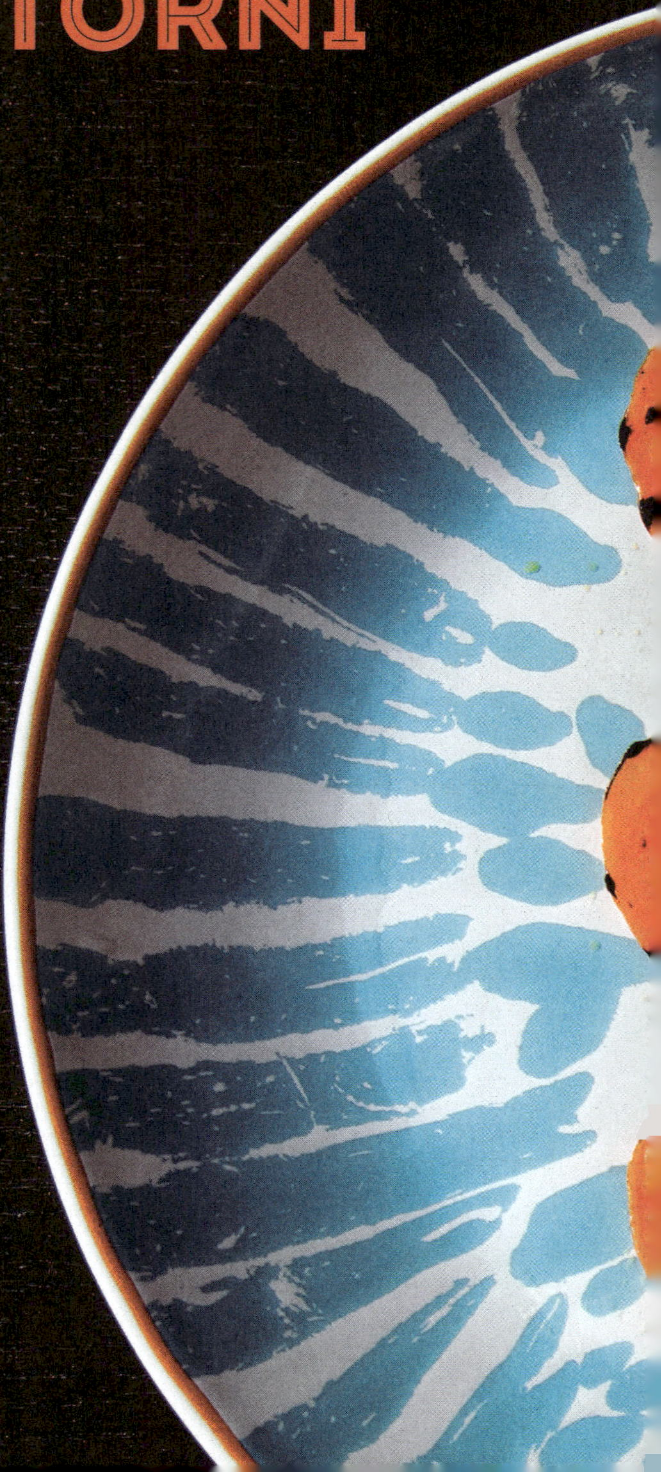

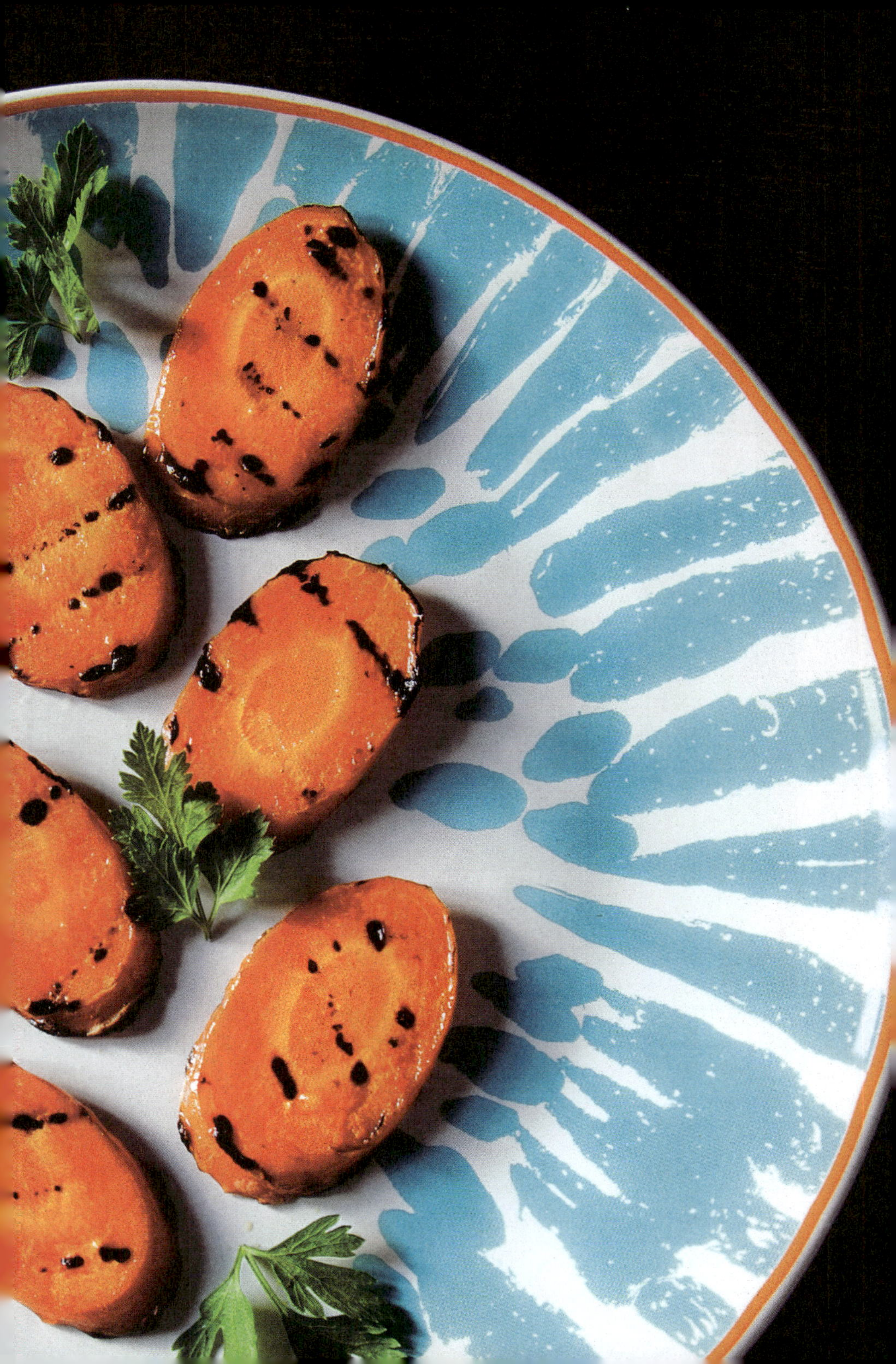

CAVOLO CAPPUCCIO ALLE OLIVE NERE

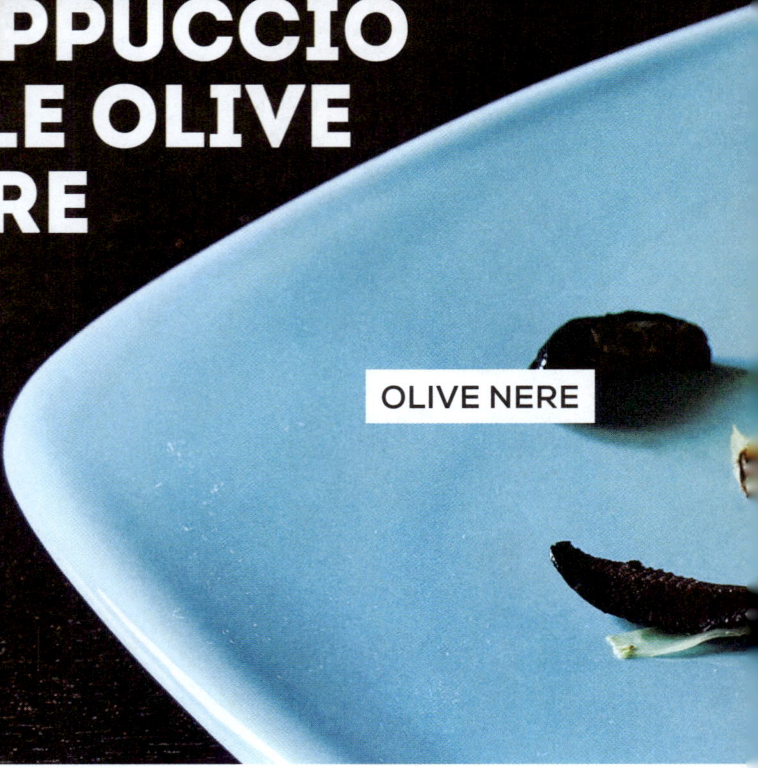

Mondare il cavolo cappuccio e tagliarlo finemente. Cuocerlo al vapore nel microonde a 900W per 10 minuti. Preriscaldare una padella antiaderente e saltare il cavolo ormai cotto con gli spicchi d'aglio privati dell'anima e le olive nere. Quando il cavolo sarà leggermente annerito, spegnere il fuoco, togliere l'aglio e salare.
Condire con l'olio extravergine d'oliva.

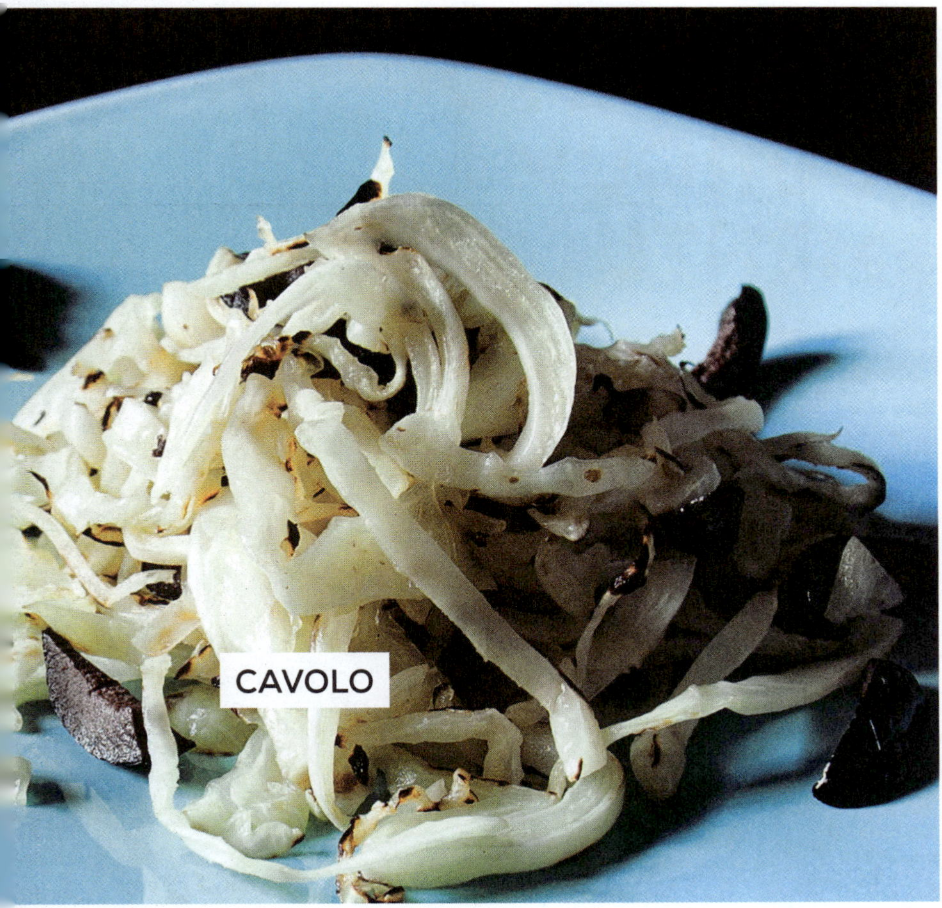

CAVOLO

PER 2 PERSONE

Preparazione: 5 minuti
Cottura: 10 + 5 minuti
Difficoltà: 1

CONSIGLIATA PER:

SCONSIGLIATA PER:

INGREDIENTI

400 g di cavolo cappuccio
olive nere q.b.
2 spicchi d'aglio
olio extravergine d'oliva q.b.
sale rosa q.b.

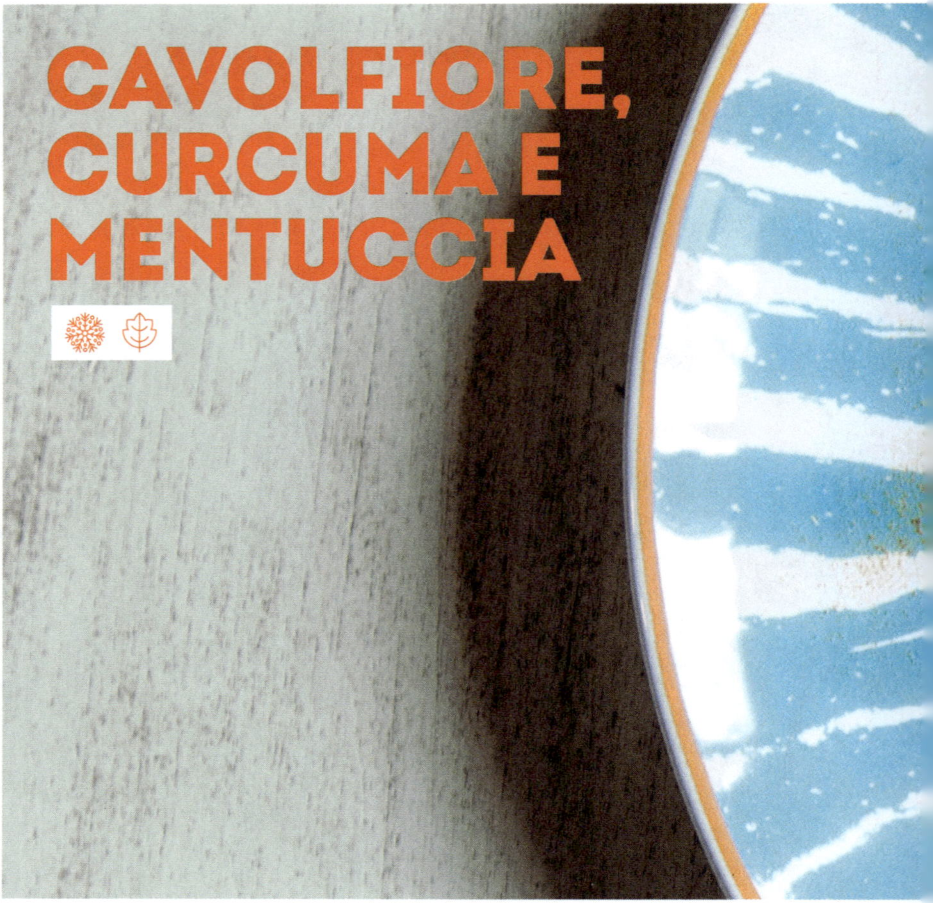

CAVOLFIORE, CURCUMA E MENTUCCIA

208

Mondare il cavolfiore e separarlo in cimette. Cuocerlo al vapore per 10 minuti nel microonde a 900W. Preriscaldare una padella antiaderente e saltare il cavolfiore con gli spicchi d'aglio privati dell'anima.
Quando il cavolfiore sarà leggermente abbrustolito, sfumare con un po' di acqua di cottura della vaporiera e aggiungere un cucchiaino di curcuma in polvere, che colorerà tutto di un giallo vivo. Spegnere il fuoco, salare e condire con la mentuccia e l'olio.
Impiattare con una spolverizzata di curcuma.

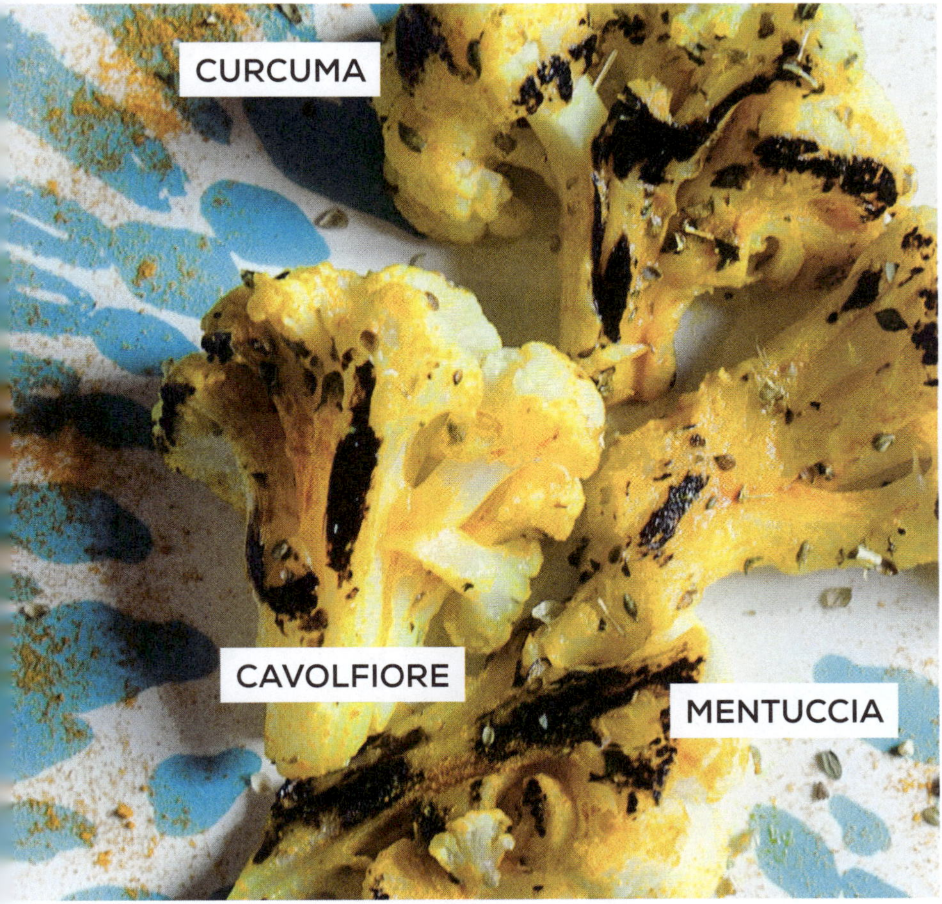

PER 2 PERSONE

Preparazione: 5 minuti
Cottura: 10 + 5 minuti
Difficoltà: 1

CONSIGLIATA PER:

SCONSIGLIATA PER:

INGREDIENTI

400 g di cavolfiore
2 spicchi d'aglio
curcuma in polvere q.b.
mentuccia q.b.
olio extravergine d'oliva q.b.
sale rosa q.b.

SCAROLA RICCIA CON PINOLI E UVA PASSA

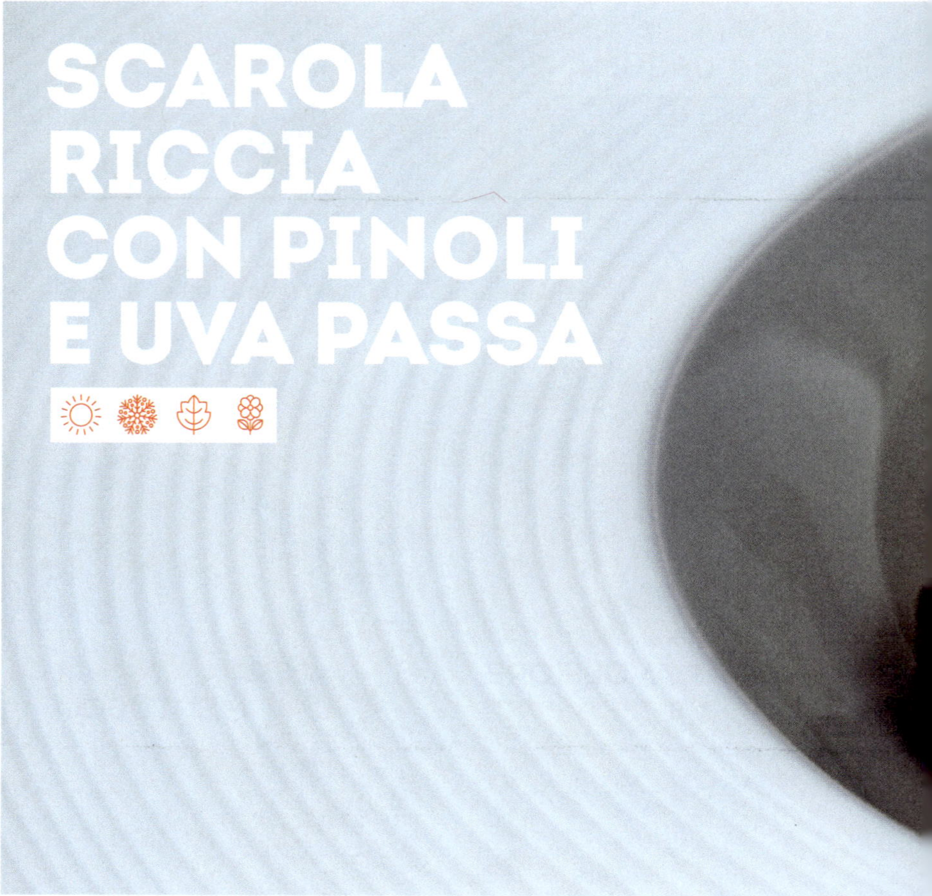

Mondare la scarola e separare ogni foglia dal ceppo. Cuocere le foglie al vapore nel microonde a 900W per 7 minuti, avendo l'accortezza di mettere l'uva passa nell'acqua della vaporiera (cosi cuocerà insieme alla scarola). In una padella antiaderente tostare i pinoli e tenerli da parte. Saltare la scarola con l'aglio privato dell'anima e a cottura quasi ultimata sfumare con l'aceto di mele. Condire con l'olio, il sale, il pepe, i pinoli tostati e l'uva passa strizzata.

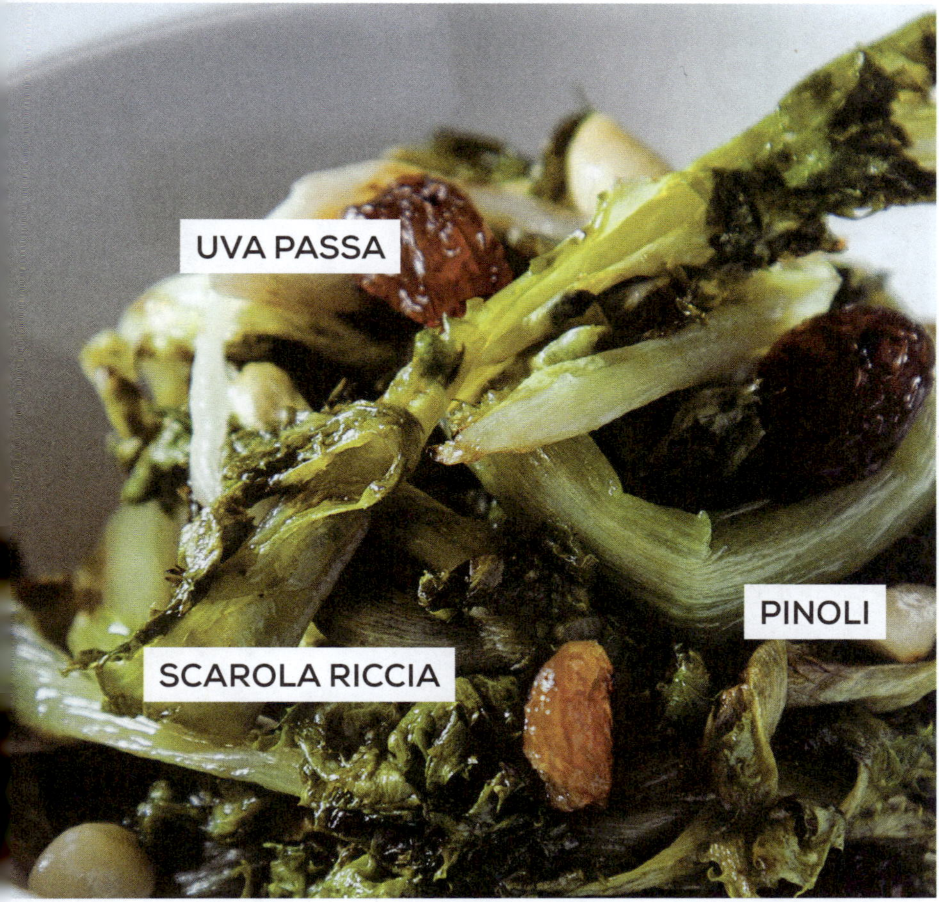

PER 2 PERSONE

Preparazione: 5 minuti
Cottura: 7 + 5 minuti
Difficoltà: 1

CONSIGLIATA PER:

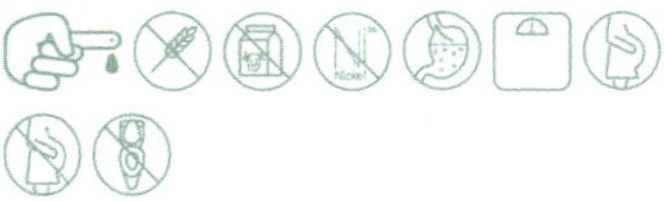

SCONSIGLIATA PER:

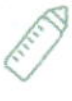

INGREDIENTI

450 g di scarola riccia
40 g di pinoli
20 g di uva passa
½ spicchio d'aglio
aceto di mele q.b.
pepe nero q.b.
olio extravergine d'oliva q.b.
sale rosa q.b.

ASPARAGI E CAROTE, AGLIO E ROSMARINO

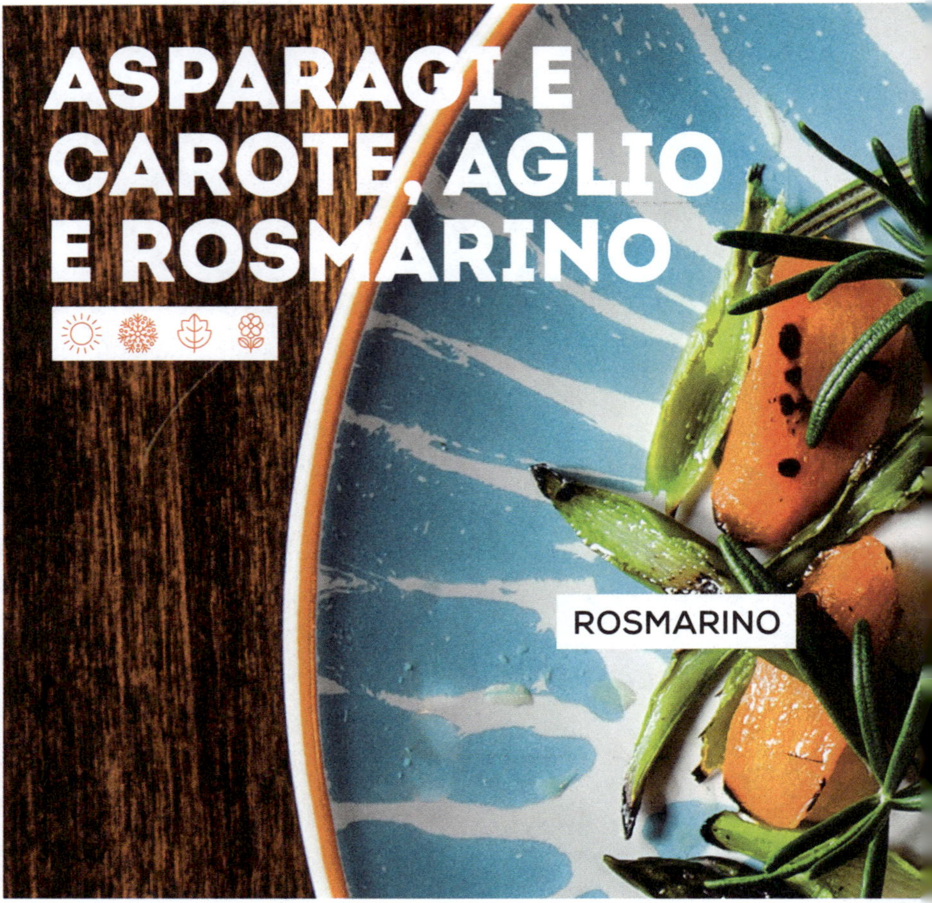

Sbucciare l'aglio, privarlo dell'anima e schiacciarlo in un mortaio o con uno spremiaglio. Sminuzzare gli aghi di rosmarino. Aggiungere il sale e qualche cucchiaio di olio e pestare per ottenere un olio aromatizzato.
Mondare le carote e gli asparagi, tagliarli poi a rondelle trasversali (se si utilizzano gli asparagi surgelati, lasciarli interi e cuocerli al microonde senza prima scongelarli). Cuocere al vapore nel microonde a 900W per 10 minuti. Preriscaldare a fuoco alto una piastra antiaderente e grigliare le rondelle di carote e asparagi fino a ottenere le classiche righette nere.
Salare e condire con l'olio extravergine d'oliva aromatizzo e qualche ago di rosmarino.

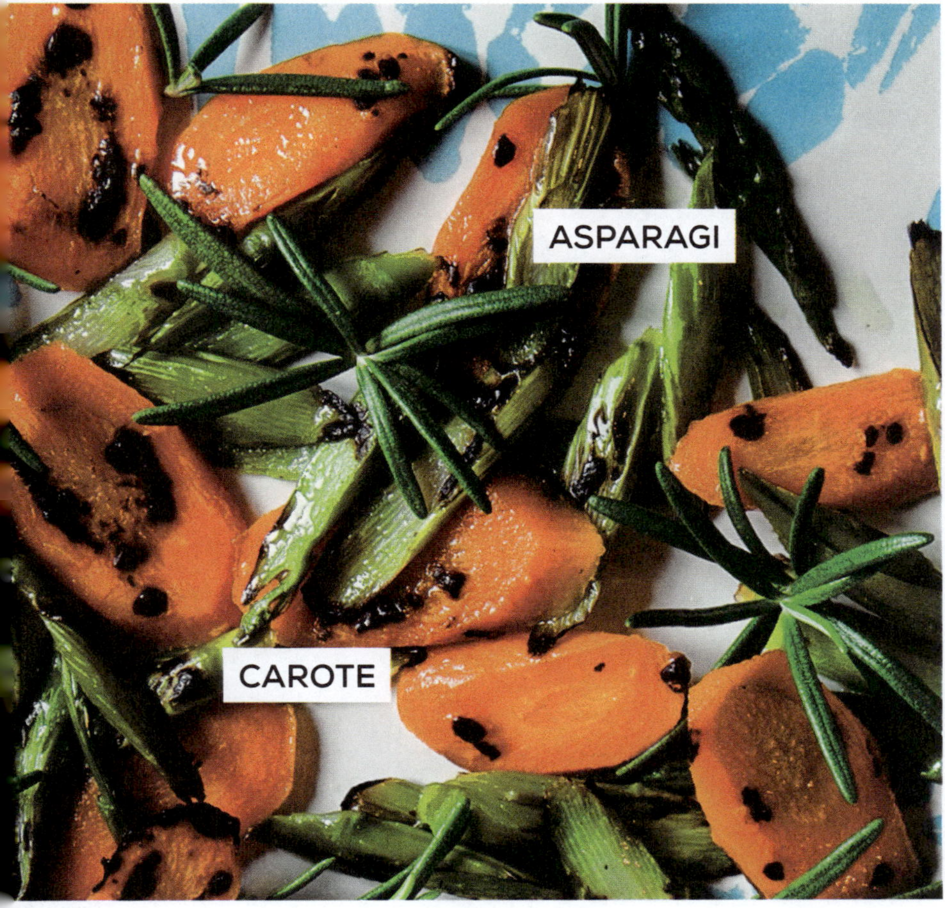

PER 2 PERSONE

Preparazione: 15 minuti
Cottura: 10 + 10 minuti
Difficoltà: 1

CONSIGLIATA PER:

SCONSIGLIATA PER:

INGREDIENTI

300 g di asparagi freschi o surgelati
3 carote
1 spicchio d'aglio
rosmarino q.b.
olio extravergine d'oliva q.b.
sale rosa q.b.

CAVOLO ROSSO E CAROTE, CON YOGURT GRECO ALLA CURCUMA

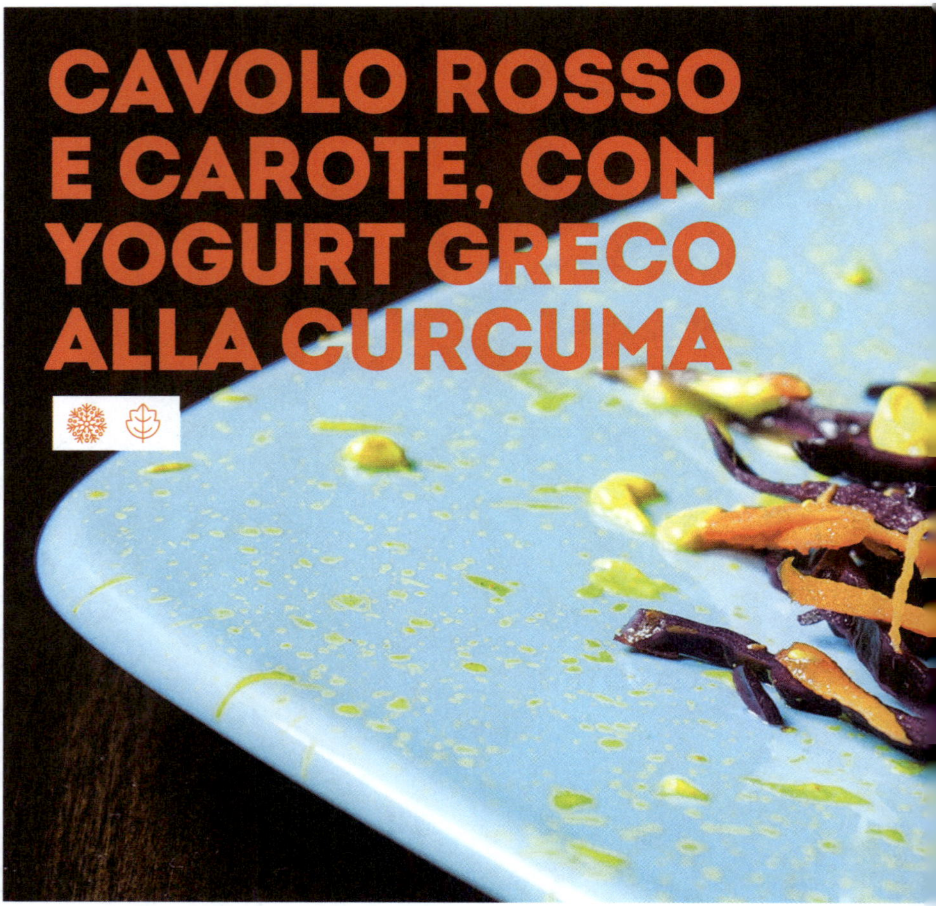

Mondare il cavolo rosso e affettarlo finemente. Pelare le carote e grattugiarle a julienne. Unire le verdure crude in una terrina, salarle e condirle con un cucchiaio di olio e un cucchiaio di aceto di mele.

Condire lo yogurt con lo zucchero di cocco, mezzo cucchiaino di sale rosa, un cucchiaio di olio, un cucchiaio di aceto di mele e un po' di radice di curcuma fresca grattugiata. Frullare con un mixer a immersione, così da rendere più liquido il composto.

Impiattare l'insalata con qualche cucchiaio della profumatissima salsa gialla ottenuta.

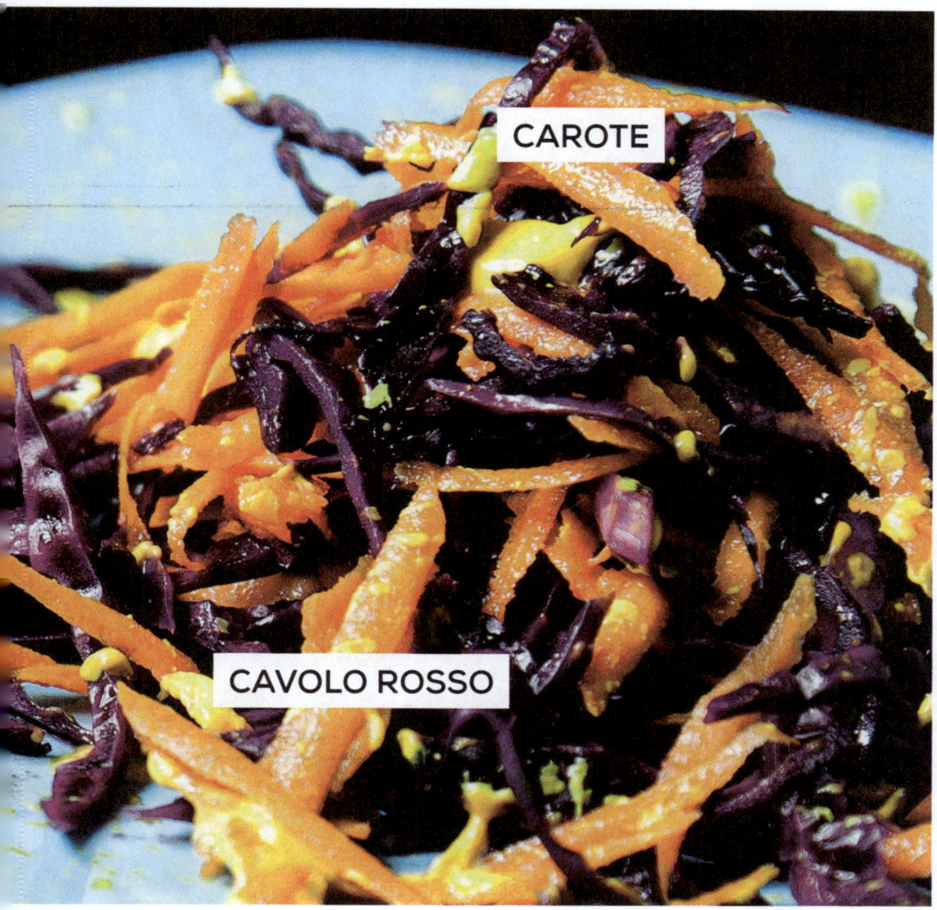

PER 2 PERSONE

Preparazione: 15 minuti
Difficoltà: 1

CONSIGLIATA PER:

SCONSIGLIATA PER:

INGREDIENTI

300 g di cavolo rosso
150 g di yogurt greco magro
100 g di carote
curcuma fresca q.b.
2 cucchiaini di zucchero di cocco
2 cucchiai di aceto di mele
olio extravergine d'oliva q.b.
sale rosa q.b.

PEPERONI VERDI E CIPOLLA ROSSA IN AGRODOLCE

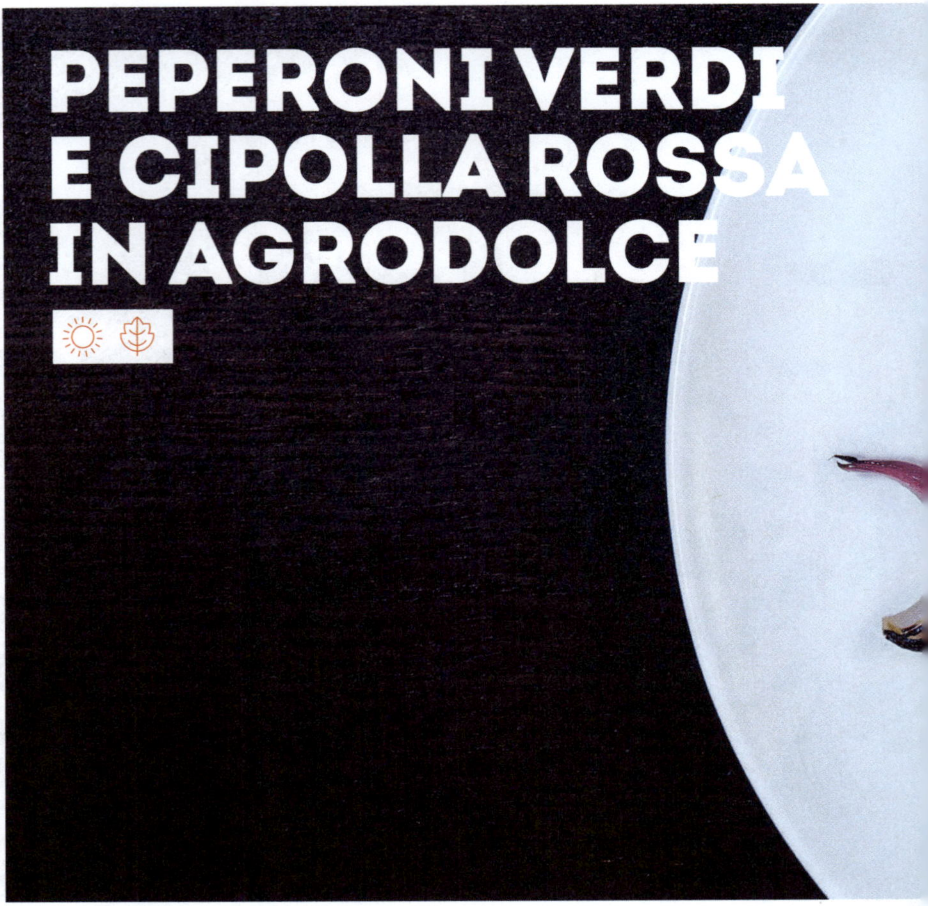

Mondare i peperoni e tagliarli a pezzettoni. Affettare grossolanamente la cipolla. Cuocere entrambe le verdure al vapore nel microonde a 750W per 15 minuti. Preriscaldare una padella antiaderente a fuoco alto e saltare le verdure ormai cotte, fino ad abbrustolirle. Quando si saranno un po' annerite sfumare con l'aceto di mele.
Appena questo sarà evaporato, condire a fuoco spento con l'olio e il sale.

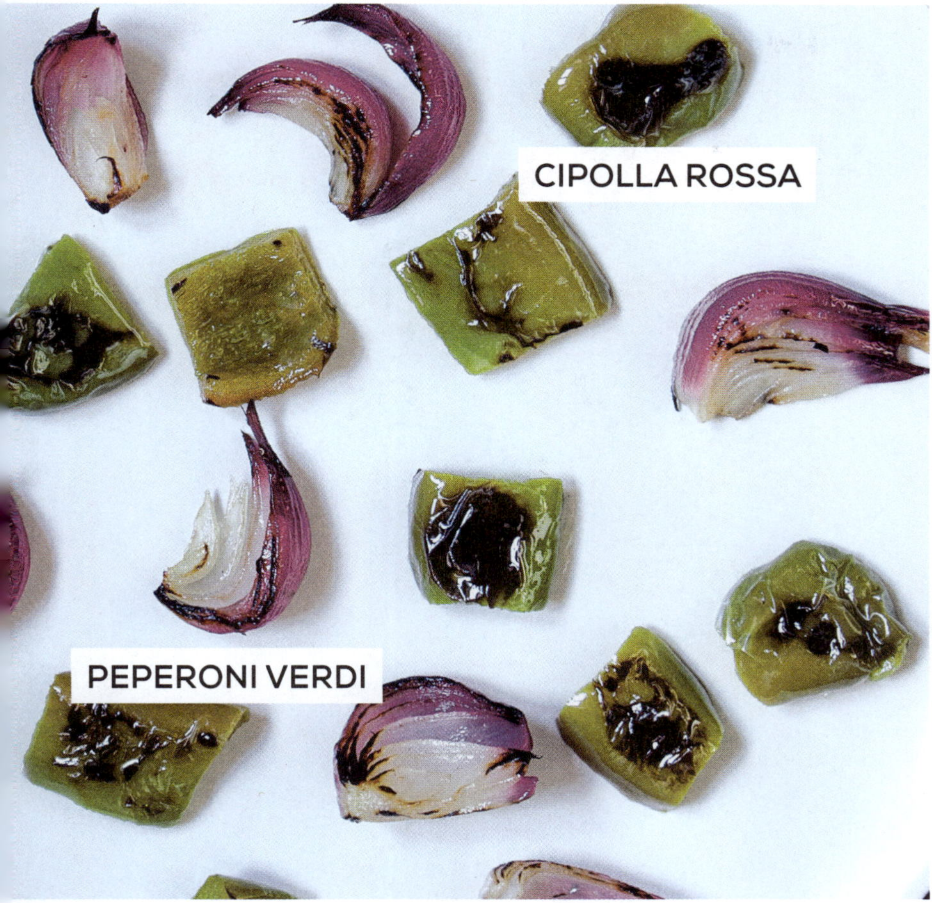

PER 2 PERSONE

Preparazione: 5 minuti
Cottura: 15 + 5 minuti
Difficoltà: 1

CONSIGLIATA PER:

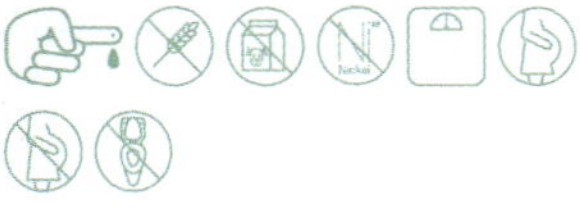

SCONSIGLIATA PER:

INGREDIENTI

350 g di peperoni verdi
1 cipolla rossa
aceto di mele q.b.
olio extravergine d'oliva q.b.
sale rosa q.b.

CIPOLLE ROSSE AL CACAO AMARO

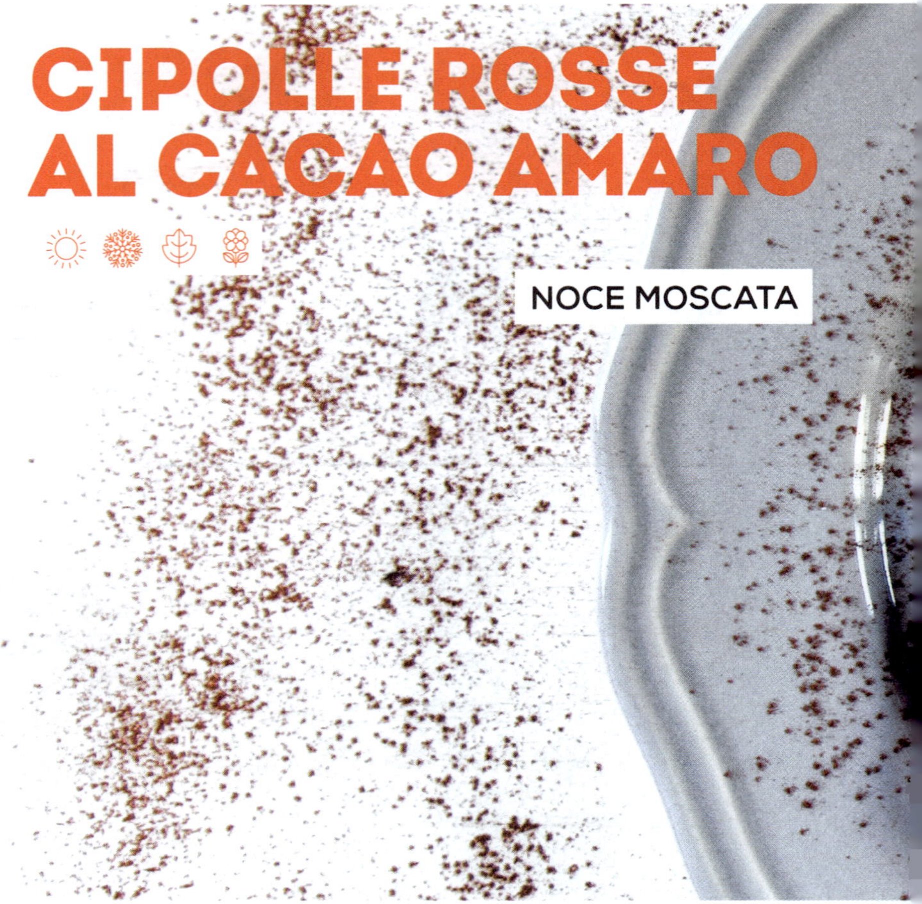

NOCE MOSCATA

Pulire le cipolle e tagliarle a metà in verticale. Adagiarle su una teglia rivestita di carta da forno. Salare e condire con la noce moscata e il cocco rapè. Spolverizzare con il cacao amaro e poi di nuovo con un po' di cocco rapè. Cuocere per 15-20 minuti in forno ventilato preriscaldato a 200 °C. Se necessario, terminare con 2 minuti di grill.
Impiattare e condire con l'olio di cocco e una grattugiata di pepe bianco.

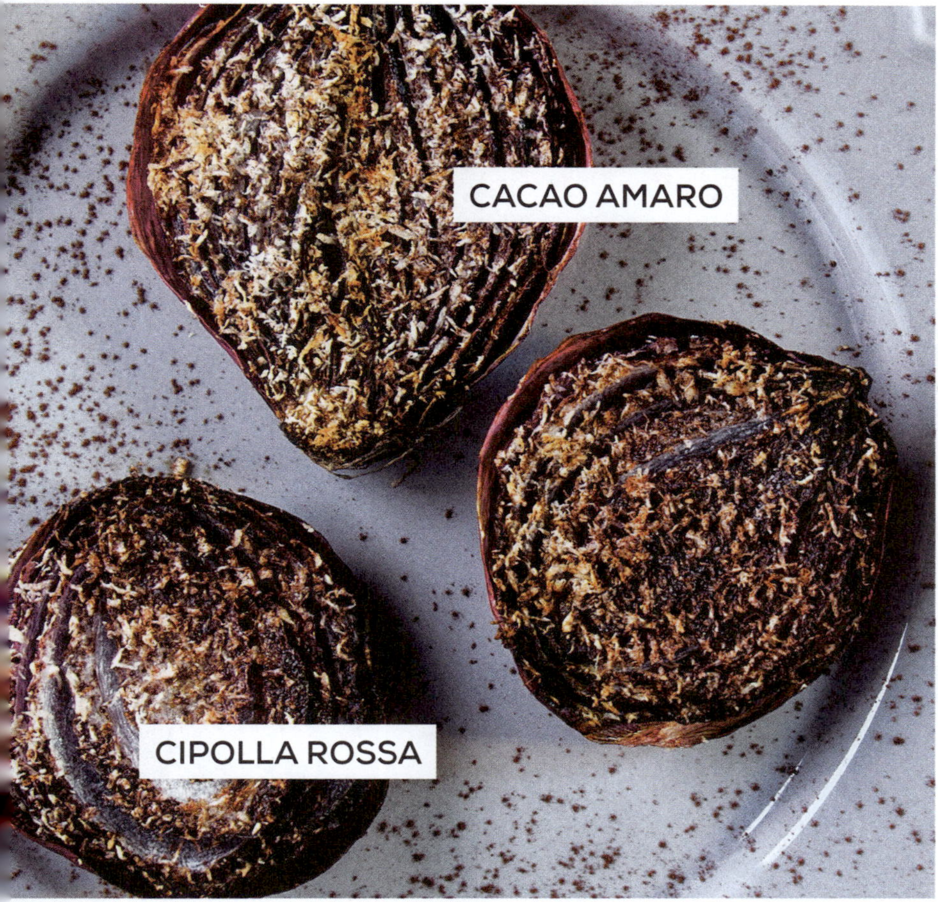

PER 2 PERSONE

Preparazione: 10 minuti
Cottura: 15-20 minuti
Difficoltà: 1

CONSIGLIATA PER:

SCONSIGLIATA PER:

INGREDIENTI

400 g di cipolle rosse di Tropea
2 cucchiai di cacao amaro
1 cucchiaio di cocco rapè
noce moscata q.b.
pepe bianco q.b.
olio di cocco q.b.
sale rosa q.b.

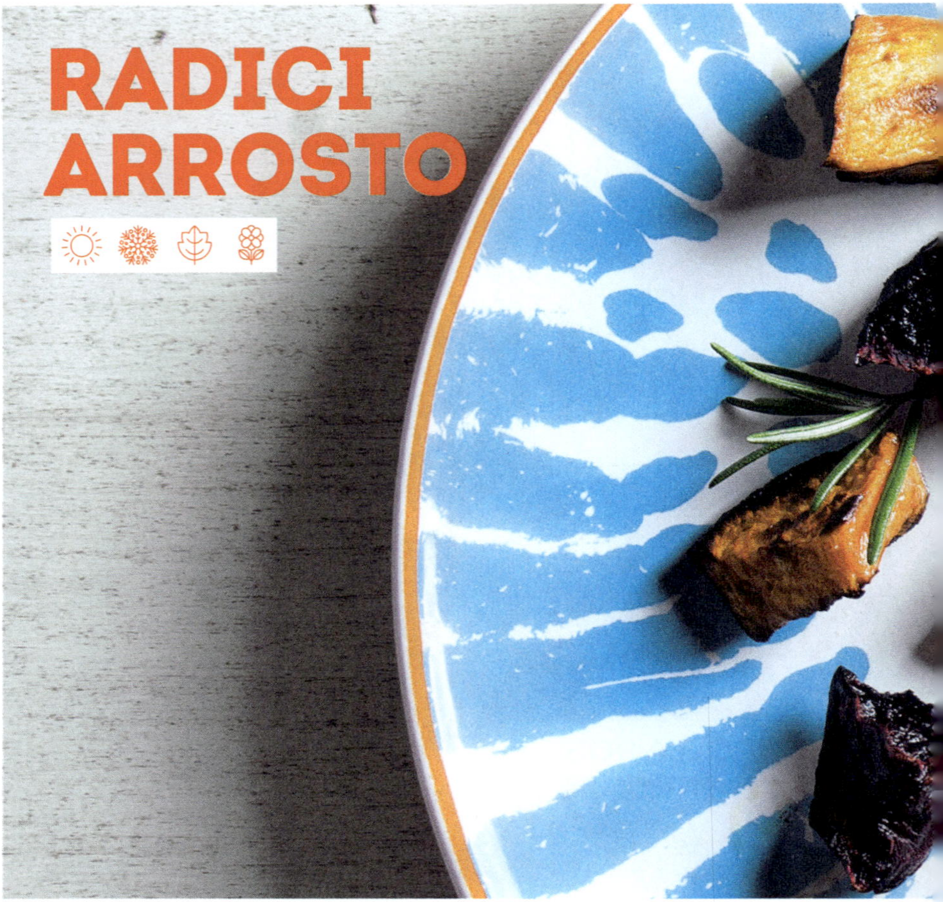

RADICI ARROSTO

Preriscaldare il forno ventilato a 250 °C. Sbucciare e tagliare a cubettoni le rape rosse e le patate dolci. In una terrina condirle con il sale, il pepe, l'aglio, gli aghi di rosmarino, le bacche di ginepro sminuzzate, il finocchietto in polvere e la noce moscata. Adagiarle su una teglia ricoperta di carta da forno e cuocere per 25-30 minuti. Aggiustare di sale e condire con l'olio.
Guarnire con qualche ciuffettino di rosmarino fresco per esaltare il contrasto di colori.

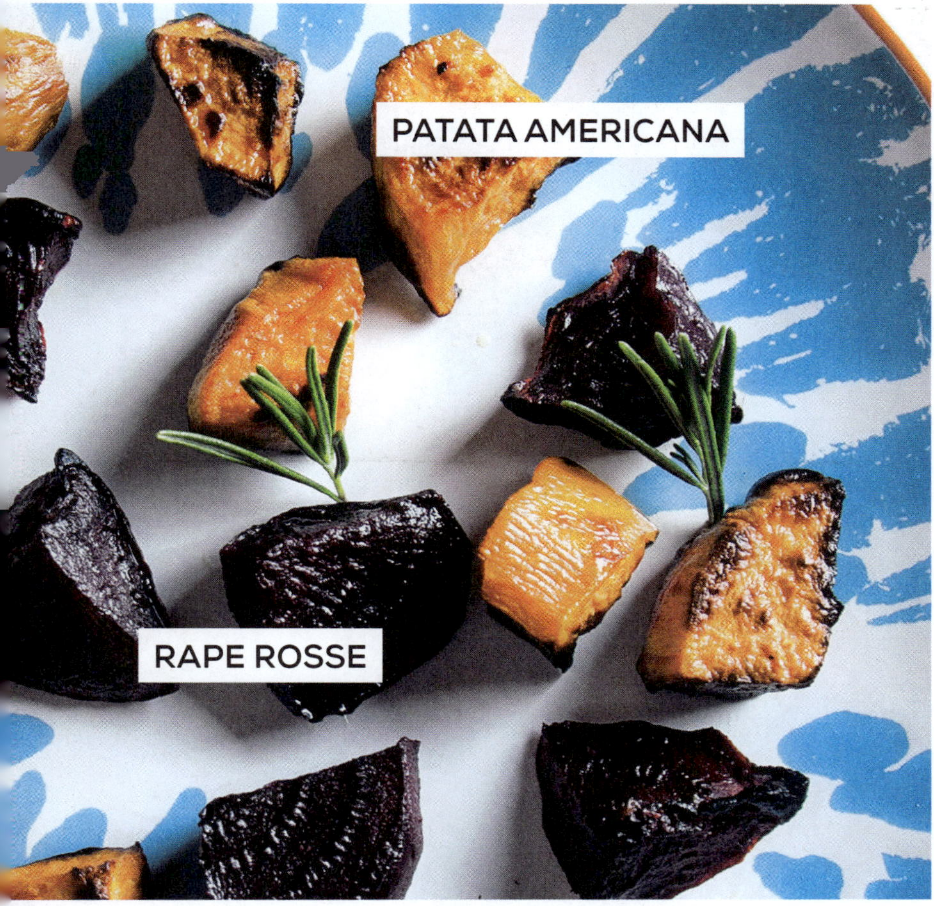

PER 2 PERSONE

Preparazione: 10 minuti
Cottura: 25-30 minuti
Difficoltà: 1

CONSIGLIATA PER:

SCONSIGLIATA PER:

INGREDIENTI

- 150 g di rape rosse o barbabietole fresche
- 250 g di patate dolci o patate americane arancioni
- ½ spicchio d'aglio
- rosmarino q.b.
- bacche di ginepro q.b.
- finocchietto selvatico in polvere
- noce moscata q.b.
- pepe nero q.b.
- olio extravergine d'oliva q.b.
- sale rosa q.b.

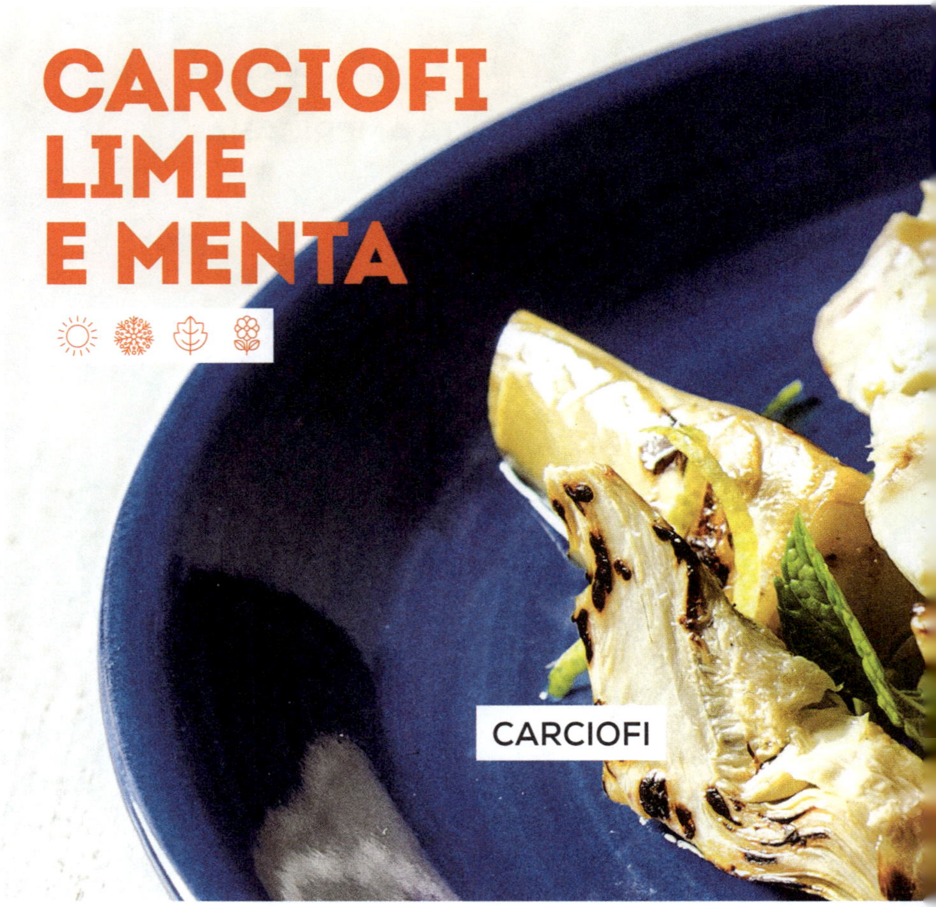

CARCIOFI LIME E MENTA

Cuocere i carciofi ancora surgelati al vapore nel microonde a 750W per 15-18 minuti. In un mortaio pestare la menta, il prezzemolo, il pepe nero, le *zest* e il succo di lime, l'aglio privato dell'anima e 3 cucchiai di olio. Condire i carciofi con il sale e la salsina alla menta e lime.
Impiattare decorando con qualche fogliolina di menta fresca e le *zest* di lime.

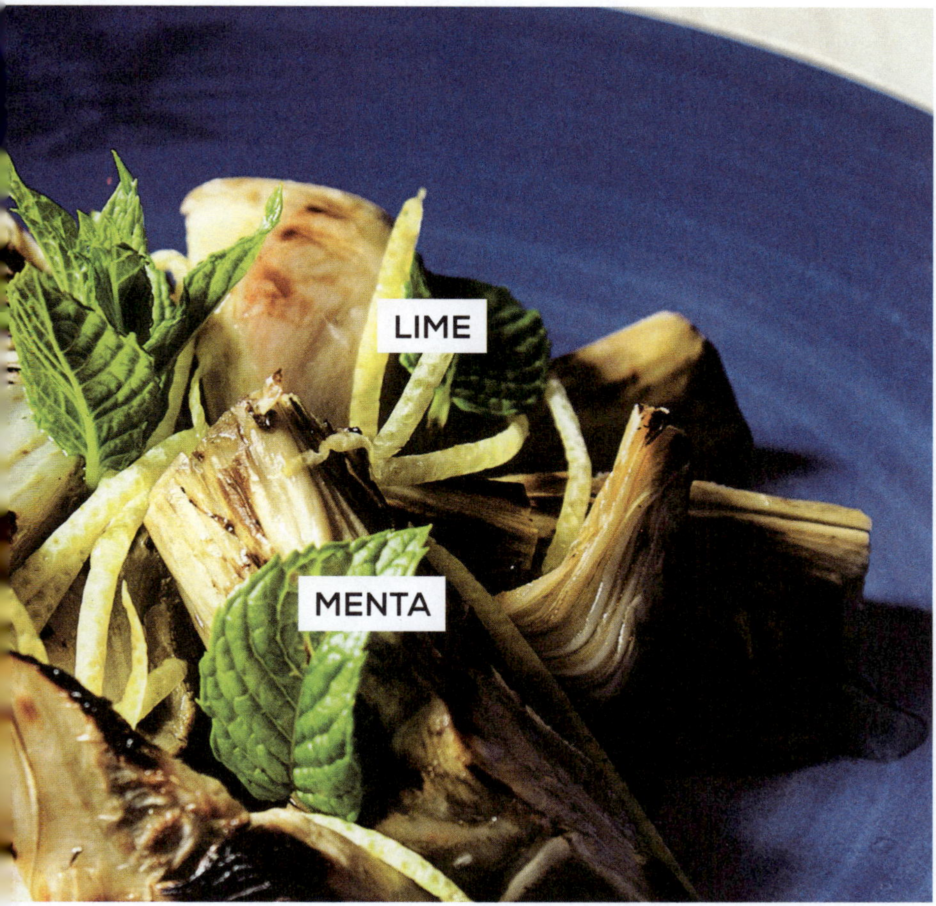

PER 2 PERSONE

Preparazione: 2 minuti
Cottura: 15-18 minuti
Difficoltà: 1

CONSIGLIATA PER:

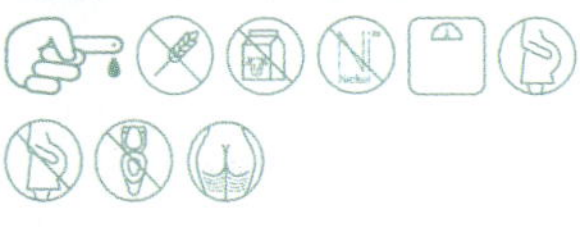

SCONSIGLIATA PER:

INGREDIENTI

450 g di carciofi surgelati
½ spicchio d'aglio
menta q.b.
prezzemolo q.b.
1 lime biologico
pepe nero q.b.
olio extravergine di oliva q.b.
sale rosa q.b.

FEZZUCCHINE AL PESTO DI AVOCADO E SESAMO

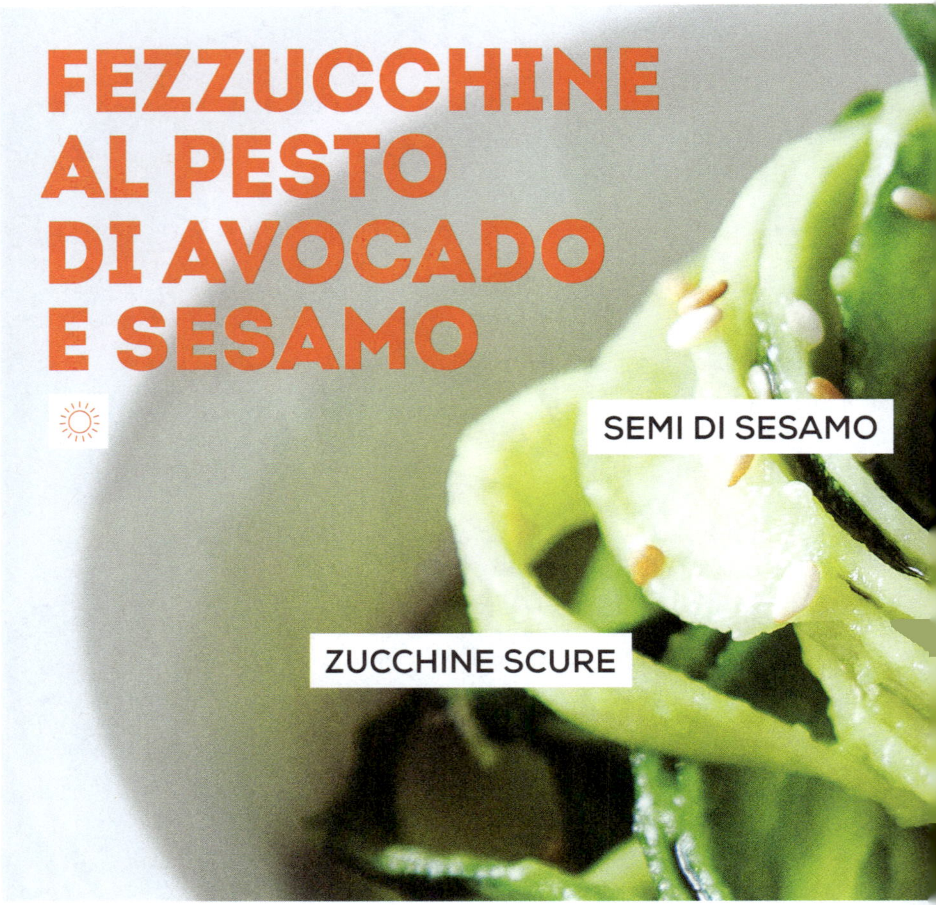

Mondare le zucchine e tagliarle in fettuccine con un temperino per verdure. Cuocerle al vapore nel microonde a 650W per 5 minuti. Frullare la polpa dell'avocado con qualche foglia di basilico, il succo del limone, un pizzico di sale e una grattugiata di pepe nero. In una padella antiaderente tostare i semi di sesamo. Condire le "fezzucchine" con il sale rosa e il pesto di avocado.

Impiattare spolverizzando con i semi tostati di sesamo e concludere con un filo d'olio.

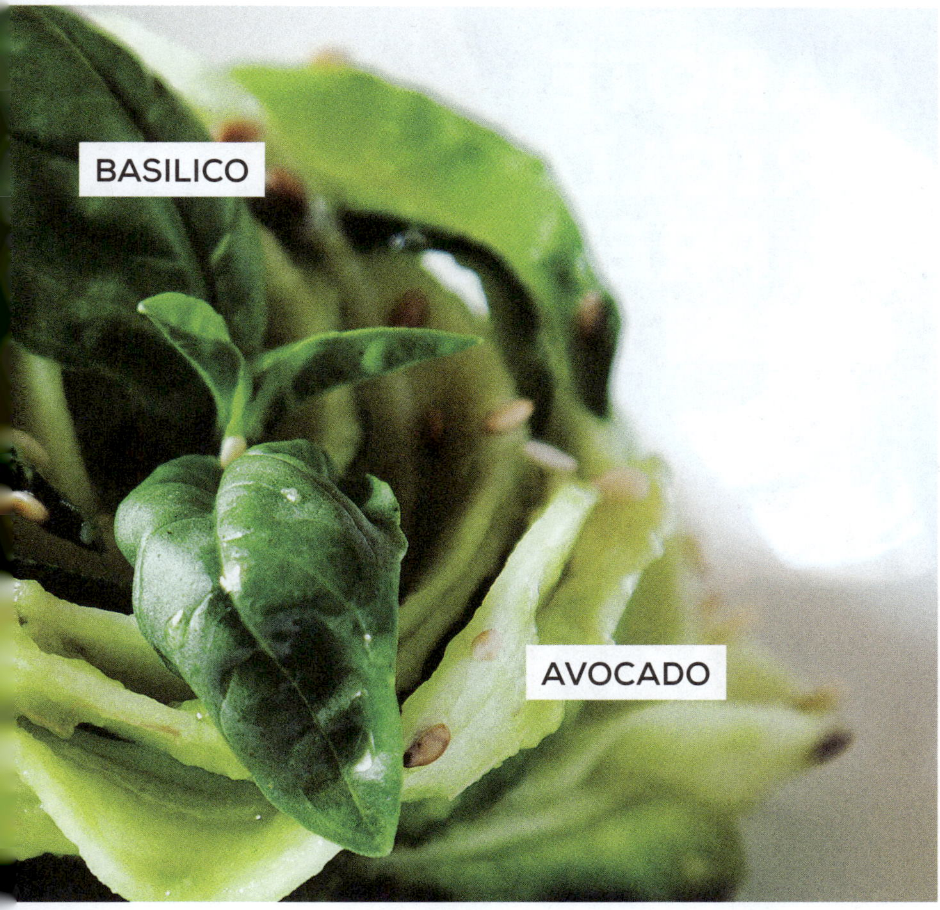

PER 2 PERSONE

Preparazione: 15 minuti
Cottura: 5 minuti
Difficoltà: 1

CONSIGLIATA PER:

SCONSIGLIATA PER:

INGREDIENTI

3 zucchine scure
½ avocado
succo di ½ limone biologico
basilico fresco q.b.
semi di sesamo q.b.
pepe nero q.b.
olio extravergine d'oliva q.b.
sale rosa q.b.

CAROTE GRIGLIATE AL PREZZEMOLO

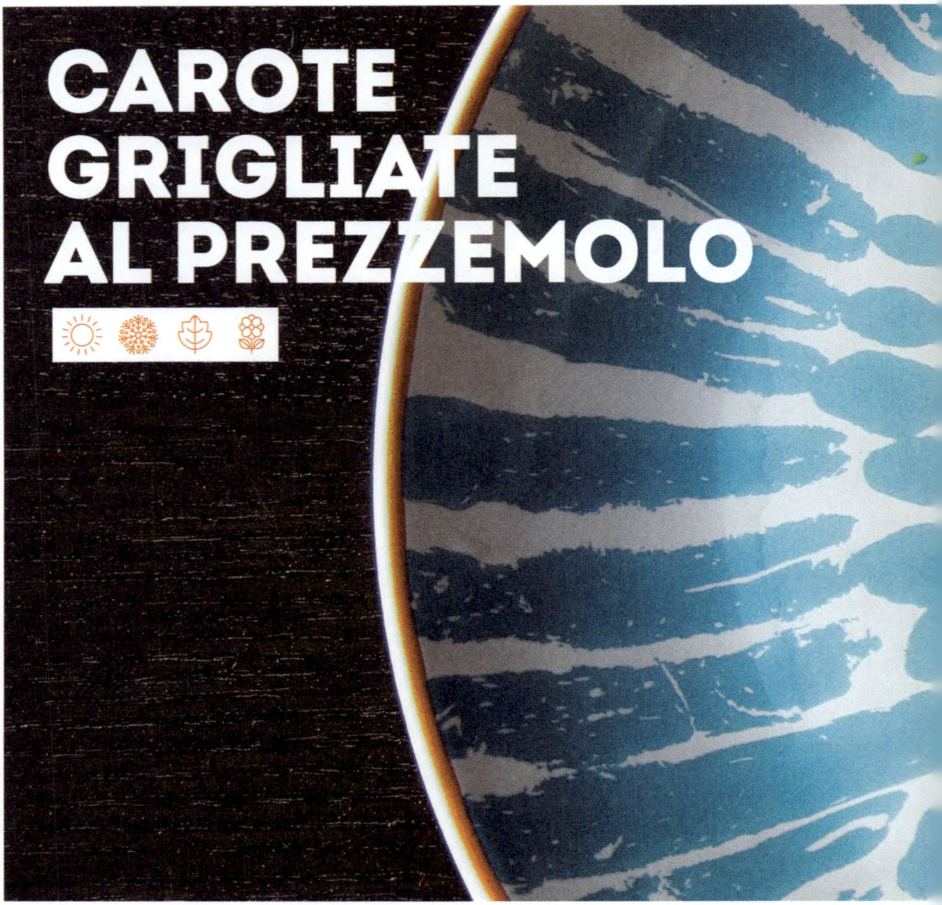

Sbucciare l'aglio, privarlo dell'anima e schiacciarne metà con uno spremiaglio. Sminuzzare il prezzemolo e in un mortaio pestarlo con l'aglio schiacciato, l'olio e il pepe nero. Pelare le carote e tagliarle a rondelle trasversali spesse poco più di mezzo centimetro. Cuocerle al vapore nel microonde a 750W per 7 minuti. Preriscaldare una piastra antiaderente e strofinarci sopra l'altra metà dello spicchio di aglio. Grigliare le rondelle di carota fino a ottenere le classiche striature nere. Salare e condire con l'olio aromatizzato. Impiattare con qualche fogliolina di prezzemolo fresco.

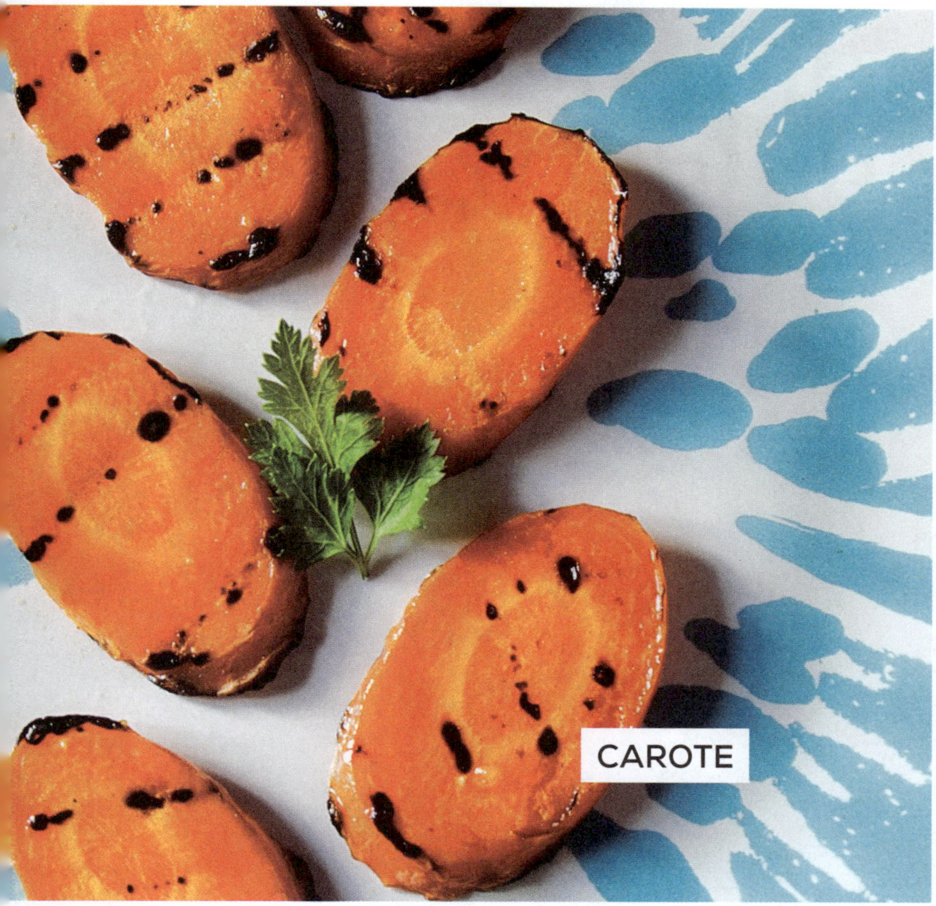

CAROTE

PER 2 PERSONE

Preparazione: 5 minuti
Cottura: 7 + 5 minuti
Difficoltà: 1

CONSIGLIATA PER:

SCONSIGLIATA PER:

INGREDIENTI

450 g di carote
1 spicchio d'aglio
prezzemolo fresco q.b.
pepe nero q.b.
olio extravergine d'oliva q.b.
sale rosa q.b.

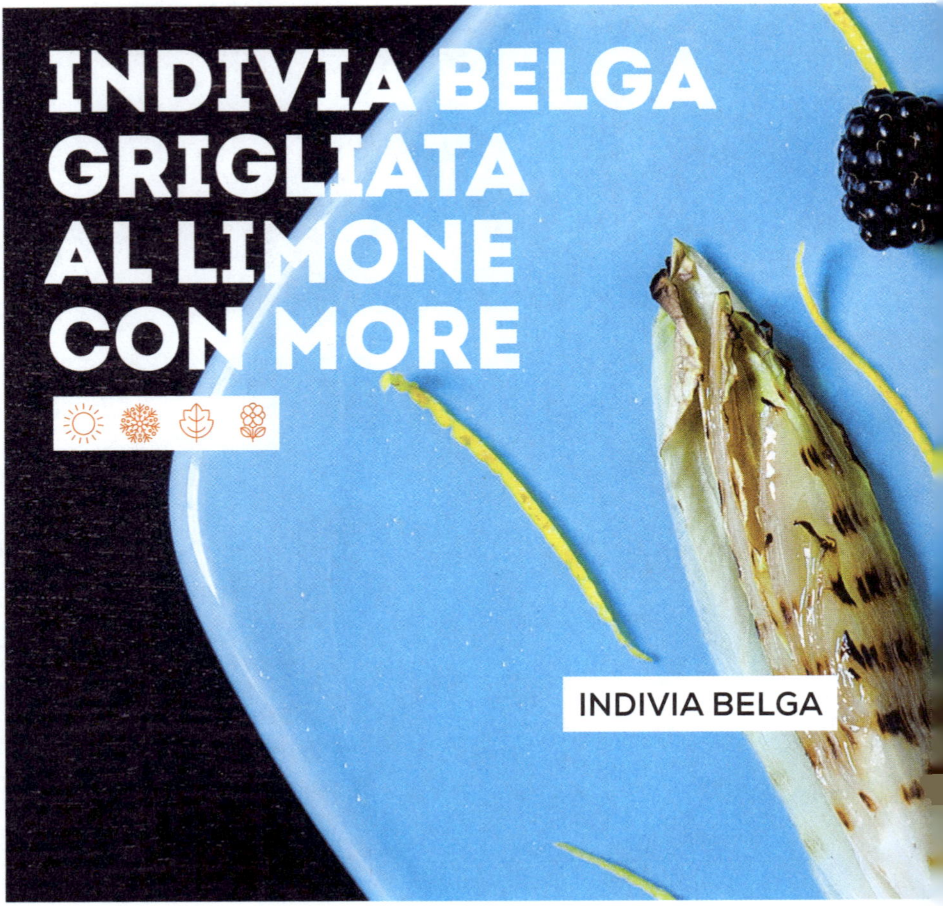

INDIVIA BELGA GRIGLIATA AL LIMONE CON MORE

Preriscaldare una piastra antiaderente. Mondare l'indivia e tagliare ogni cespo in 4 spicchi nel senso della lunghezza. Grigliarla a fuoco vivace e a cottura ultimata sfumare con il succo di limone. Salare e condire con l'olio e una grattugiata di pepe nero. Impiattare guarnendo con le *zest* di limone e qualche mora fresca, ben lavata.

In alternativa si possono frullare le more con qualche cucchiaio di succo di limone e un cucchiaio di olio, filtrare il composto per eliminare i semini delle more e decorare il tutto con qualche schizzo di questa saporita salsina violacea.

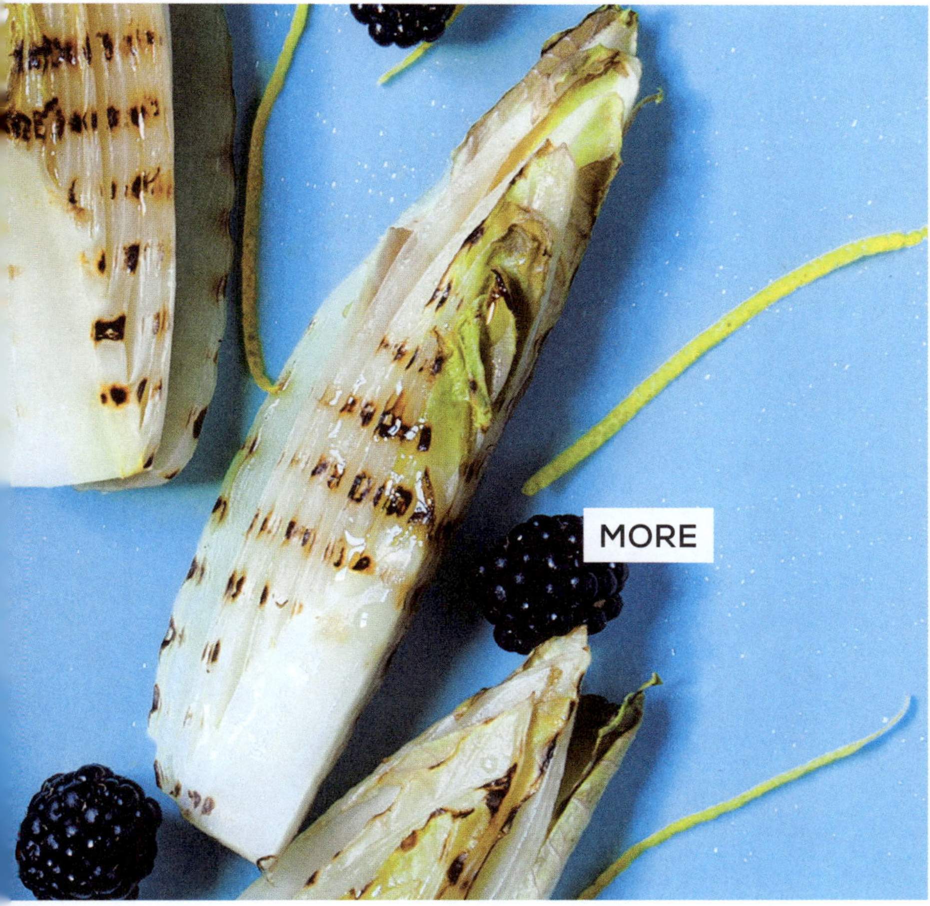

PER 2 PERSONE

Preparazione: 5 minuti
Cottura: 15 minuti
Difficoltà: 1

CONSIGLIATA PER:

SCONSIGLIATA PER:

INGREDIENTI

500 g di indivia belga
8-10 more
1 limone biologico
pepe nero q.b.
olio extravergine d'oliva q.b.
sale rosa q.b.

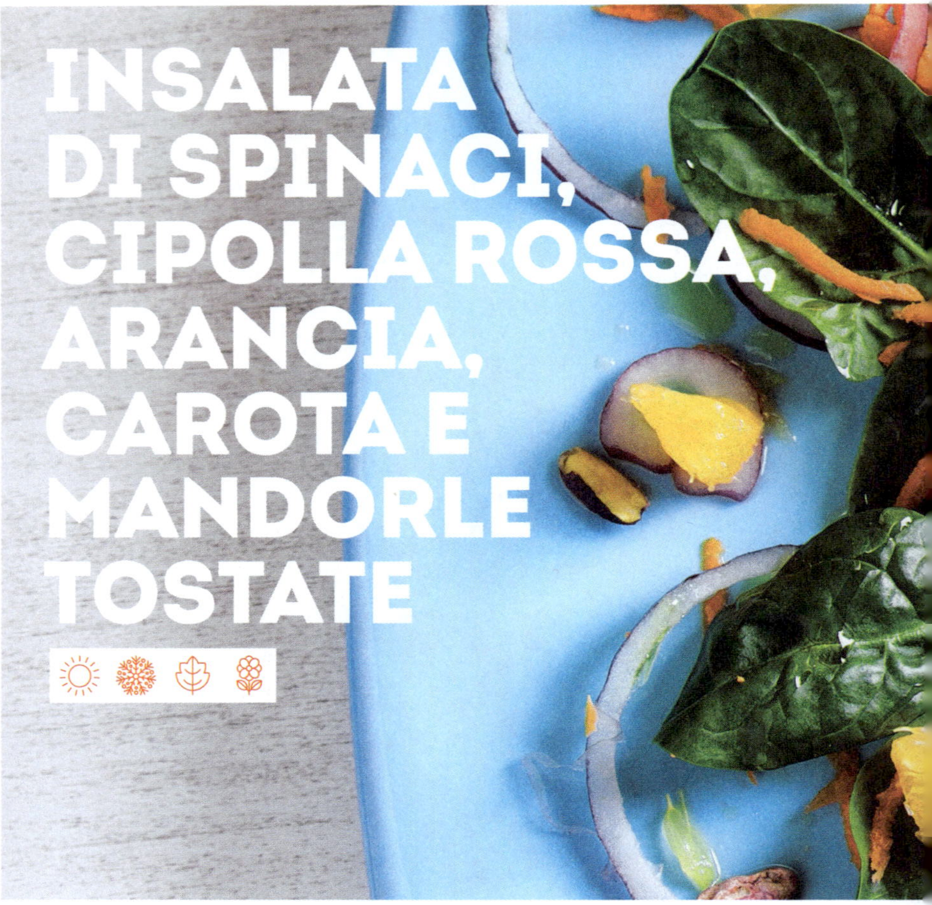

INSALATA DI SPINACI, CIPOLLA ROSSA, ARANCIA, CAROTA E MANDORLE TOSTATE

Pulire gli spinaci, sciacquarli e centrifugarli. Pelare la carota e grattugiarla a julienne. Affettare finemente a rondelle la cipolla rossa. Pelare a vivo l'arancia. Salare e condire con un cucchiaio di olio e un pizzico di noce moscata. Impiattare guarnendo con i pistacchi sgusciati o delle mandorle tostate.

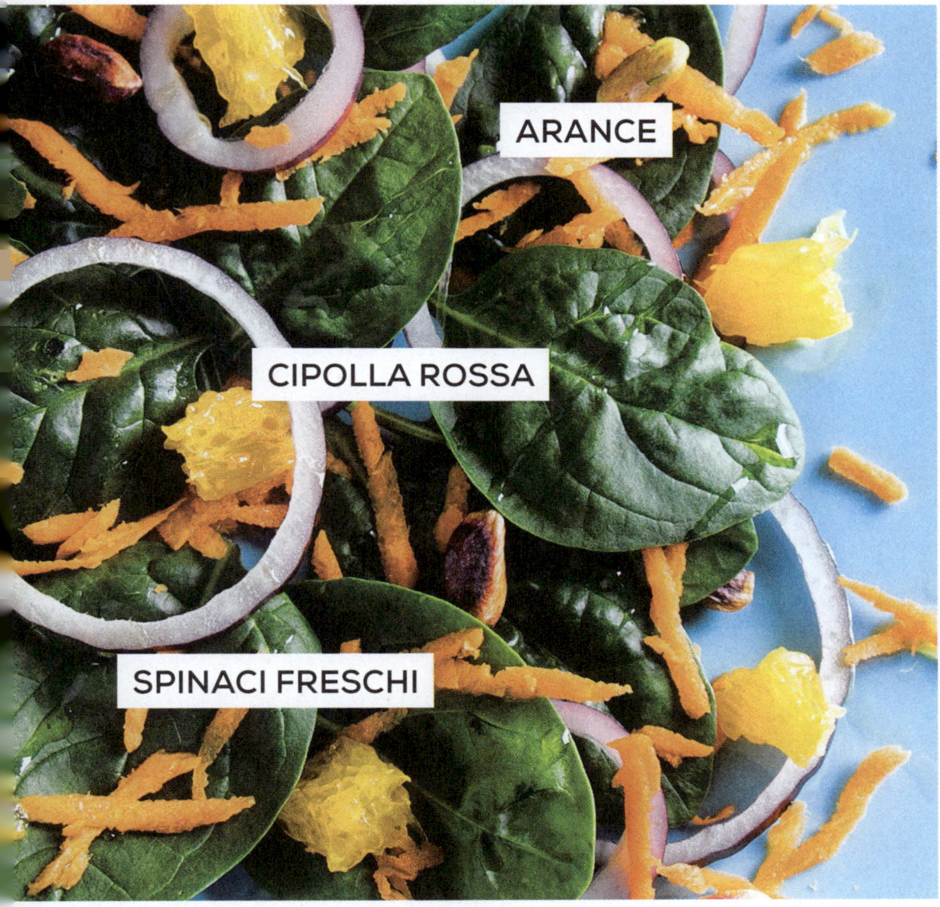

PER 2 PERSONE

Preparazione: 15 minuti
Cottura: 5 minuti
Difficoltà: 1

CONSIGLIATA PER:

SCONSIGLIATA PER:

INGREDIENTI

300 g di spinaci freschi
1 carota
1 cipolla rossa
1 arancia biologica
30 g di pistacchi o mandorle tostate
noce moscata q.b.
olio extravergine d'oliva q.b.
sale rosa q.b.

CHAMPIGNON ARROSTITI AI SEMI DI FINOCCHIO

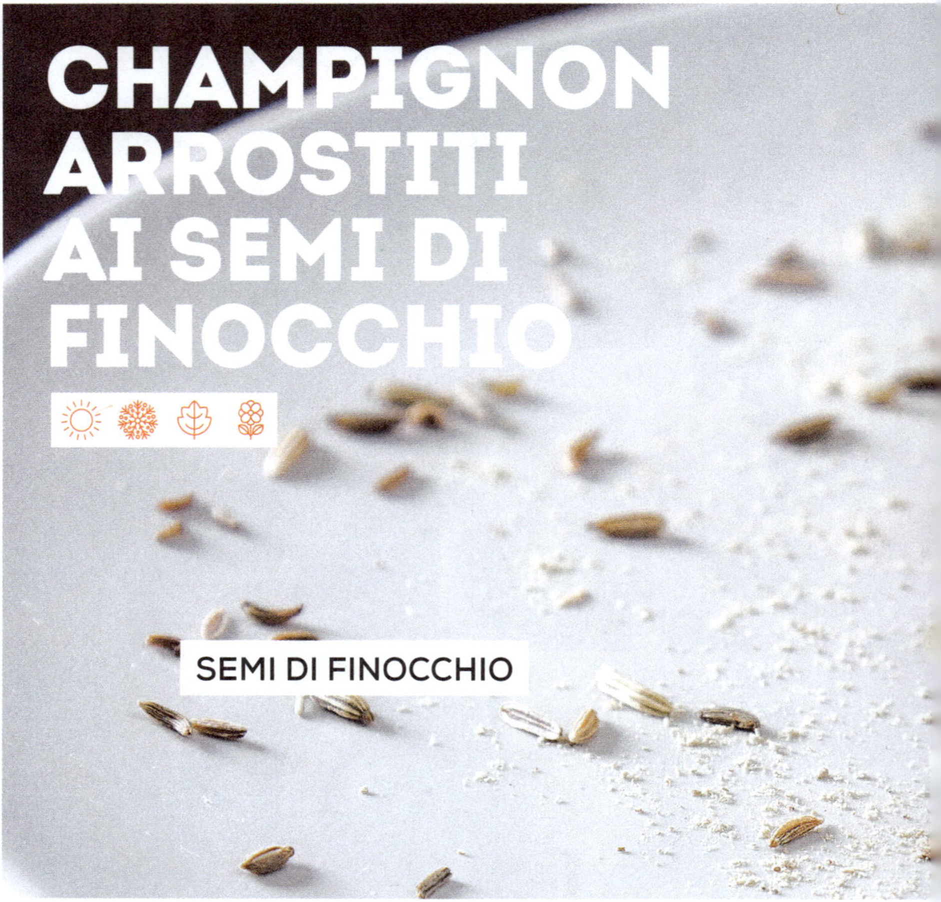

SEMI DI FINOCCHIO

Pulire i funghi tagliando solo un pezzettino del gambo. Adagiarli in una teglia ricoperta di carta da forno, appoggiandoli sul cappello. Schiacciare gli spicchi d'aglio lasciandoli in camicia e distribuirli tra i funghi. Polverizzare i semi di finocchio e cospargervi i funghi. Infornare con il grill a potenza massima per 15-20 minuti.
Salare e servire con un giro d'olio a crudo e qualche seme di finocchio tostato.

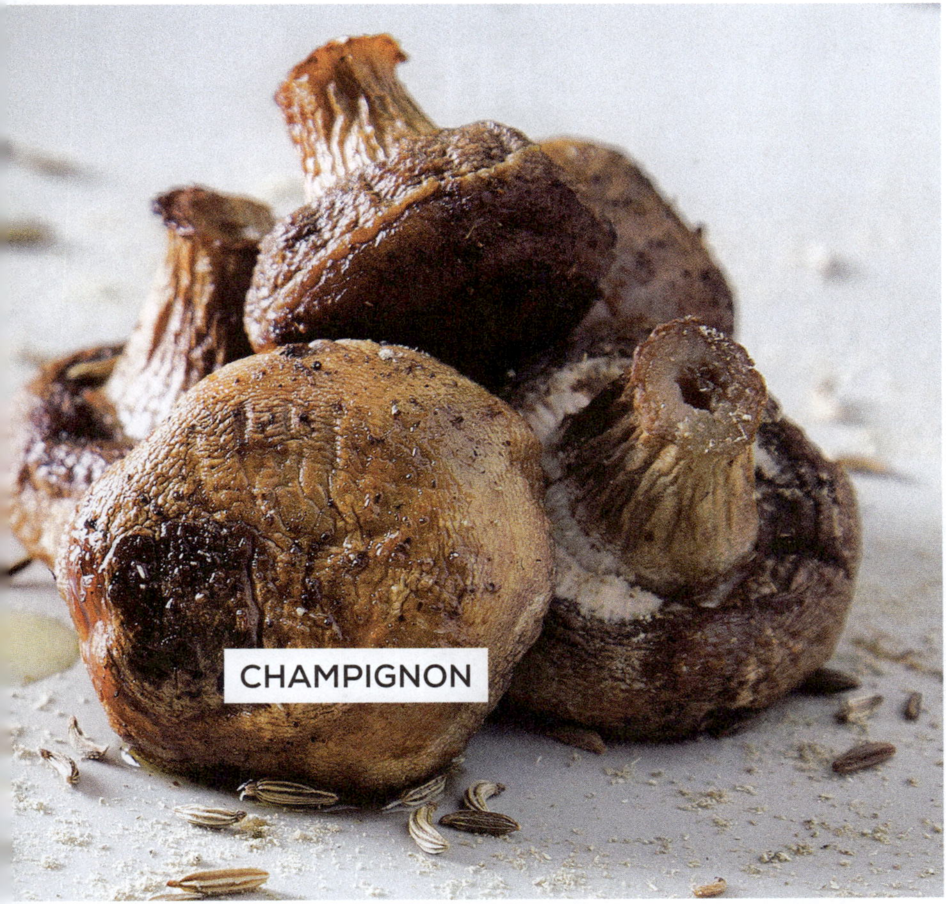

CHAMPIGNON

PER 2 PERSONE

Preparazione: 5 minuti
Cottura: 15-20 minuti
Difficoltà: 2

CONSIGLIATA PER:

INGREDIENTI

500 g di funghi champignon
2-3 spicchi d'aglio
1 cucchiaio di semi di finocchio
olio extravergine d'oliva q.b.
sale rosa q.b.

FINOCCHI CARAMELLATI ALL'ARANCIA CON RICOTTA, MANDORLE E CANNELLA

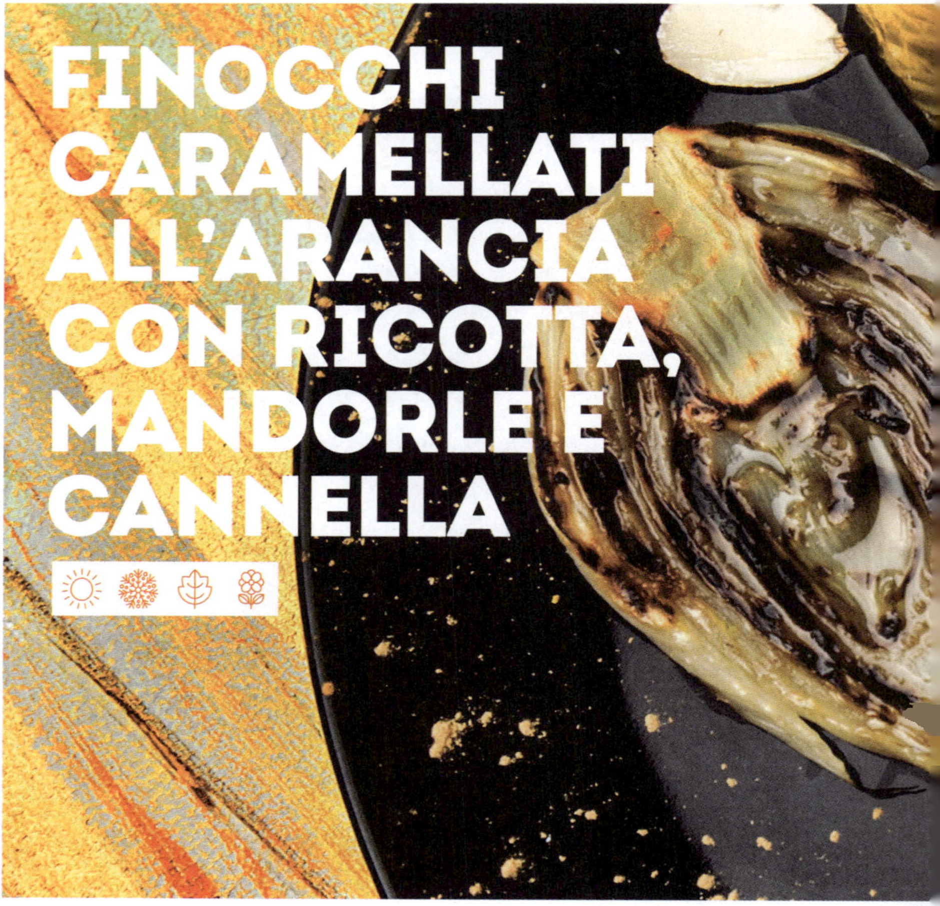

Preriscaldare una padella antiaderente a fuoco basso. Mondare e privare l'aglio dell'anima. Tagliare i finocchi nel senso della lunghezza in fette spesse 1,5 cm. Spremere un'arancia e pelare a vivo l'altra. Polverizzare la cannella. Quando la padella fumerà, sfregarci sopra lo spicchio d'aglio e adagiarvi le fette di finocchio. Scottarle 2 minuti per lato e, quando avranno preso colore, alzare la fiamma e sfumare con il succo filtrato dell'arancia.
Salare e servire con un filo d'olio, mandorle a lamelle e qualche ciuffo di ricotta con polvere alla cannella.

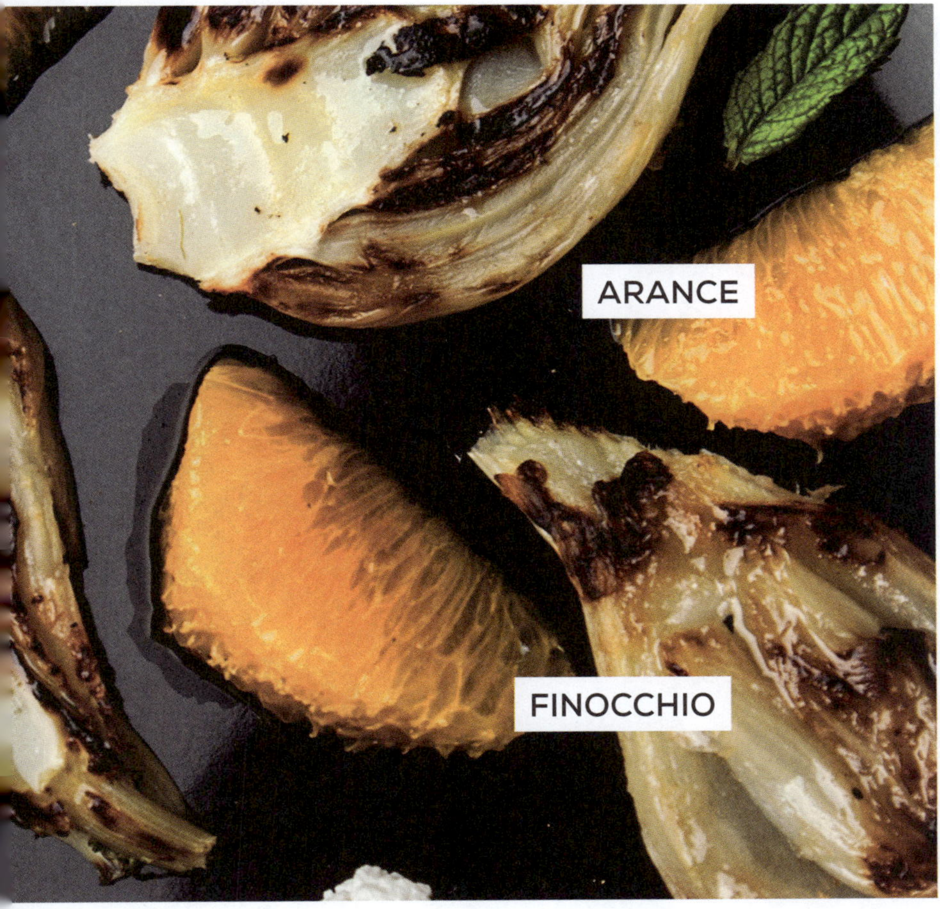

PER 2 PERSONE

Preparazione: 15 minuti
Cottura: 15 minuti
Difficoltà: 2

CONSIGLIATA PER:

SCONSIGLIATA PER:

INGREDIENTI

2 finocchi
2 arance
50 g ricotta vaccina
1 spicchio d'aglio
1 stecca di cannella
mandorle a lamelle q.b.
olio extravergine d'oliva q.b.
sale rosa q.b.

DOLCI

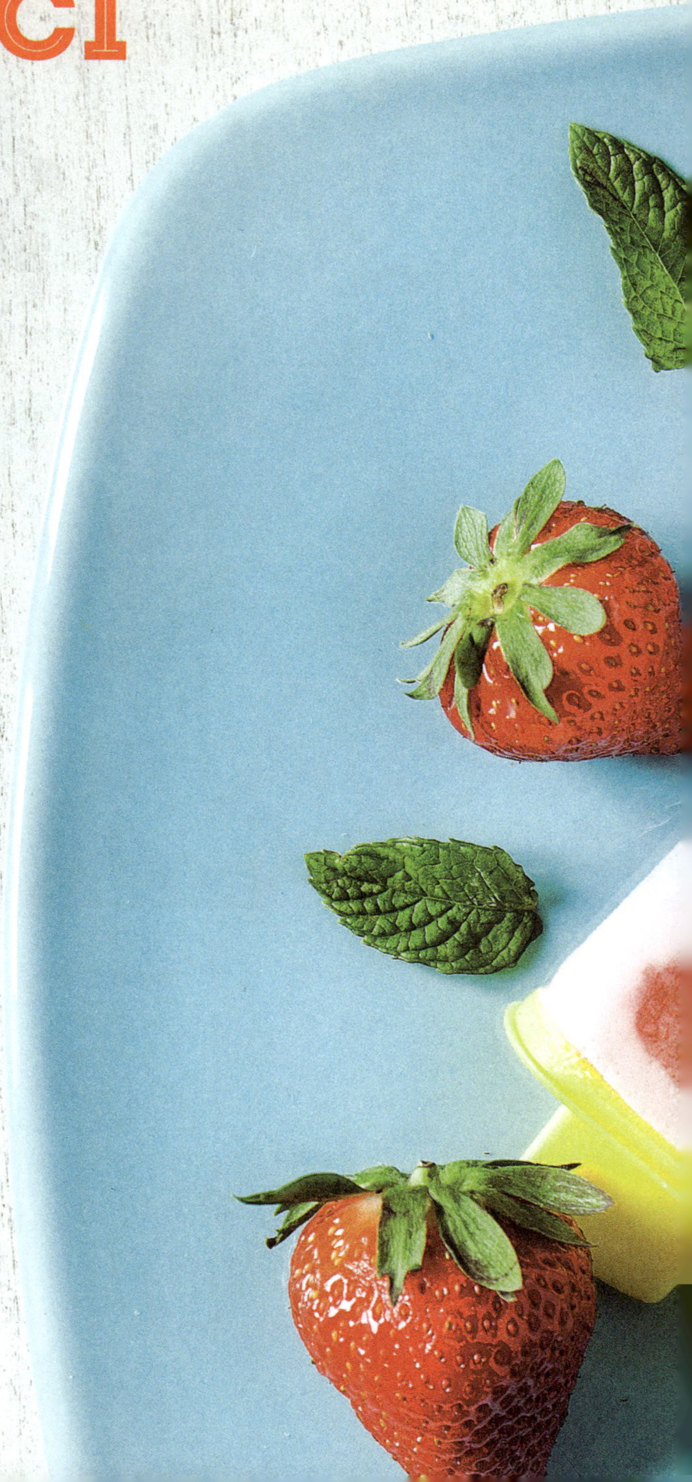

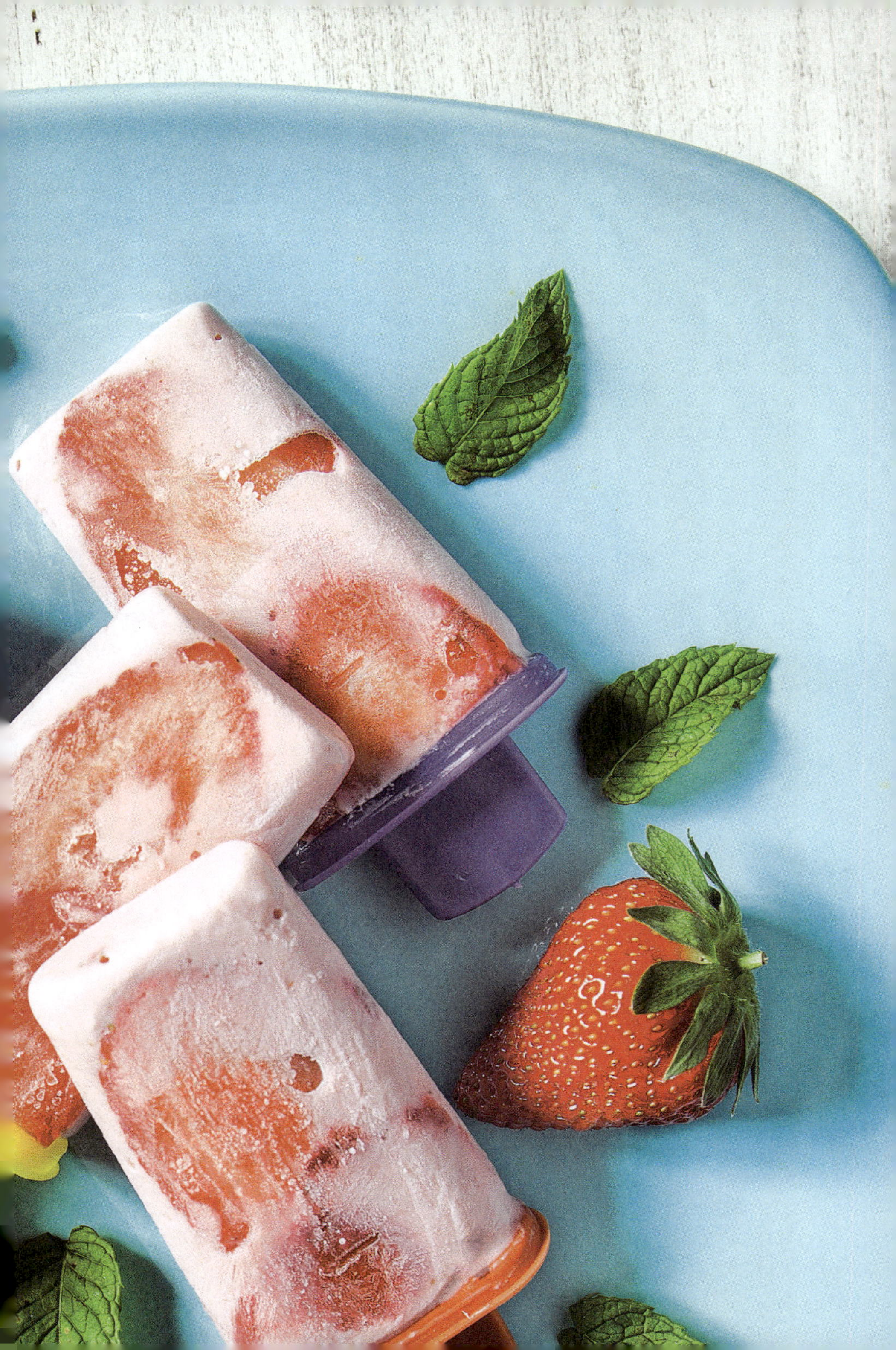

SBRISOLONA RICOTTA, MANDORLE, ARANCIA E CANNELLA

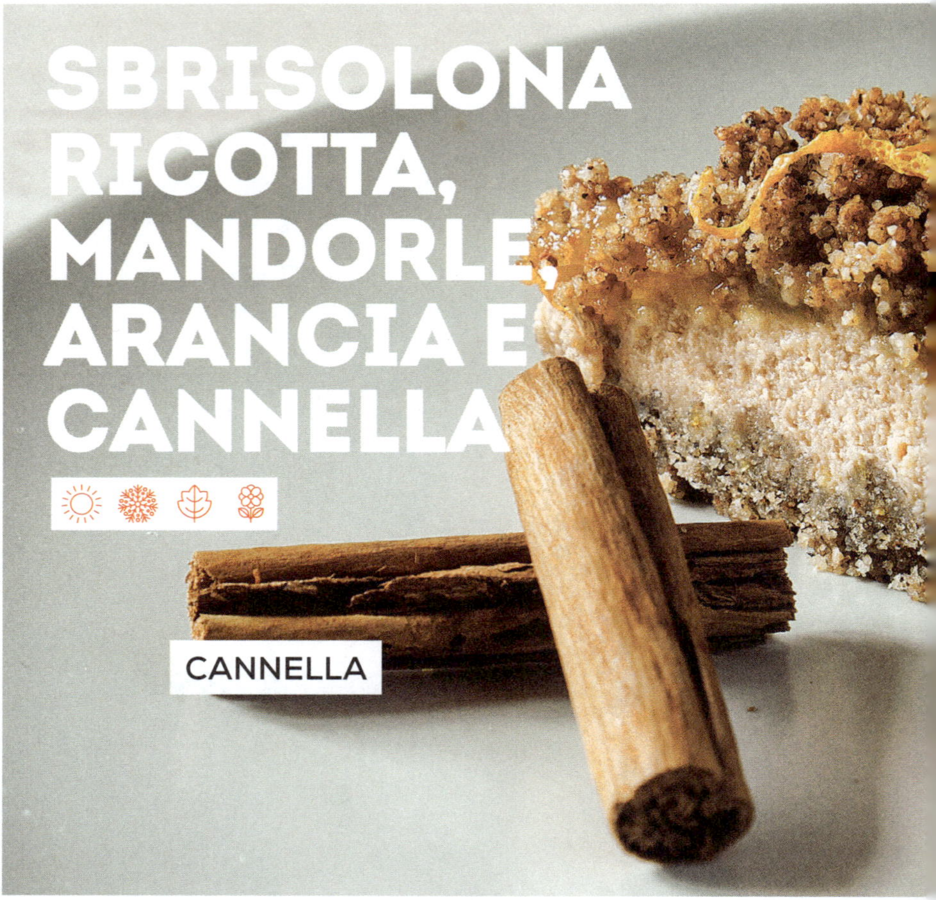

Preriscaldare il forno ventilato a 180 °C. Tostare leggermente le mandorle e poi tritarle ancora calde, aggiungendo nel bicchiere del mixer lo zucchero di cocco, la farina e, sempre frullando, l'olio di cocco sciolto e l'uovo. Dividere il composto in due parti. Sgranarne una metà in uno stampo a cerniera rivestito di carta da forno e appiattirlo delicatamente con le mani creando un bordino rialzato. Punzecchiare la base con i rebbi di una forchetta. In una terrina lavorare la ricotta con lo zucchero, la cannella, l'uovo, le *zest* e il succo dell'arancia. Adagiare il composto sulla base di frolla e poi distribuirvi sopra uno strato di marmellata. Ricoprire con la restante metà di granelli di frolla e compattarla delicatamente. Cuocere per 35 minuti.

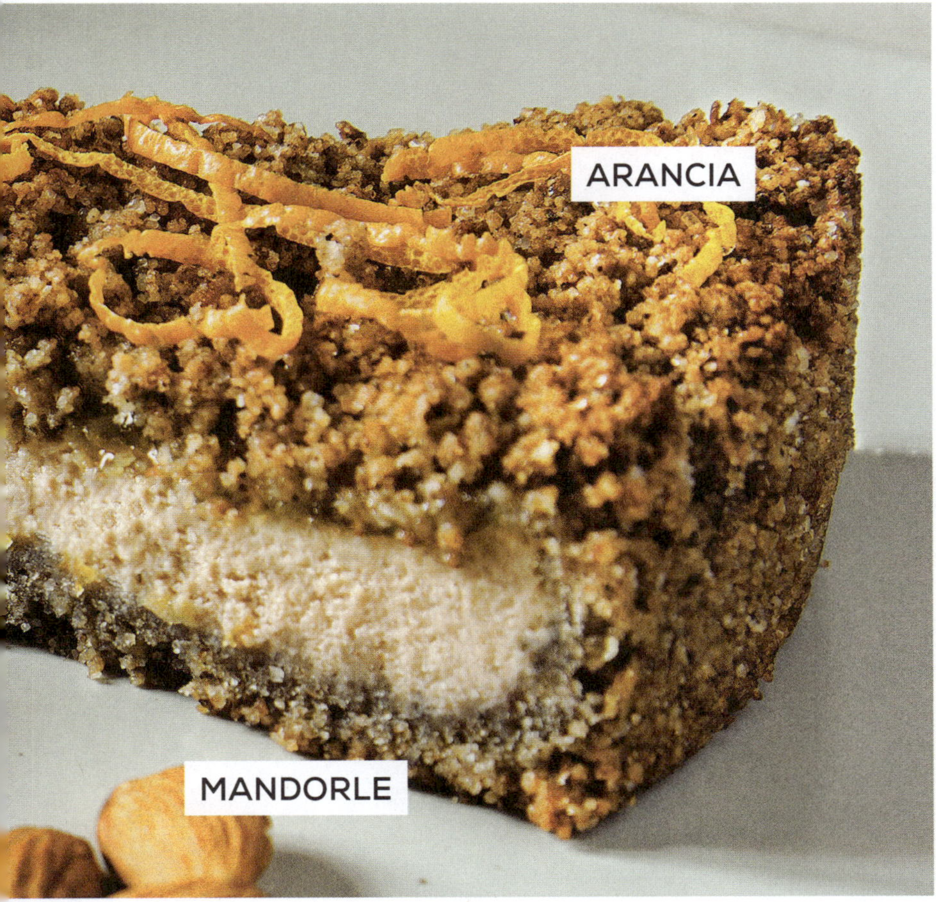

STAMPO DA 30 CM

Preparazione: 15 minuti
Cottura: 35 minuti
Difficoltà: 1

CONSIGLIATA PER:

SCONSIGLIATA PER:

INGREDIENTI

Per la frolla:

300 g di farina di grano saraceno
150 g di zucchero di cocco
100 g di mandorle tostate
50 g di olio di cocco
1 uovo

Per il ripieno:

350 g di ricotta vaccina
1 uovo
240 g di marmellata 100% arance amare
150 g di zucchero di cocco
1 cucchiaino di cannella in polvere
½ arancia biologica

MUFFIN AL CIOCCOLATO

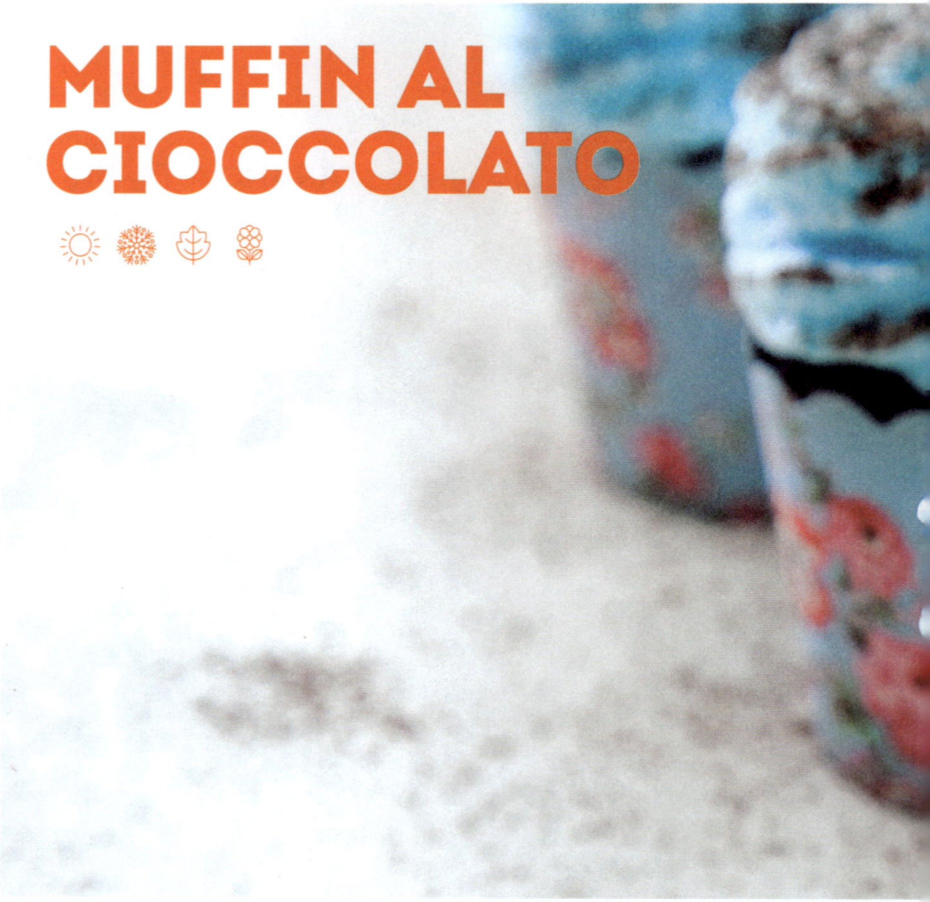

Preriscaldare il forno ventilato a 170 °C. Lavorare lo zucchero con l'olio di cocco. Aggiungere un uovo alla volta. Setacciare la farina di riso, il bicarbonato e il cacao amaro e unirli al composto di uova. Riempire i pirottini per tre quarti e cuocere per 15 minuti. Per il frosting, polverizzare con un frullatore ad alta velocità lo zucchero di cocco, ottenendo la consistenza dello zucchero a velo. Montare gli albumi e aggiungere poco alla volta lo zucchero di cocco ormai reso a velo e, volendo, il colorante alimentare. Riempire con il composto un sac à poche e conservare in frigo finché i muffin non saranno freddi e potranno quindi essere decorati.

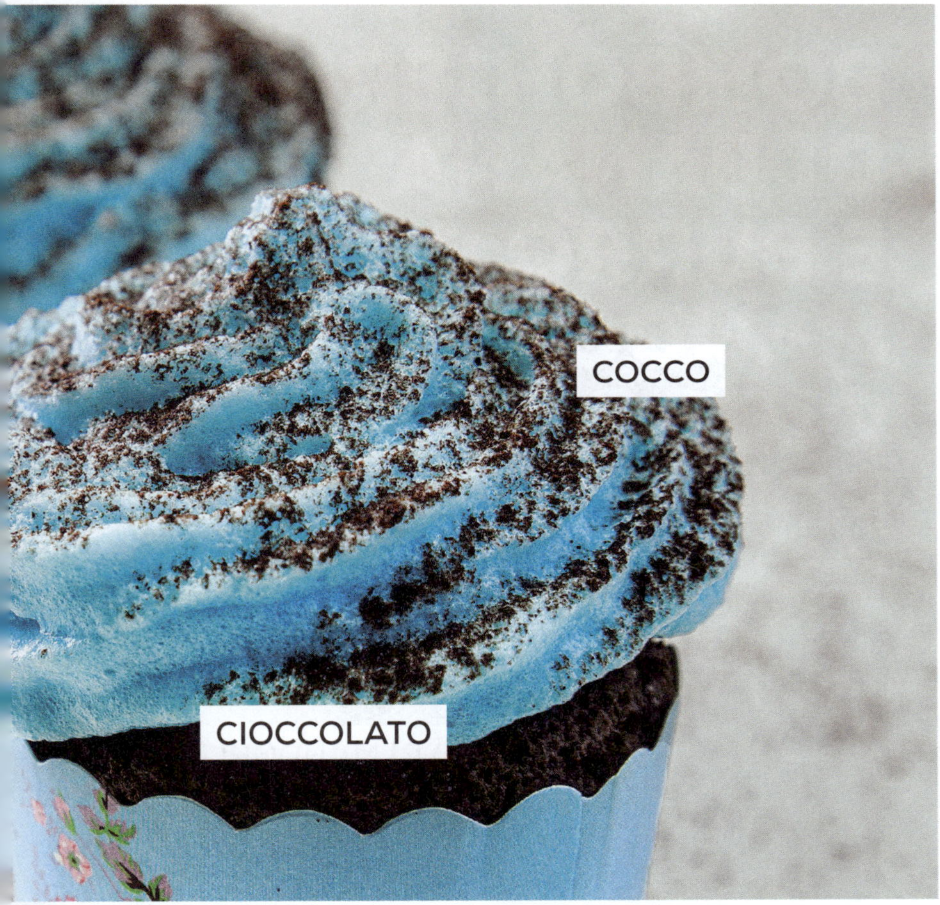

PER 6 MUFFIN

Preparazione: 30 minuti
Cottura: 15 minuti
Difficoltà: 2

CONSIGLIATA PER:

SCONSIGLIATA PER:

INGREDIENTI

Per i muffin:

150 g di farina di riso
100 g di olio di cocco
80 g di zucchero di cocco
20 g di cacao amaro
2 uova
2 cucchiaini rasi di bicarbonato di sodio

Per il frosting:

2 albumi
2 cucchiai di zucchero di cocco
colorante alimentare q.b. (facoltativo)

BOMBONIERE DI BANANA E BURRO DI MANDORLE AL CIOCCOLATO FONDENTE

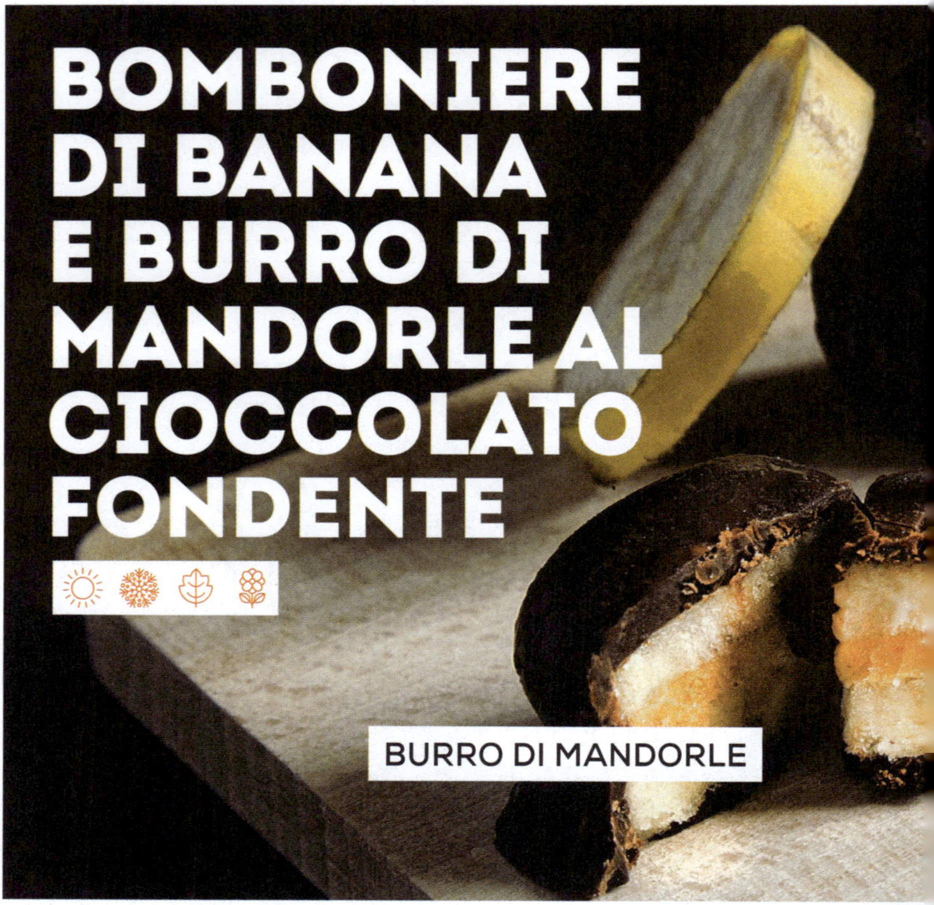

Sbucciare le banane e tagliarle in 60 fettine. Adagiarle separatamente su un vassoio foderato di carta da forno e congelarle per un'ora. Per preparare il burro di mandorle frullare ad alta velocità le mandorle pelate e tostate aggiungendo, se necessario, un cucchiaio o due di olio di cocco. Per ottenere la consistenza e la cremosità desiderata ci vorranno dai 10 ai 20 minuti, dipende dal frullatore. Prendere le rondelle di banana ormai congelate, spalmarle con un po' di burro e accoppiarle a due a due. Rimetterle nel congelatore per 15-20 minuti. Intanto, tritare il cioccolato fondente e scioglierlo a bagnomaria con l'olio di cocco. Riprendere le banane e immergerle una alla volta nel cioccolato fuso. Conservare in frigo se consumate a breve, altrimenti nel congelatore, ricordando di tirarle fuori 10 minuti prima di servirle.

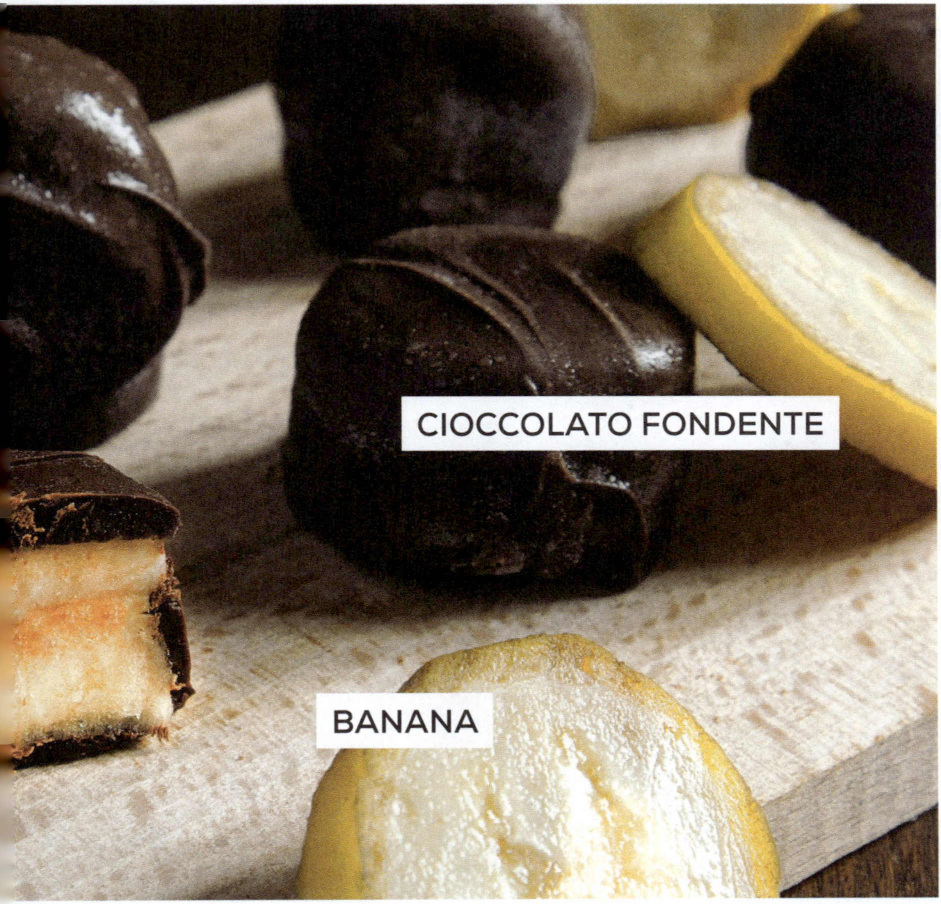

PER 30 PEZZI

Preparazione: 1-2 ore
Difficoltà: 2

CONSIGLIATA PER:

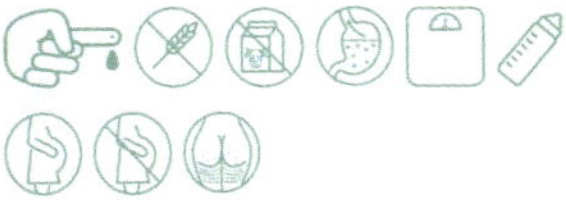

SCONSIGLIATA PER:

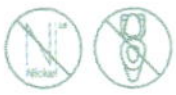

INGREDIENTI

400 g di cioccolato fondente all'85%
200 g di burro di mandorle al 100% (oppure, 200 g di mandorle pelate + olio di cocco q.b.)
50 g di olio di cocco
3 banane grandi

SESAMINI

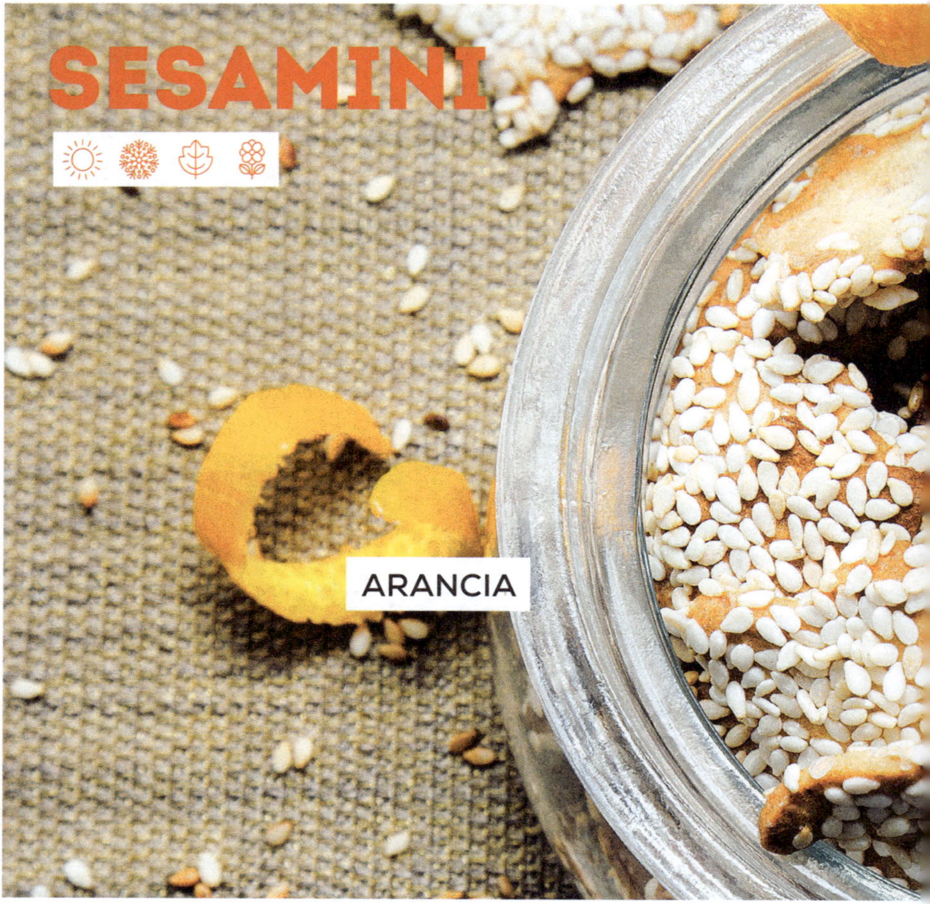

Frullare le farine di grano saraceno e riso con lo zucchero e il bicarbonato, aggiungere poi le *zest* e il succo d'arancia, l'uovo e l'olio di cocco sciolto. Lavorare il composto in una terrina e stenderlo con un mattarello tra due fogli di carta da forno.
Intagliare i biscottini con delle formine a piacere e ricoprirne la superficie con i semi di sesamo tostati. Affinché aderiscano meglio, spennellarli prima con dell'acqua. Cuocere in forno ventilato preriscaldato a 180 °C per 10 minuti.

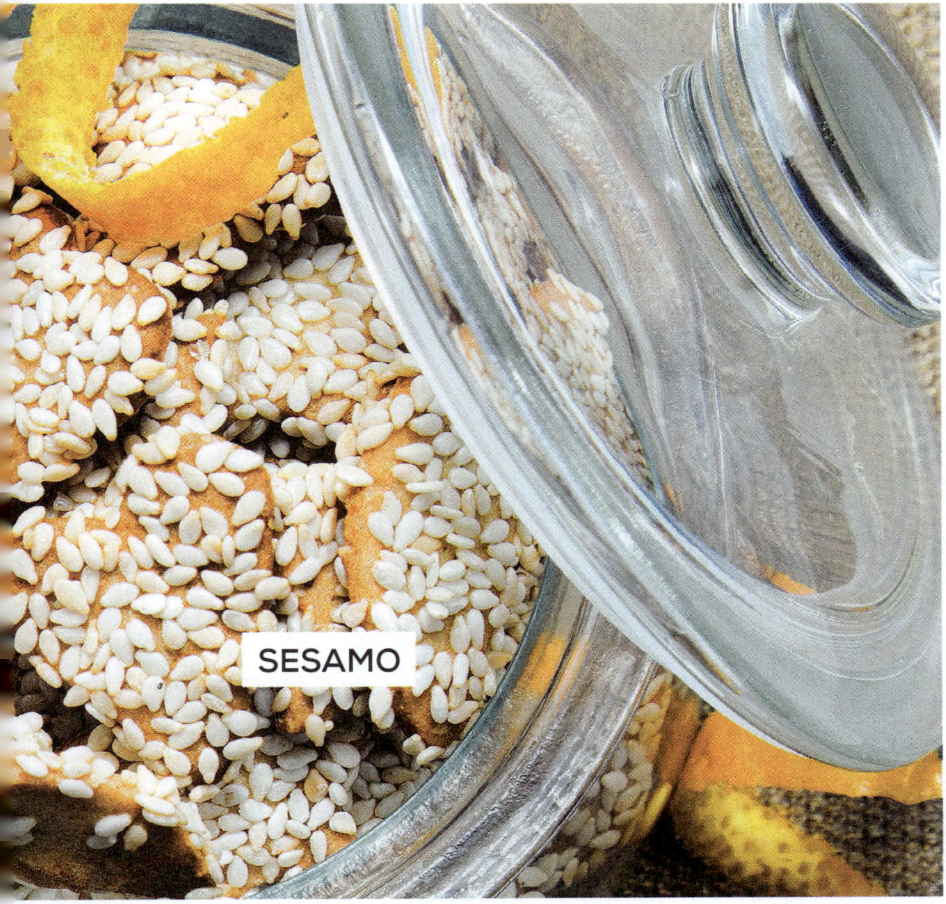

SESAMO

PER 100 PEZZI

Preparazione: 30 minuti
Cottura: 10 minuti
Difficoltà: 1

CONSIGLIATA PER:

SCONSIGLIATA PER:

INGREDIENTI

- 80 g di farina di grano saraceno
- 80 g di farina di riso
- 80 g di olio di cocco
- 80 g di zucchero di cocco
- 1 uovo
- ½ arancia biologica
- 1 cucchiaino di bicarbonato di sodio
- semi di sesamo q.b.

TARTUFI NOCCIOLA E CACAO AMARO

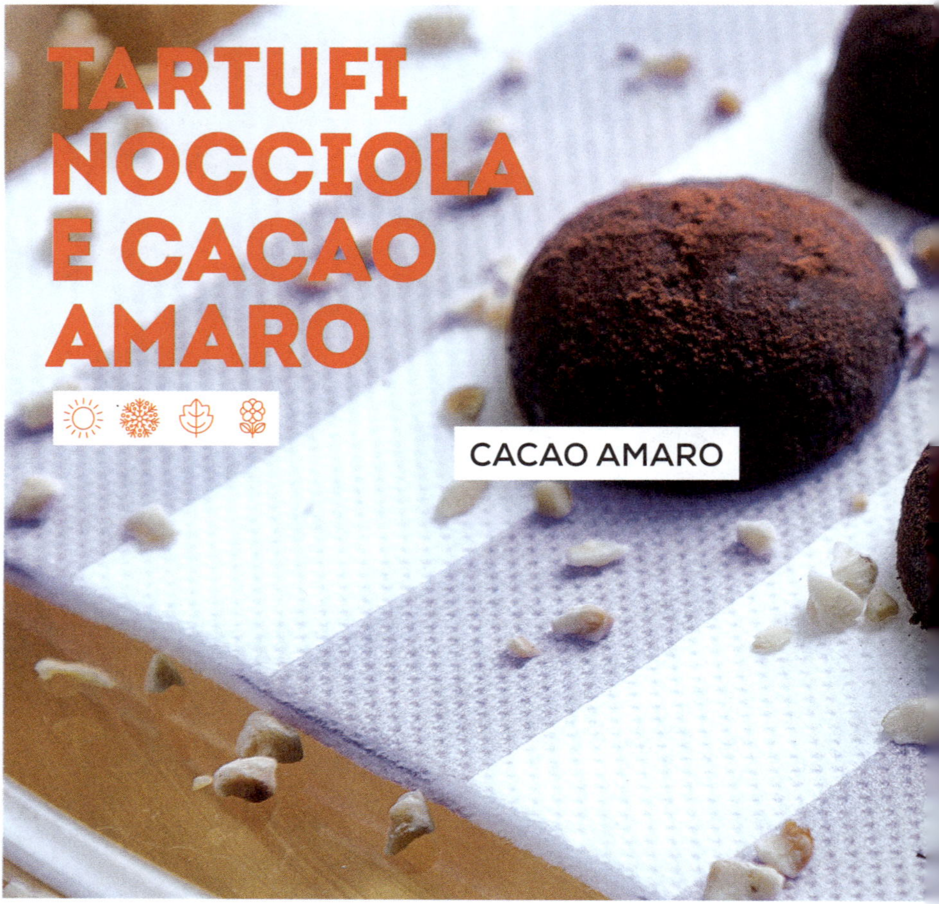

Tritare il cioccolato fondente e scioglierlo a bagnomaria con l'olio di cocco. Aggiungere al composto la granella di nocciole, la pasta di nocciole (se non si riesce a reperirla, prepararla seguendo le indicazioni a p. 262), 50 g di cacao e lo zucchero di cocco polverizzato e reso a velo. Amalgamare il tutto e far riposare in frigo per 15-20 minuti. Ritirare il composto e formare delle palline da passare poi nel cacao amaro.

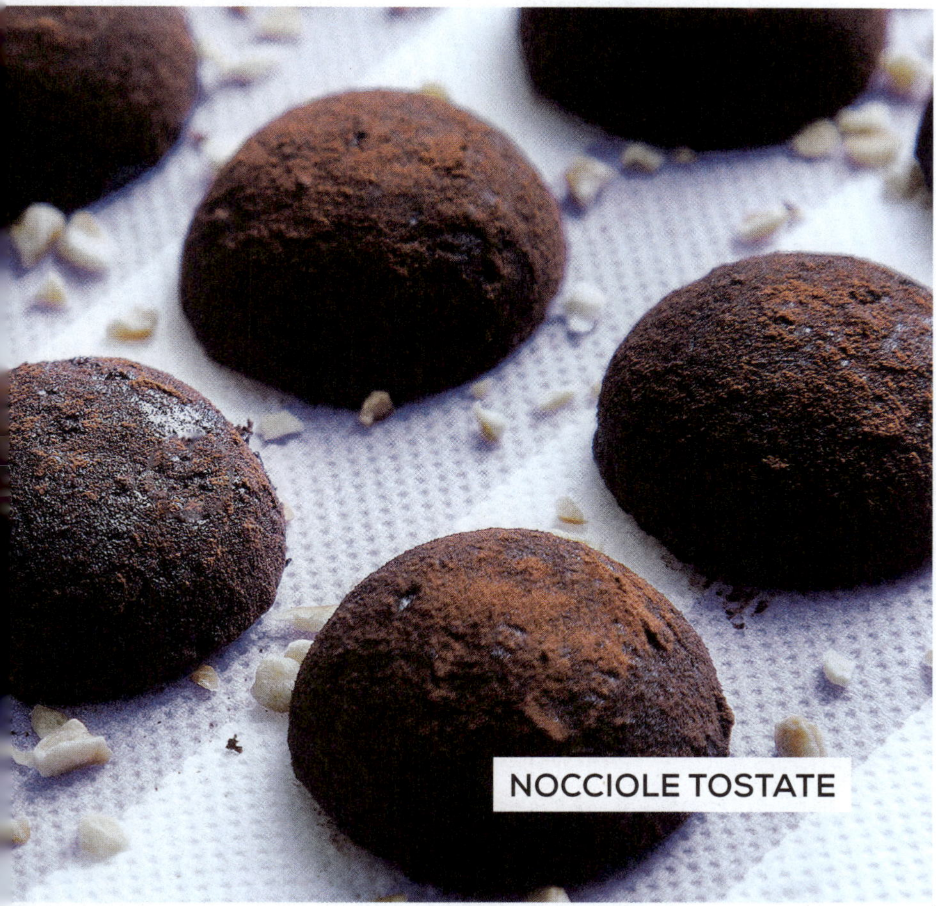

NOCCIOLE TOSTATE

PER 50 PEZZI

Preparazione: 1-2 ore
Difficoltà: 1

CONSIGLIATA PER:

SCONSIGLIATA PER:

INGREDIENTI

150 g di cioccolato fondente all'85%
150 g di granella di nocciole tostate
150 g di zucchero di cocco
100 g di cacao amaro
50 g di pasta di nocciole pura
30 g di olio di cocco

PANCAKE

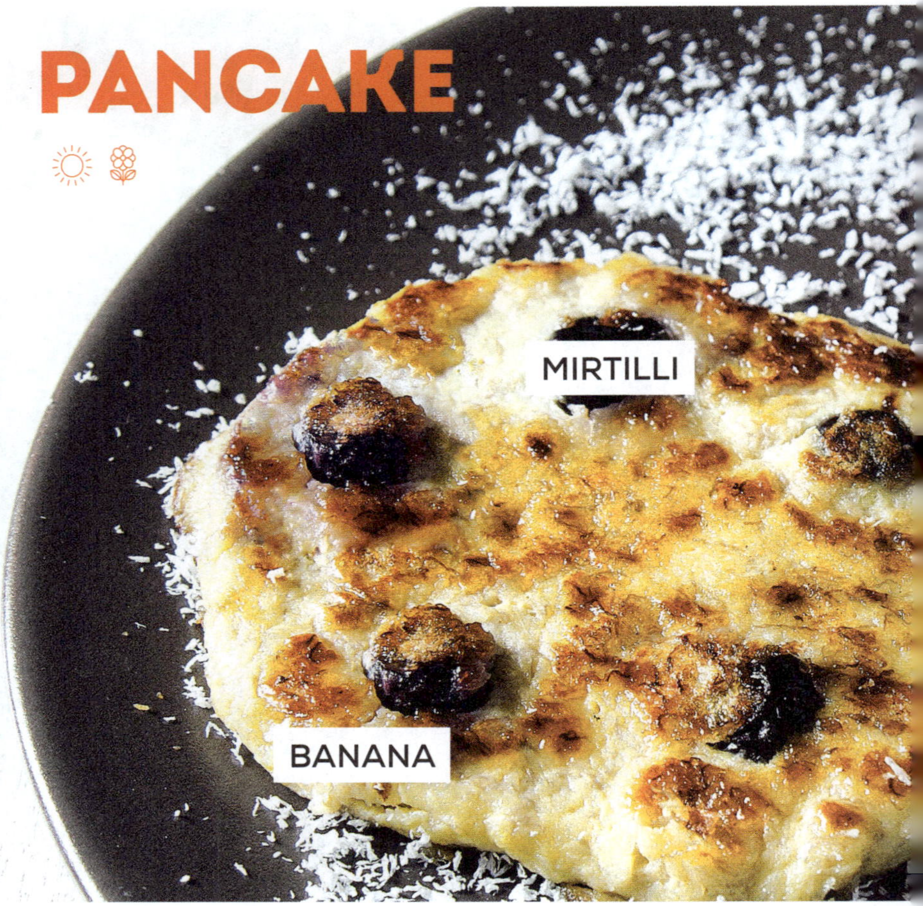

Sbucciare la banana e schiacciarla con i rebbi di una forchetta. Aggiungere le uova alla purea di banana e sbatterle insieme. Preriscaldare una padella antiaderente a fuoco medio e versare poco composto alla volta in modo da formare dei dischetti di circa 10 cm di diametro. Prima che il composto rapprenda, adagiarvi sopra qualche mirtillo. Capovolgere poi i pancake per cuocerli anche sull'altro lato. Spremere il succo dell'arancia, filtrarlo e aggiungervi lo zucchero di cocco. Farlo ridurre in un pentolino. Servire i pancake colandovi sopra la riduzione di succo d'arancia e guarnendo con una fragola a fettine.

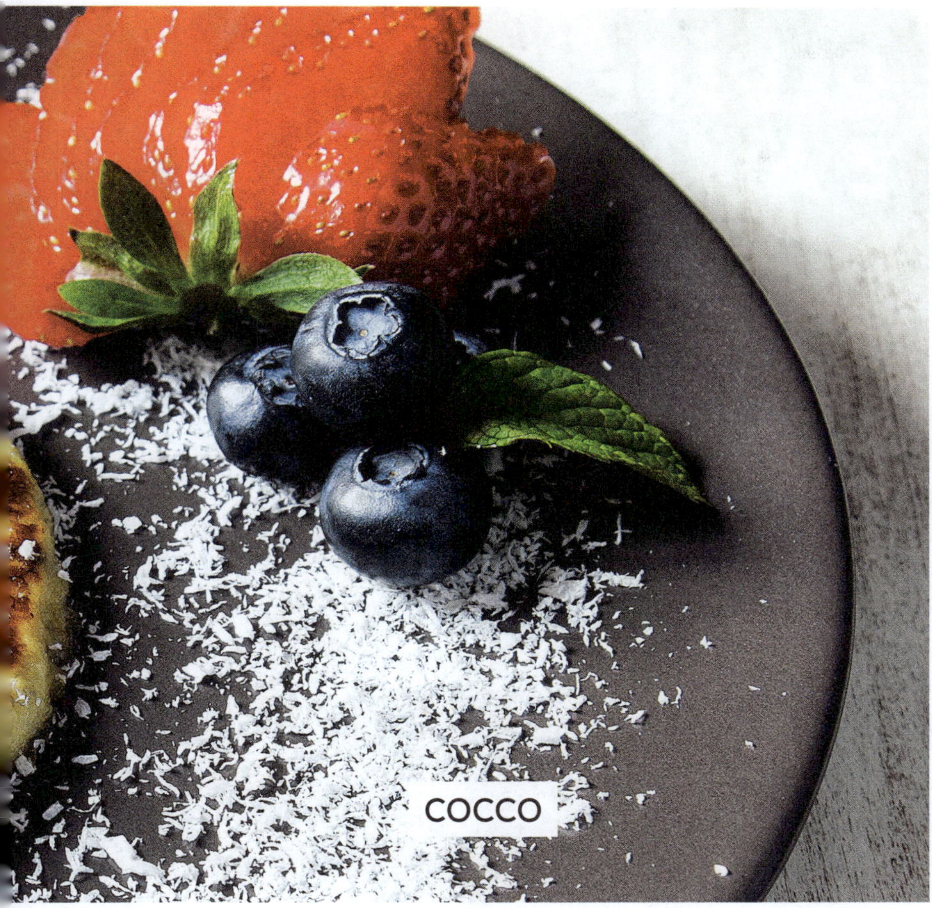

COCCO

PER 2 PERSONE

Preparazione: 5 minuti
Cottura: 5 minuti
Difficoltà: 1

CONSIGLIATA PER:

SCONSIGLIATA PER:

INGREDIENTI

1 banana
2 uova
50 g di mirtilli
2 fragole
succo di ½ arancia biologica
1 cucchiaio di zucchero di cocco

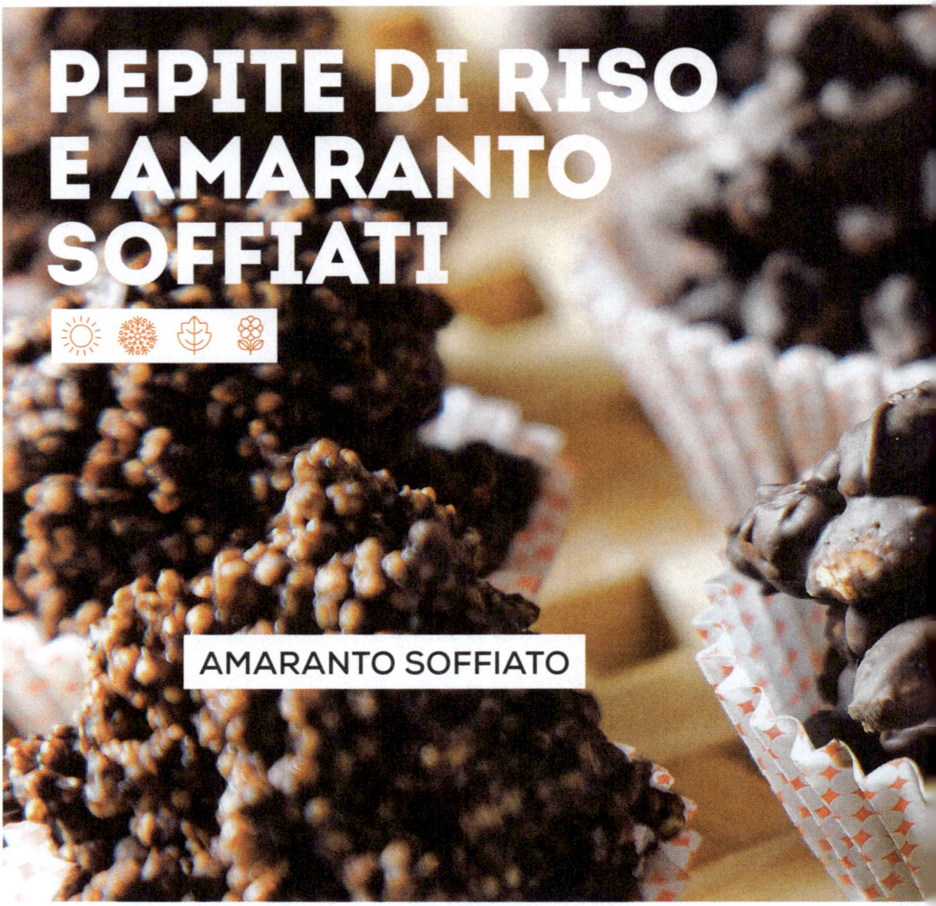

Tritare 200 g di cioccolato e scioglierlo a bagnomaria. Unire il riso soffiato e mescolare bene. Dividere il composto nei pirottini. Sciogliere gli altri 100 g di cioccolato sempre a bagnomaria e mescolarvi l'amaranto soffiato. Dividere anche questo composto in pirottini.
Aspettare che induriscano a temperatura ambiente, altrimenti riporre in frigo per velocizzare il processo.

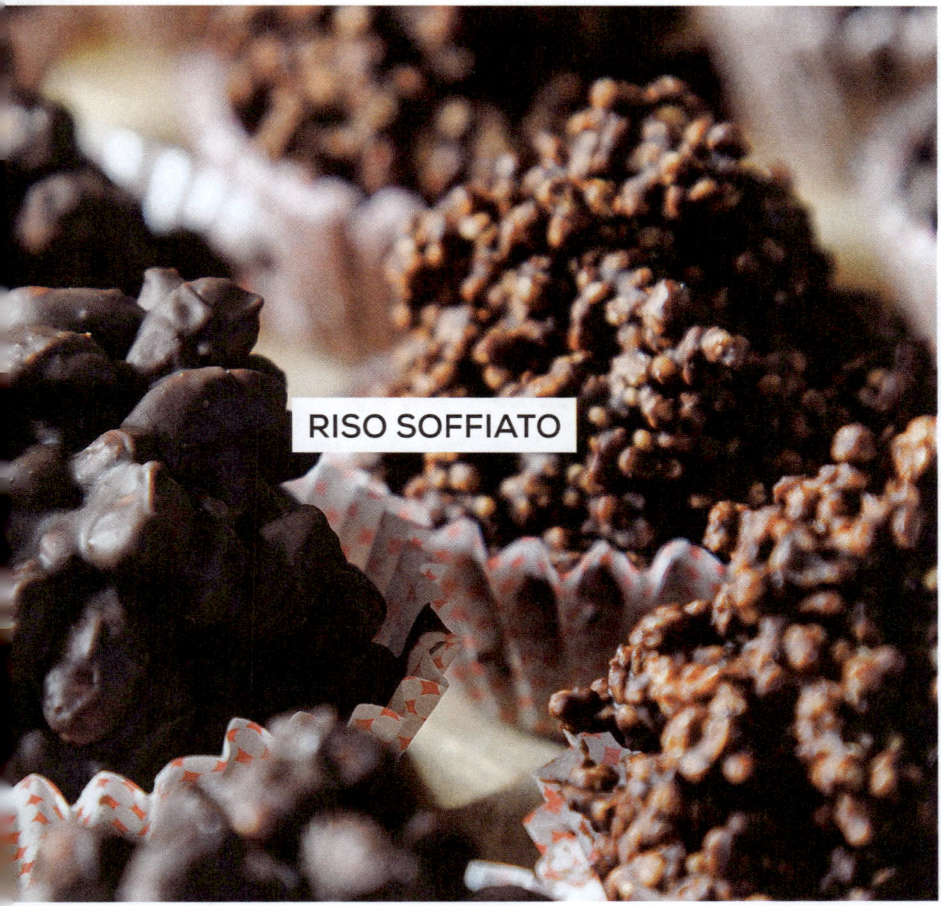

RISO SOFFIATO

PER 60 PEZZI

Preparazione: 1 ora
Cottura: 5 minuti
Difficoltà: 1

CONSIGLIATA PER:

INGREDIENTI

100 g di riso soffiato
50 g di amaranto soffiato
300 g di cioccolato fondente all'85%

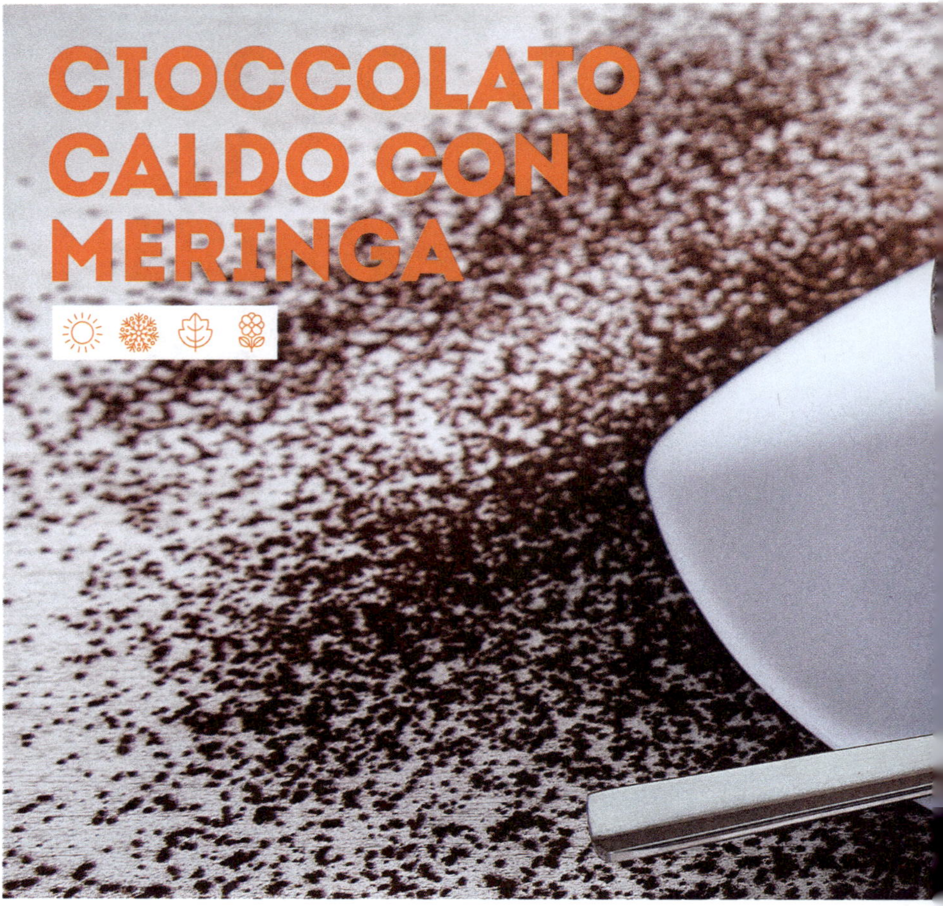

CIOCCOLATO CALDO CON MERINGA

Polverizzare 10 g di zucchero di cocco. Montare a neve fermissima l'albume aggiungendo poco per volta lo zucchero di cocco ormai a velo fino a creare delle meringhe. Direttamente nei barattolini di portata, versare rispettivamente 125 ml di latte di cocco, un cucchiaino di amido di riso, 15 g di cacao amaro e 10 g di zucchero di cocco. Avvitare il tappo e agitare fino al completo scioglimento degli ingredienti. Togliere il tappo e cuocere nel microonde a 500W per 3 minuti. Mescolare con un cucchiaino per controllare la consistenza e se necessario prolungare la cottura di 30 secondi alla volta, fino alla cremosità desiderata. Una volta terminata la cottura guarnire con la meringa di albumi e gustare!

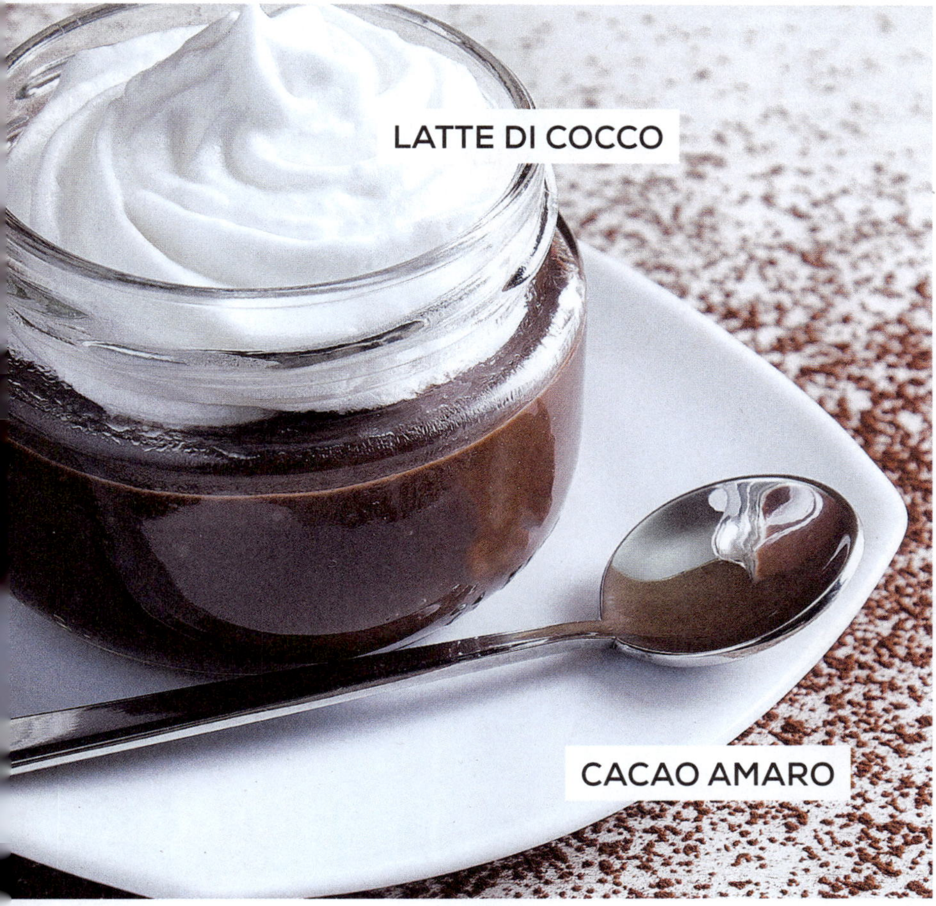

PER 2 PERSONE

Preparazione: 10 minuti
Cottura: 3 minuti
Difficoltà: 1

CONSIGLIATA PER:

SCONSIGLIATA PER:

INGREDIENTI

250 ml di latte di cocco
30 g di cacao amaro
30 g di zucchero di cocco
2 cucchiaini di amido di riso
1 albume

STECCO FRAGOLA DI YOGURT GRECO

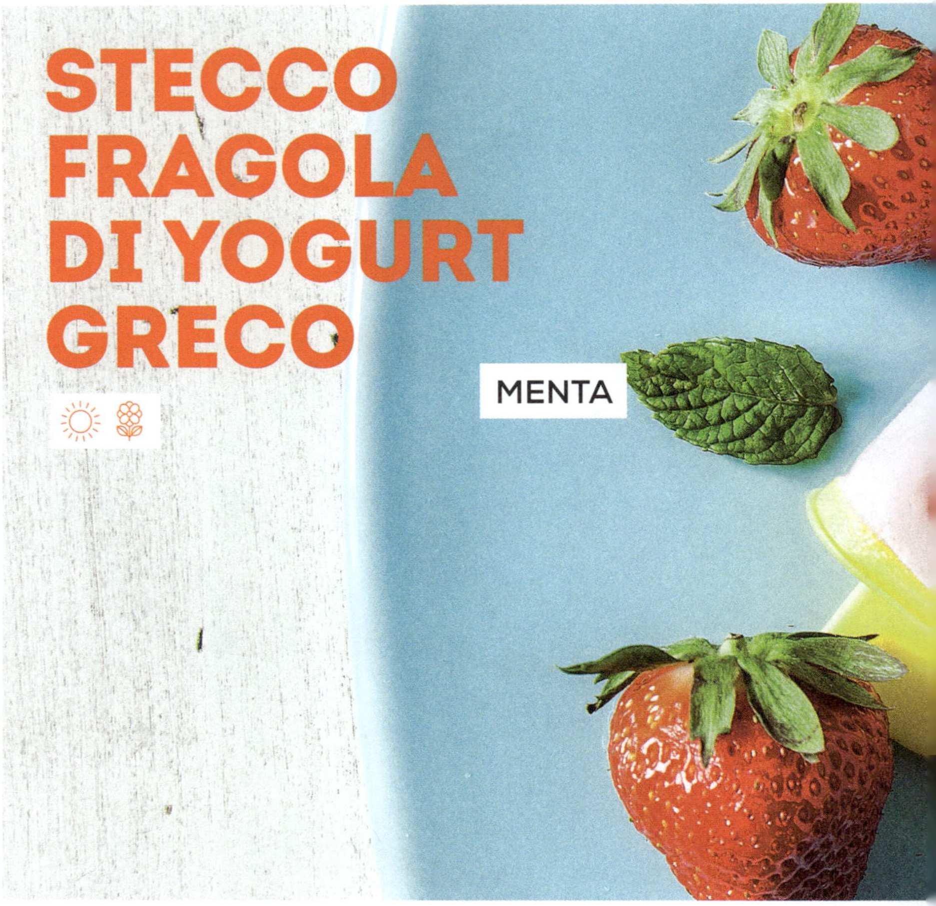

Mondare le fragole e tagliarne 4 a fette sottili. Frullare lo yogurt con le altre 4 fragole, qualche fogliolina di menta, lo zucchero di cocco, le *zest* e il succo del limone. Riempire gli stampini da ghiaccioli cercando di fare aderire le fettine di fragola ai bordi, così da decorare il gelato. Congelare per almeno un'ora.

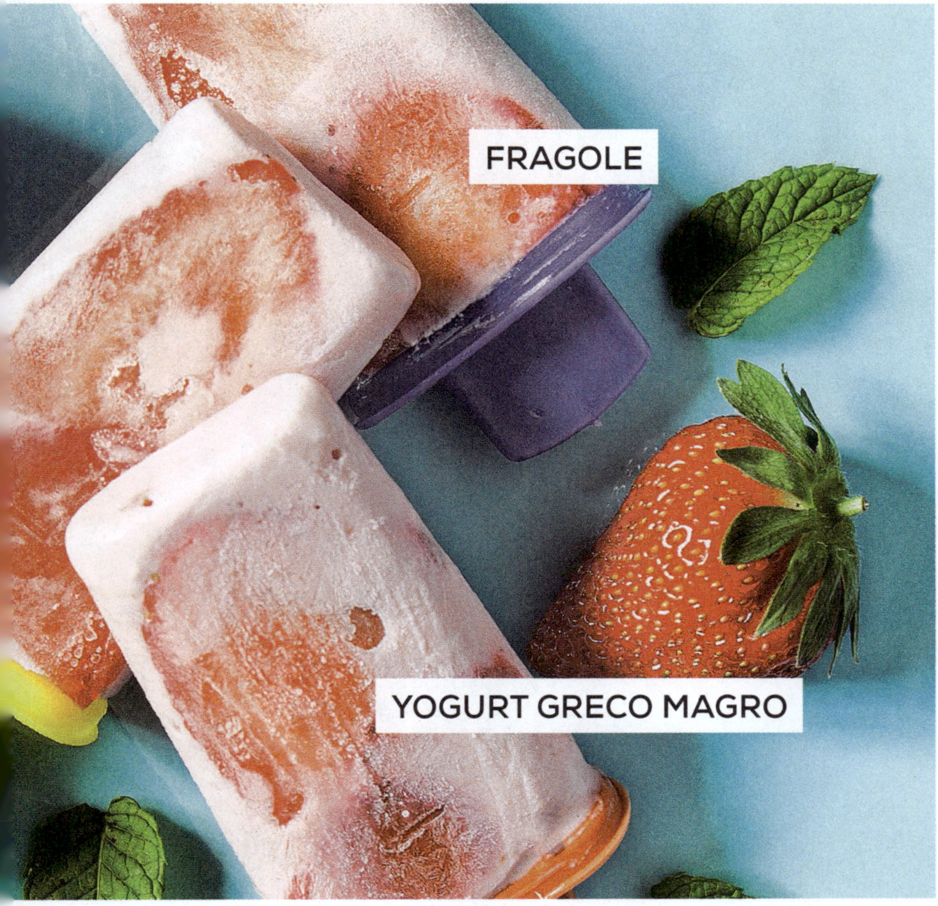

PER 4 PERSONE

Preparazione: 5 minuti
+ 1-2 ore
Difficoltà: 1

CONSIGLIATA PER:

SCONSIGLIATA PER:

INGREDIENTI

150 g di yogurt greco magro
40 g di zucchero di cocco
8 fragole
½ limone biologico
menta q.b.

ZABAIONE AL COCCO

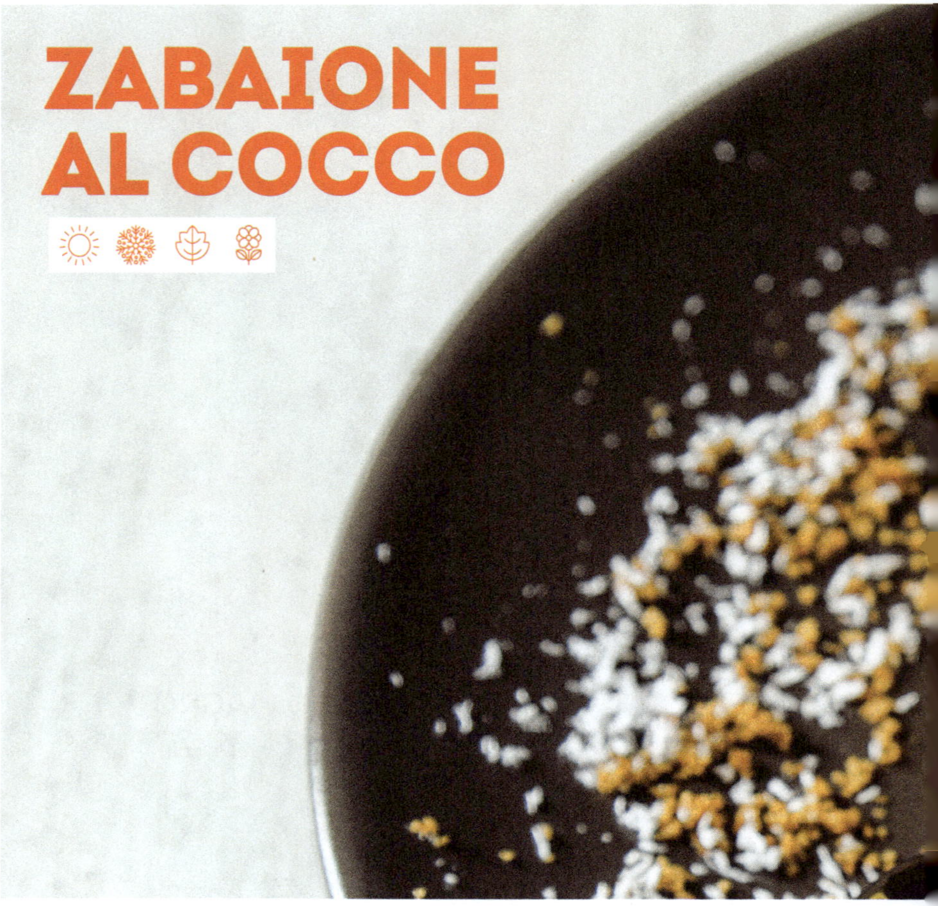

Polverizzare lo zucchero di cocco e montarlo con i tuorli in un pentolino, finché non si formerà una crema gonfia e spumosa, quasi bianca. Unire poi poco a poco il latte di cocco, sempre sbattendo per fare assorbire bene il liquido. Quando tutti gli ingredienti saranno ben amalgamati, immergere il pentolino a bagnomaria in un'altra pentola più grande che lo contenga, riempita di acqua caldissima, ma che non deve raggiungere mai il bollore. Mescolare con la frusta per circa 10-15 minuti, fin quando la crema tenderà a gonfiarsi, addensarsi e diventerà vellutata. Togliere lo zabaione dal fuoco e servirlo immediatamente. Se si preferisce gustarlo freddo, bisognerà continuare a mescolarlo di tanto in tanto, fino al completo raffreddamento, per evitare che impazzisca.

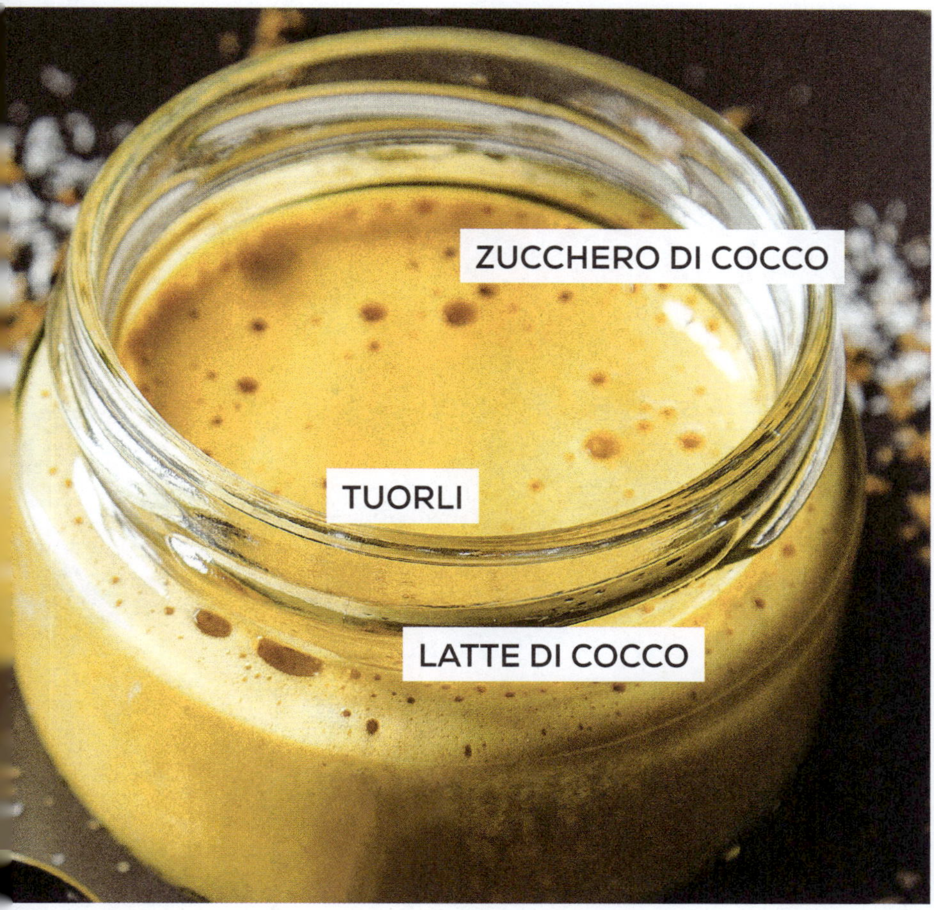

PER 2 PERSONE

Preparazione: 5 minuti
Cottura: 10-15 minuti
Difficoltà: 3

CONSIGLIATA PER:

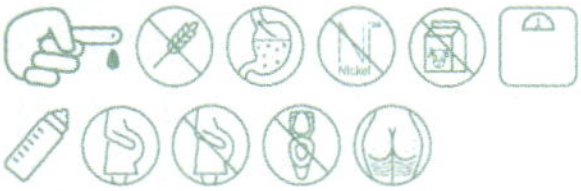

INGREDIENTI

4 tuorli
80 g di zucchero di cocco
50 ml di latte di cocco

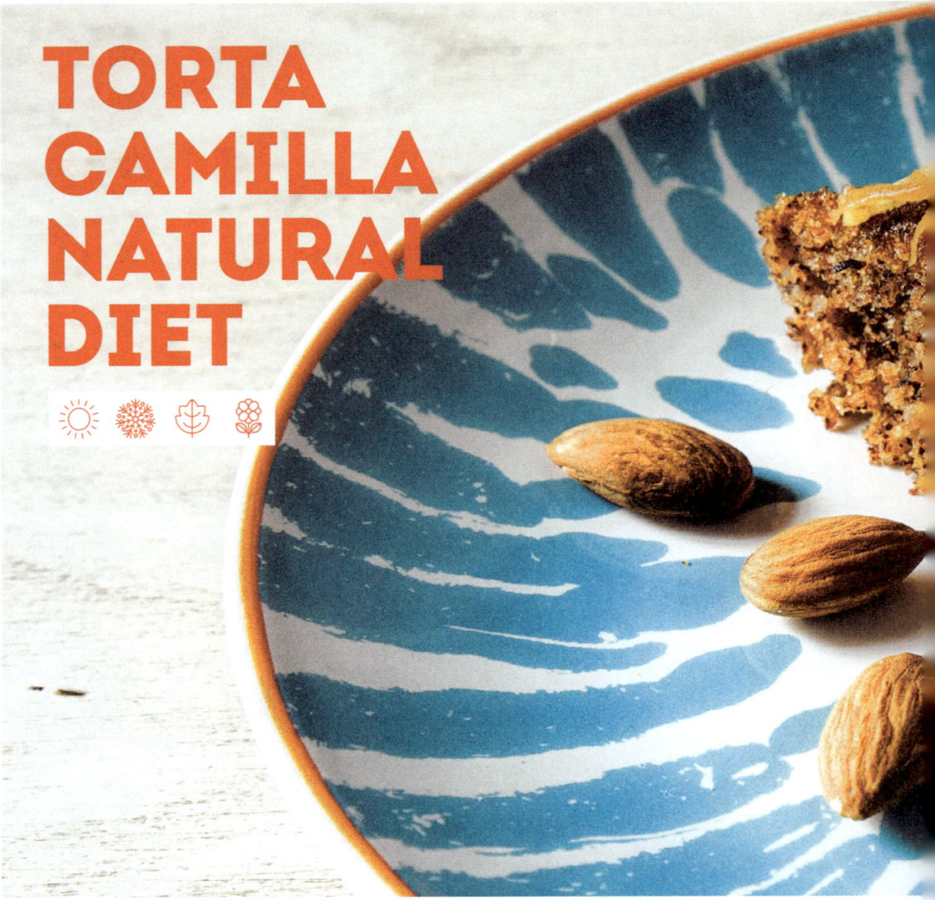

TORTA CAMILLA NATURAL DIET

Montare i tuorli con lo zucchero. Aggiungere le *zest* del limone grattugiate fini e la farina di riso setacciata con il bicarbonato e la cannella. Pelare le carote e tritarle finemente, poi aggiungerle al composto. Polverizzare le mandorle fino a ottenere una farina e amalgamarle alla preparazione. Montare gli albumi a neve fermissima e incorporarli delicatamente con una spatola, con movimenti dal basso verso l'alto, prestando molta attenzione a non smontarli. Versare in uno stampo in silicone e cuocere per 50 minuti in forno statico preriscaldato a 180 °C.

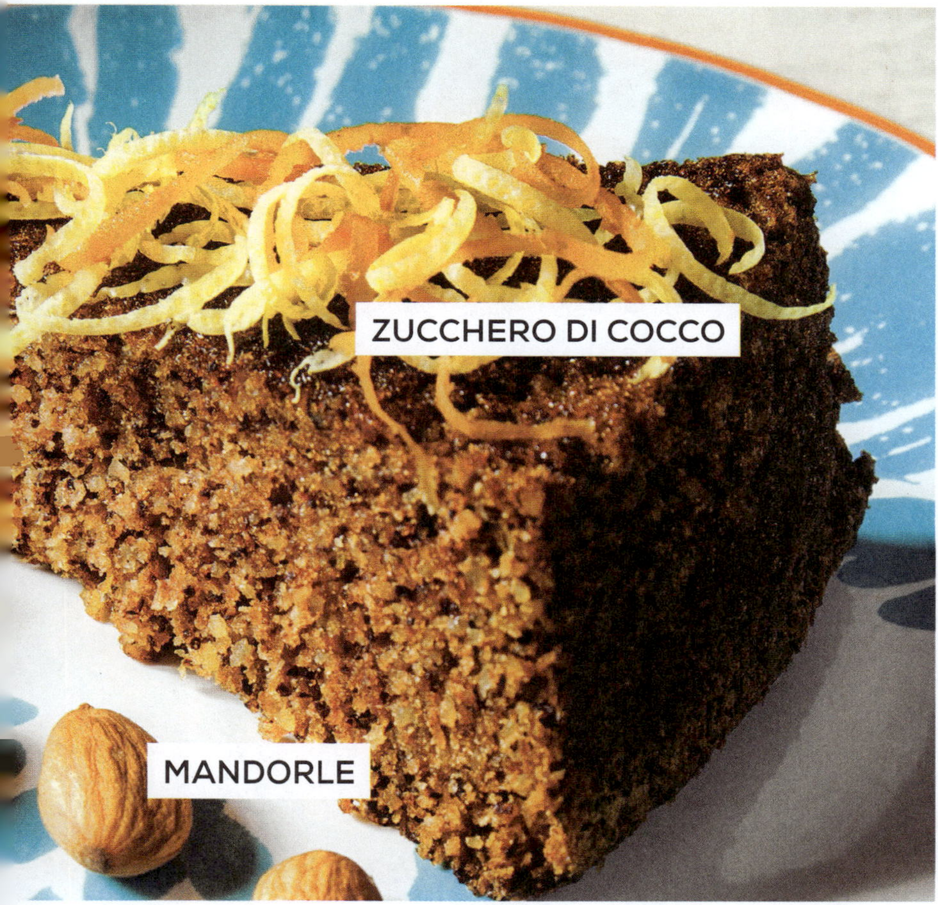

PER 2 PERSONE

Preparazione: 15 minuti
Cottura: 50 minuti
Difficoltà: 2

CONSIGLIATA PER:

SCONSIGLIATA PER:

INGREDIENTI

300 g di mandorle
300 g di zucchero di cocco
250 g di carote
75 g di farina di riso
5 uova grandi
1 limone biologico
1 cucchiaino di bicarbonato di sodio
1 cucchiaino di cannella

CHEESECAKE PISTACCHIO E LAMPONE

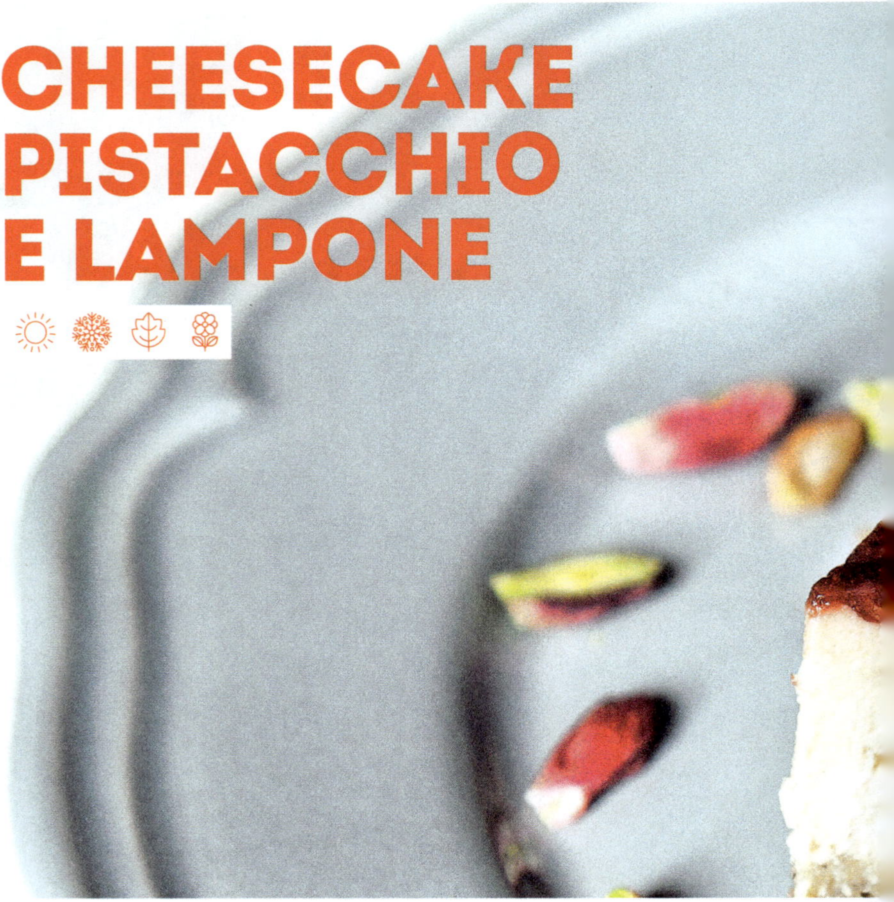

Preriscaldare il forno statico a 180 °C. Tritare finemente i pistacchi in un robot da cucina. Unire lo zucchero di cocco e frullare. Aggiungere le farine di riso e grano saraceno, continuando a frullare per amalgamare gli ingredienti. Proseguire con l'uovo e l'olio di cocco. Sgranare il composto in uno stampo a cerniera foderato sia sul fondo sia ai lati con della carta da forno e compattare poi con le mani. Per la crema, in una terrina lavorare con le fruste lo yogurt, le uova, lo zucchero di cocco e il cucchiaio di amido di riso setacciato. Versare il composto sulla base di frolla e ricoprire poi con la marmellata di lamponi. Cuocere per 35-45 minuti, valutando la cottura dopo la prima mezz'ora.

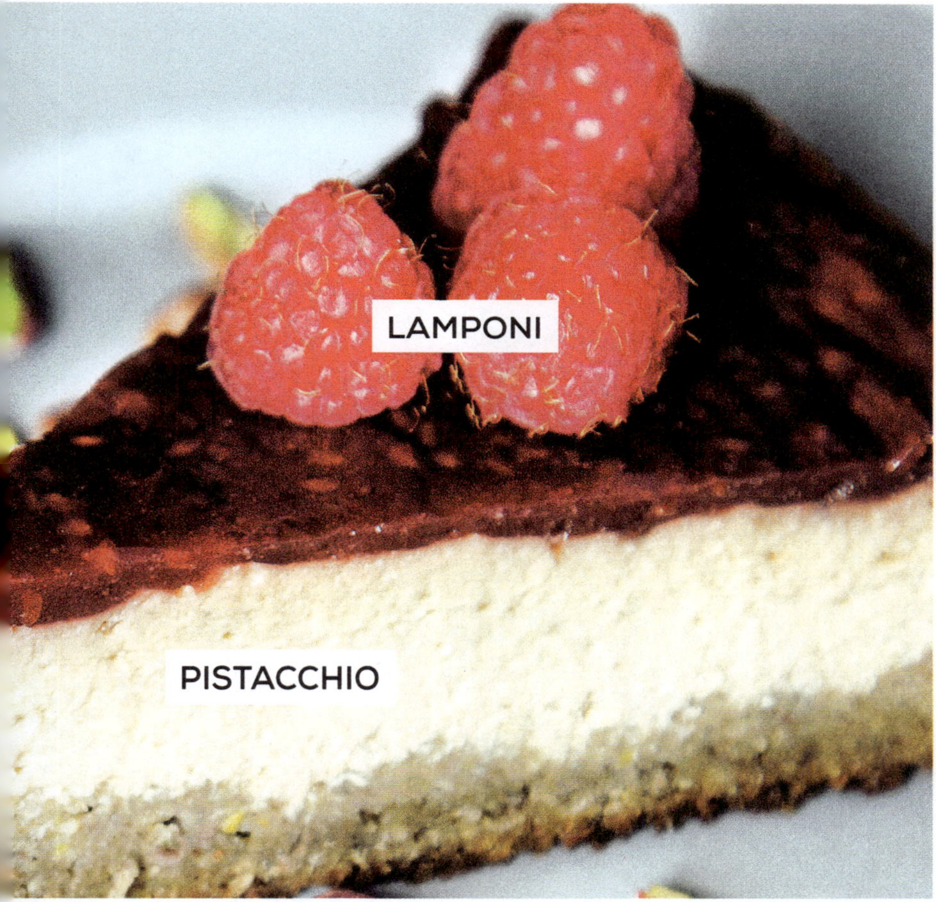

STAMPO DA 24 CM

Preparazione: 15 minuti
Cottura: 35-45 minuti
Difficoltà: 2

CONSIGLIATA PER:

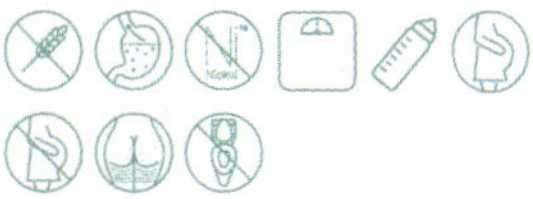

SCONSIGLIATA PER:

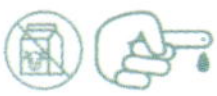

INGREDIENTI

Per la frolla:

- 100 g di farina di riso
- 80 g di zucchero di cocco
- 50 g di pistacchi
- 50 g di farina di grano saraceno
- 20 g di olio di cocco
- 1 uovo

Per la crema:

- 900 g di yogurt greco magro
- 360 g di zucchero di cocco
- 4 uova
- 1 cucchiaio di amido di riso

Per il topping:

- 240 g di marmellata di lamponi al 100%

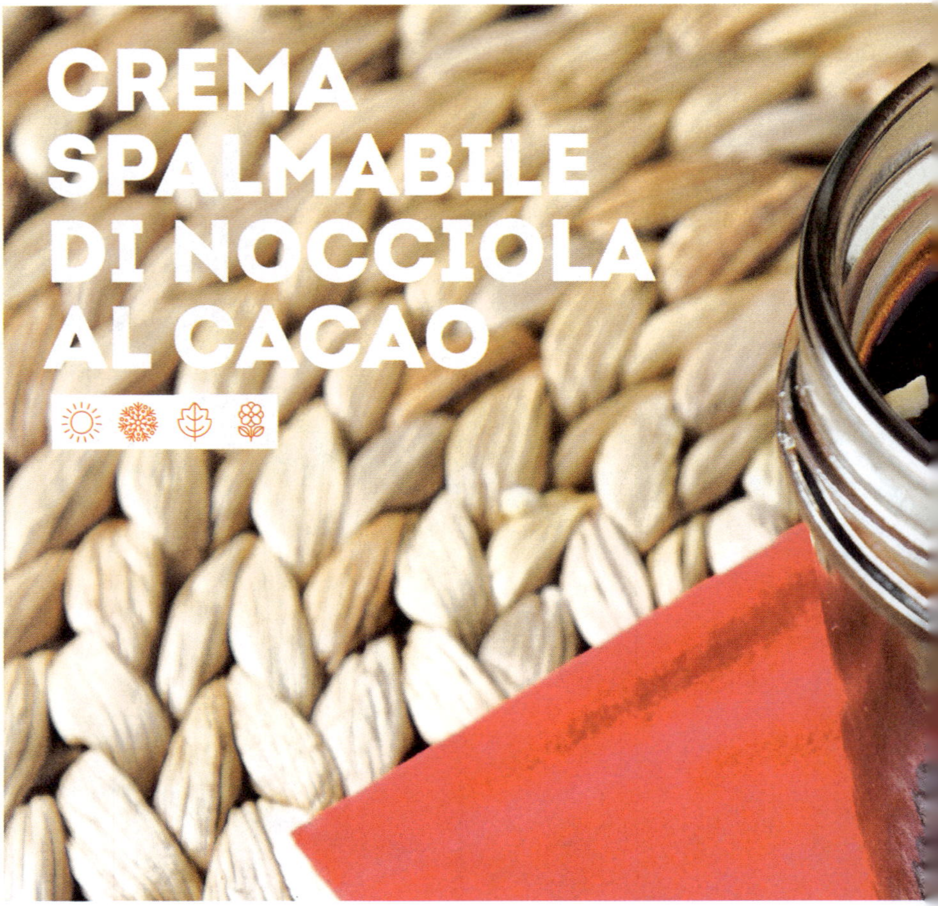

CREMA SPALMABILE DI NOCCIOLA AL CACAO

Polverizzare lo zucchero di cocco fino a farlo diventare a velo con un frullatore ad alta velocità o con un macinacaffè. Unire l'olio di cocco, continuando a frullare. Aggiungere poi il cacao amaro e infine la pasta di nocciole pura. Se si gradisce una consistenza *crunchy* unire anche la granella di nocciole tostate, poi trasferire in un vasetto.
Se non si riesce a reperire la pasta di nocciole pura, prepararla in questo modo: tostare 200 g di nocciole e tritarle finemente con un frullatore ad alta velocità per circa 15 minuti. Aggiungere eventualmente 30 g di olio di cocco.

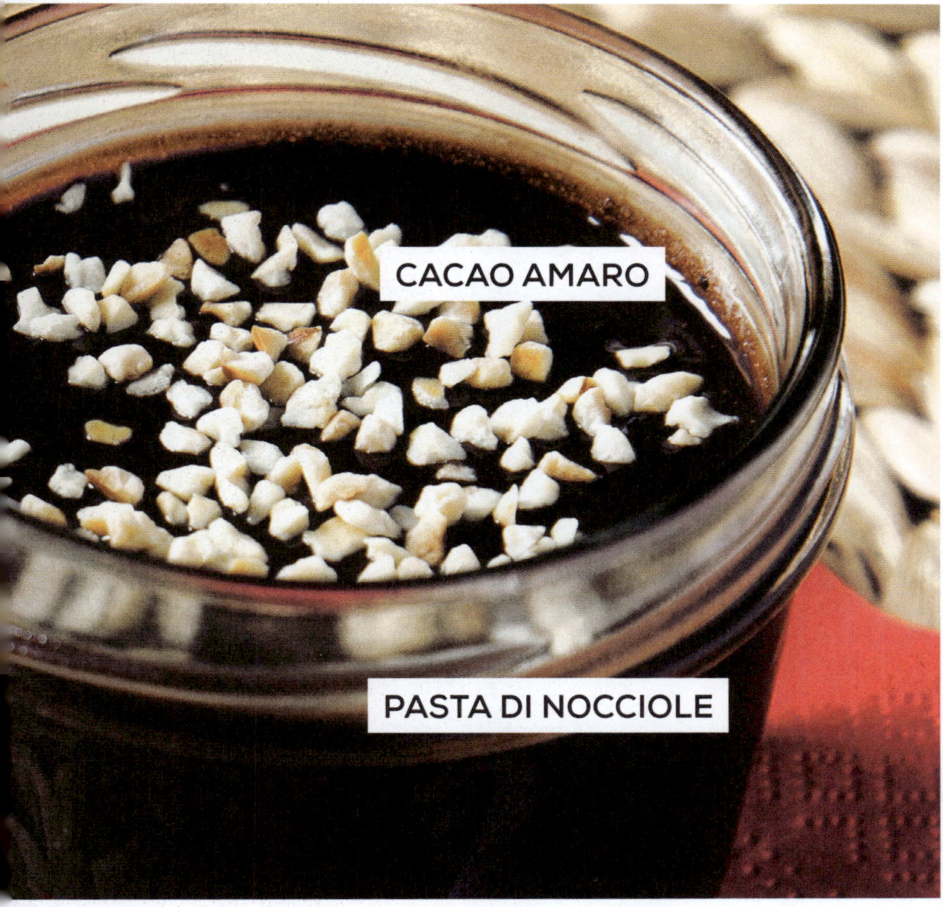

PER 1 VASETTO

Preparazione: 15 minuti
+ eventuali 15 minuti
per creare la pasta
di nocciole pura
Difficoltà: 1

CONSIGLIATA PER:

SCONSIGLIATA PER:

INGREDIENTI

200 g di pasta di nocciole pura
(oppure 200 g di nocciole pelate
+ olio di cocco q.b.)
50 g di cacao amaro
100 g di zucchero di cocco
20 g di olio di cocco
granella di nocciole tostate (facoltativa)

BISCOTTI RIPIENI DI MELA E CANNELLA

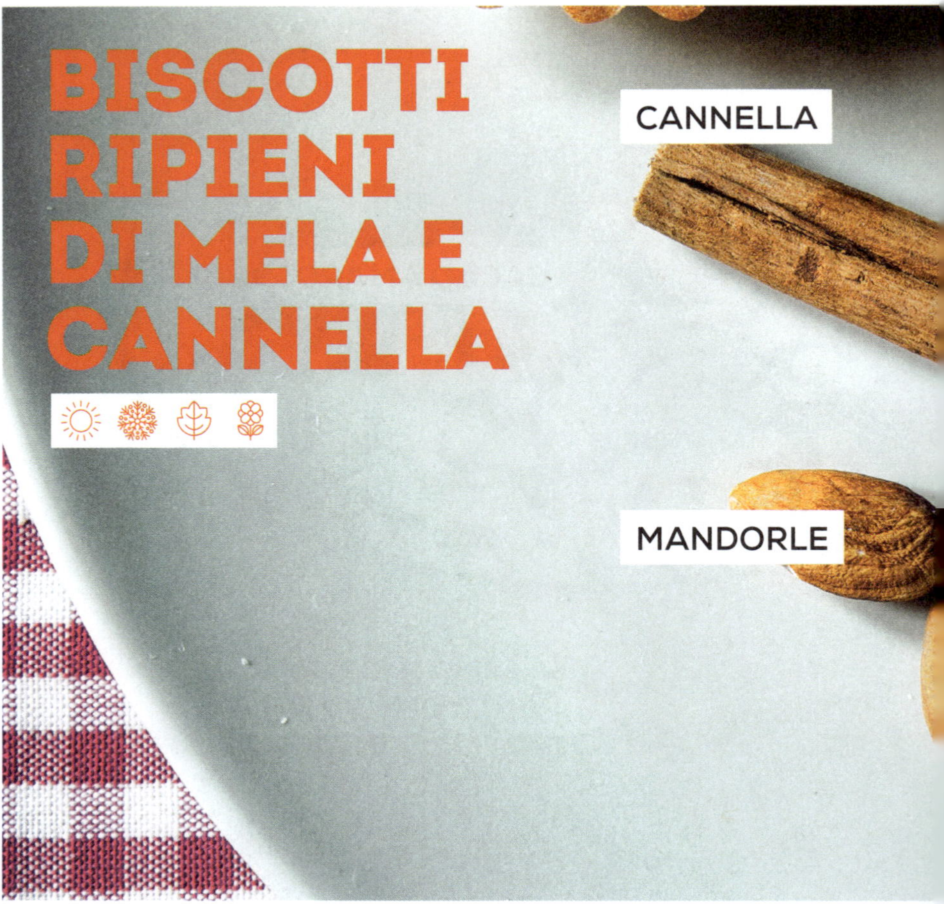

Tritare per 10-20 minuti le mandorle con l'olio nel mixer fino a ottenere una sorta di burro. Continuando a frullare, unire zucchero, farina, bicarbonato, cannella polverizzata e le zest dell'arancia, poi il burro di cocco e le uova, uno alla volta. Versare in una terrina e lavorare con le mani. Coprire con la pellicola per alimenti e tenere in frigo per mezz'ora. Per il ripieno mondare le mele, tagliarle a dadini e farle saltare in una padella antiaderente ben calda. Quando avranno preso colore, sfumare con il succo filtrato dell'arancia; in una terrina unire le mele, lo zucchero e un cucchiaino di cannella polverizzata. Riprendere la frolla, stenderla, poi rivestire gli stampini antiaderenti per tartellette. Riempire ognuno con un cucchiaio di composto e chiudere con un altro strato di frolla. Sigillare bene e con uno stuzzicadenti fare dei forellini su ogni dolcetto. Cuocere in forno ventilato preriscaldato a 180 °C per 25 minuti.

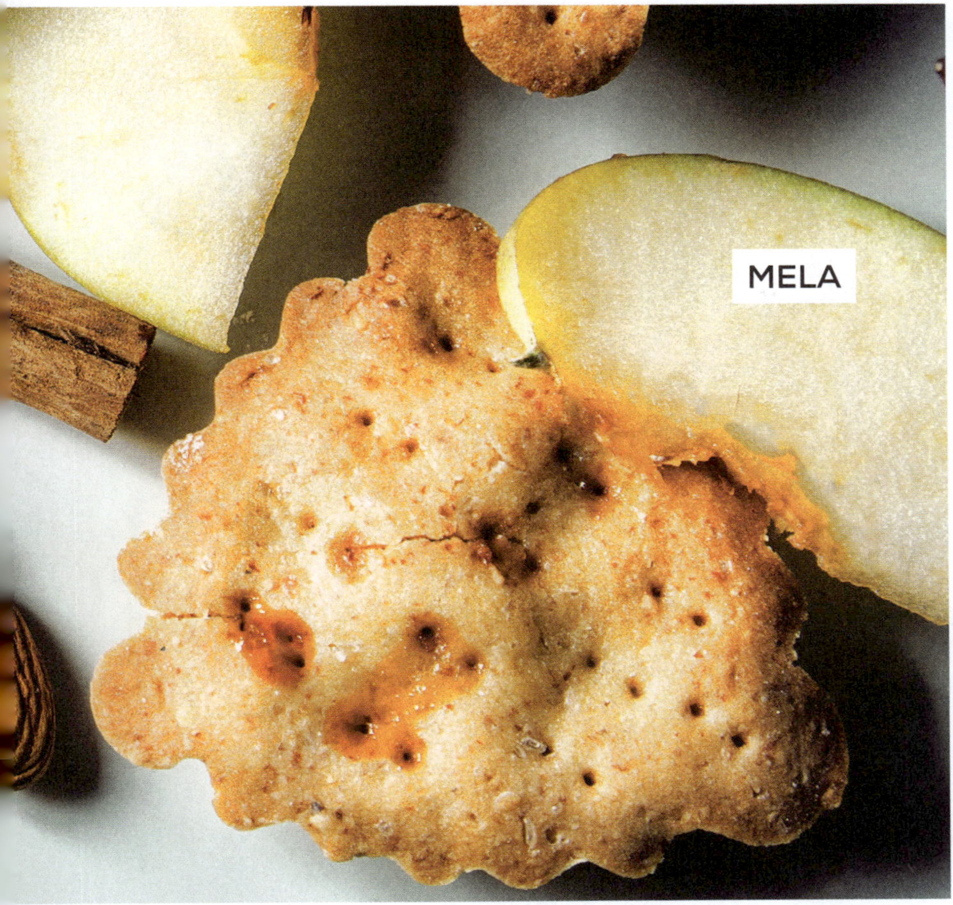

265

PER 20 BISCOTTI

Preparazione: 30 minuti
Cottura: 25 minuti
Difficoltà: 3

CONSIGLIATA PER:

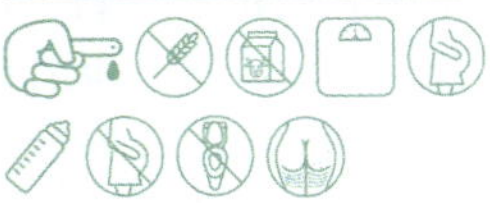

SCONSIGLIATA PER:

INGREDIENTI

Per la frolla:

300 g di farina di riso
100 g di zucchero di cocco
100 g di mandorle pelate
50 g di olio di cocco
2 uova
1 cucchiaino di bicarbonato di sodio
1 arancia biologica (zest)
½ stecca di cannella

Per il ripieno:

2 mele renette
1 arancia biologica (succo)
1 cucchiaio di zucchero di cocco
½ stecca di cannella

CROSTATA ALLA CILIEGIA E FROLLA DI ANACARDI

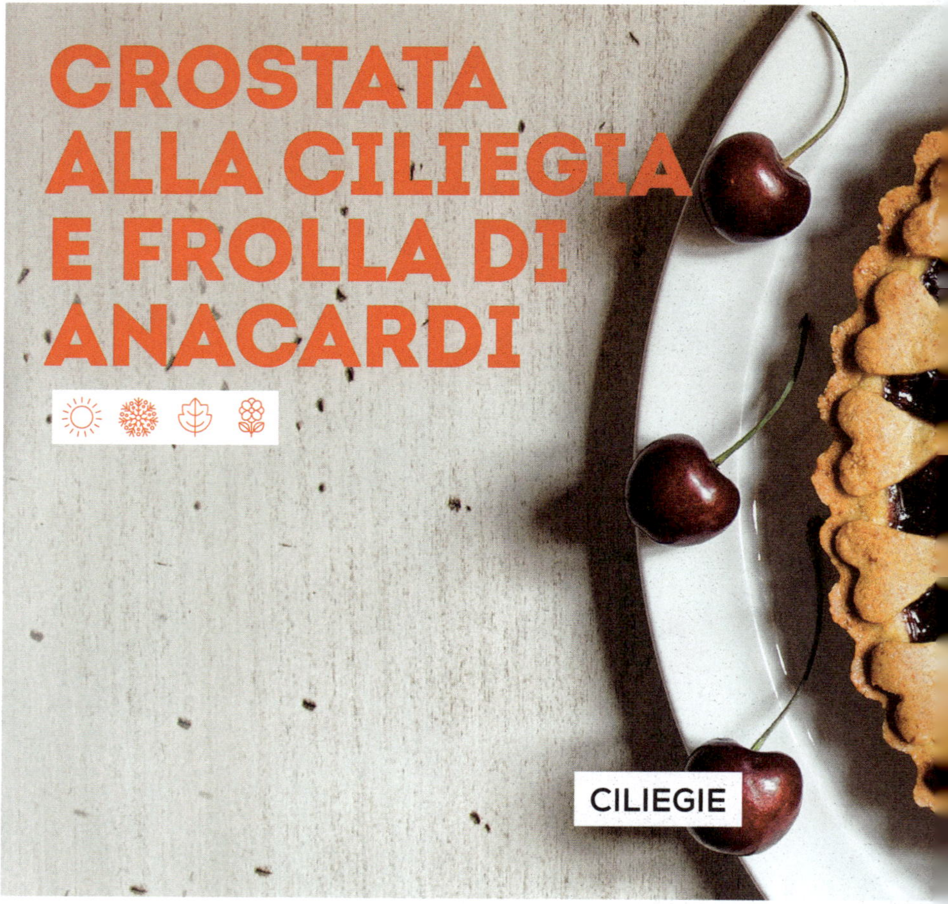

In un robot da cucina, tritare a lungo gli anacardi fino a ottenere un composto denso e cremoso. Aggiungere lo zucchero e continuare a frullare, unendo i semi della bacca di vaniglia e la farina di riso, poi l'olio di cocco e infine le uova, uno alla volta. Versare il composto in una terrina e compattarlo con le mani. Coprire con la pellicola per alimenti e far riposare in frigo per mezz'ora. Preriscaldare il forno statico a 180 °C. Prendere la frolla e stenderla tra due fogli di carta da forno. Coprire uno stampo antiaderente per crostate con la frolla e forare la base con i rebbi di una forchetta. Riempire con la marmellata di ciliegie e decorare a piacere con la frolla rimasta. Cuocere per 35 minuti. Una volta fredda guarnire con qualche ciliegia fresca (fa sempre un grande effetto!).

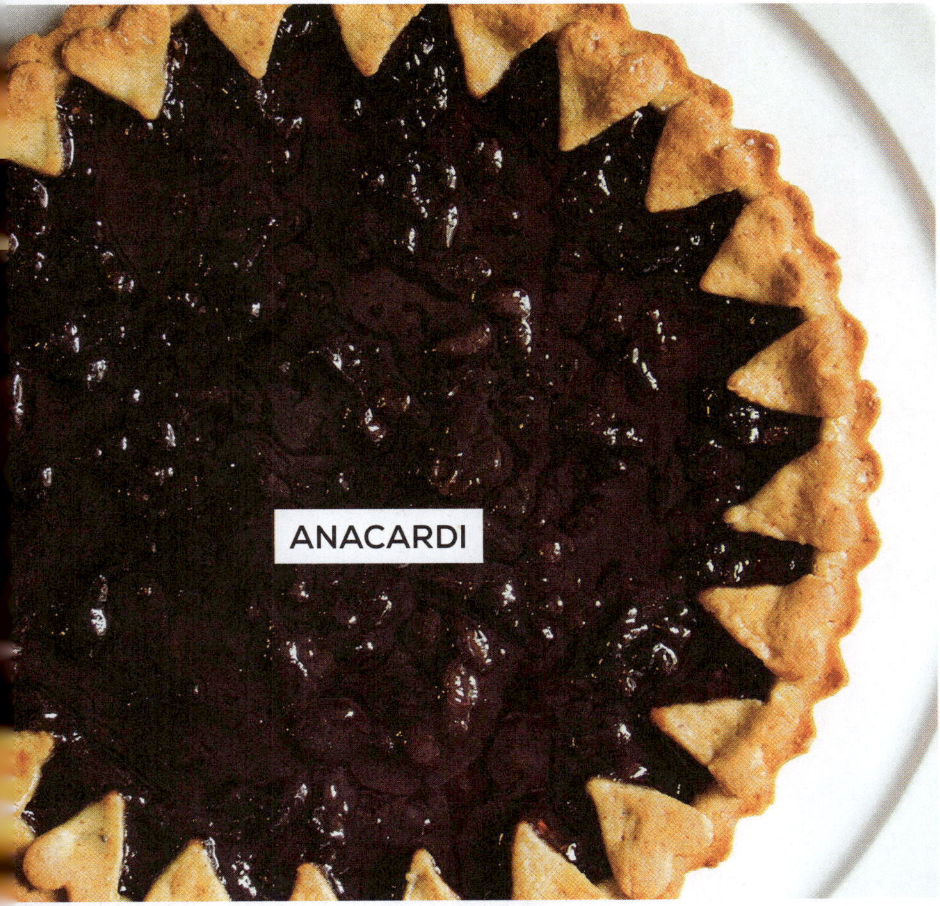

ANACARDI

STAMPO DA 24 CM

Preparazione: 25 minuti + 30 minuti di riposo in frigo della frolla
Cottura: 35 minuti
Difficoltà: 2

CONSIGLIATA PER:

SCONSIGLIATA PER:

INGREDIENTI

Per la frolla:
300 g di farina di riso
100 g di zucchero di cocco
100 g di anacardi
50 g di olio di cocco
2 uova
1 bacca di vaniglia

Per il ripieno:
250 g di marmellata 100% ciliegie

CENTRIFUGATI, SHAKE ED ESTRATTI

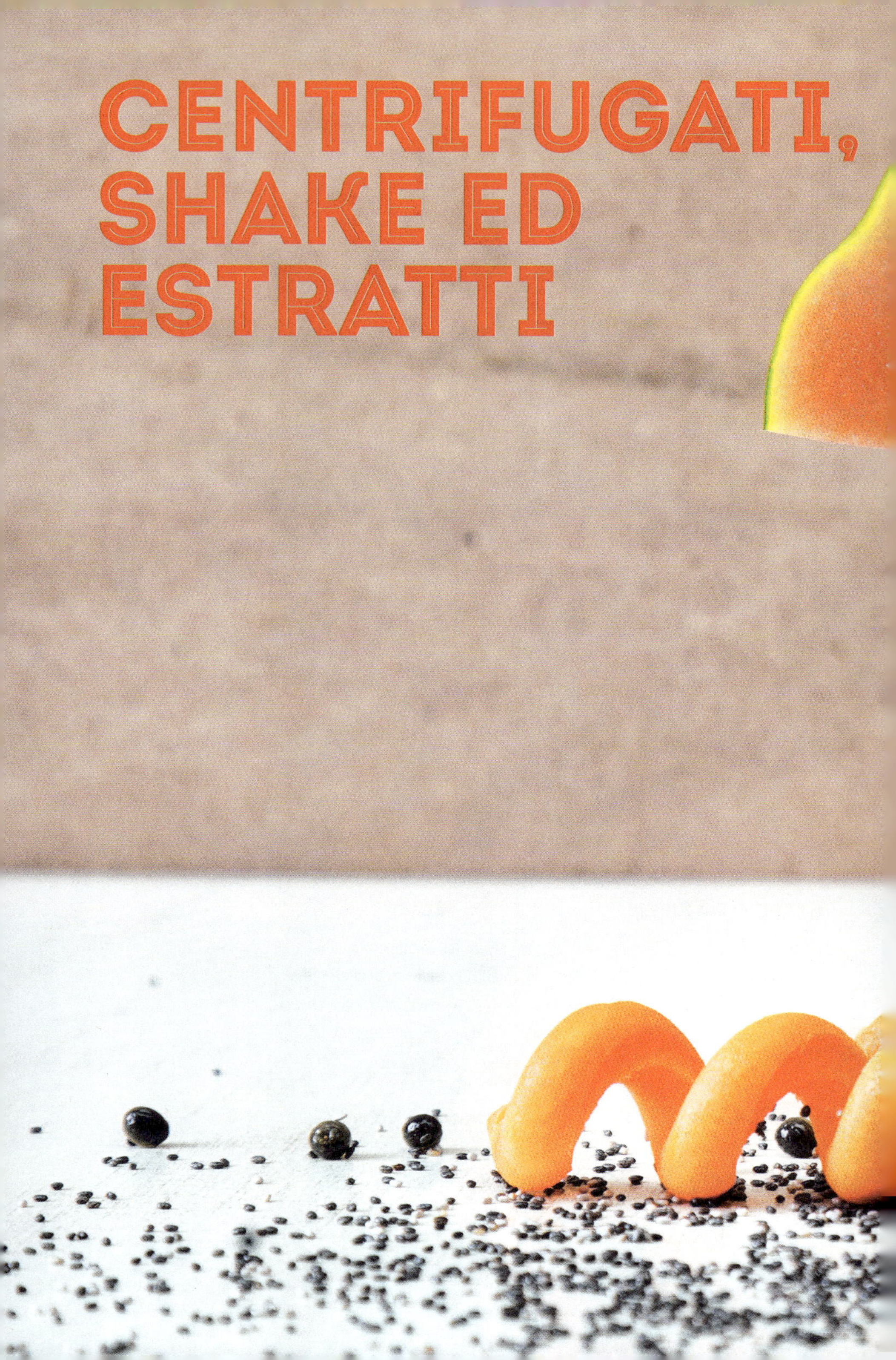

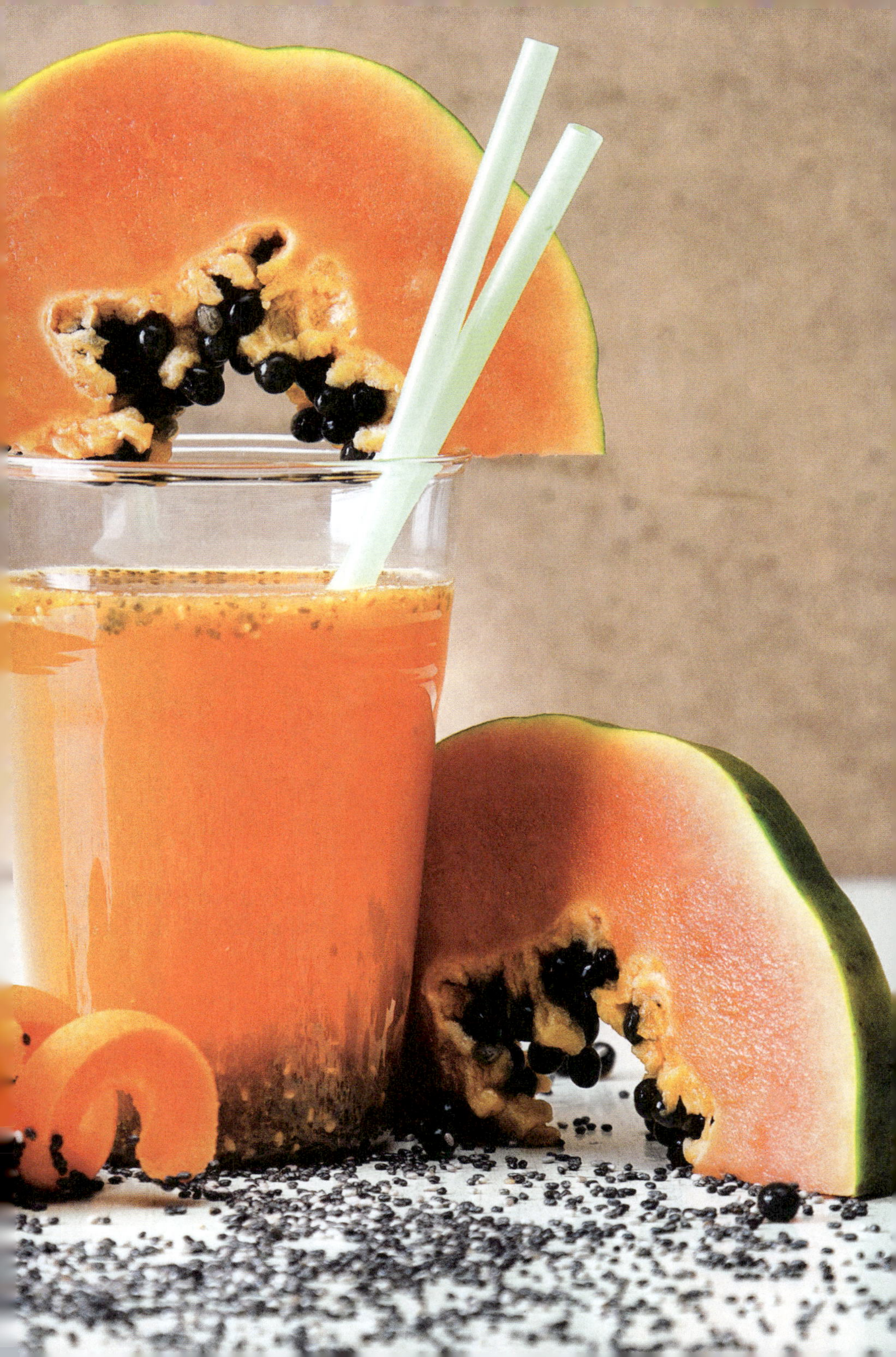

CAMILLA

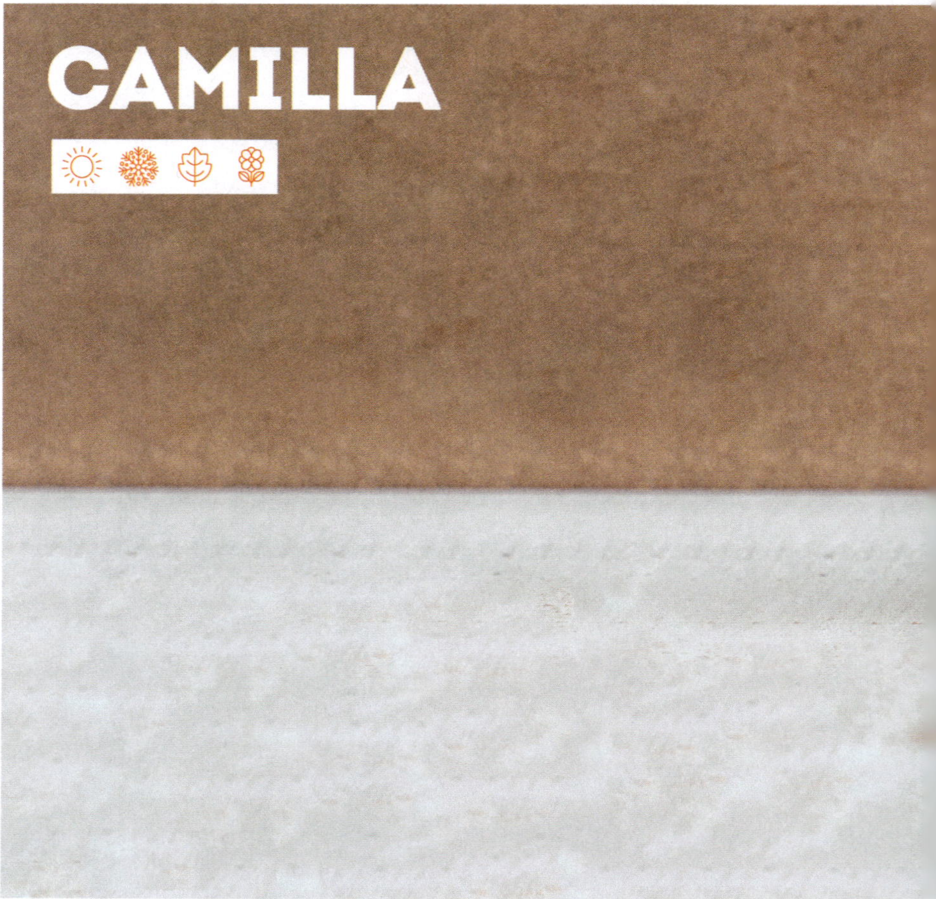

Centrifugare le carote. Pelare a vivo le arance e frullarle, in un frullatore ad alta velocità, con il succo di carota, le mandorle e la cannella.

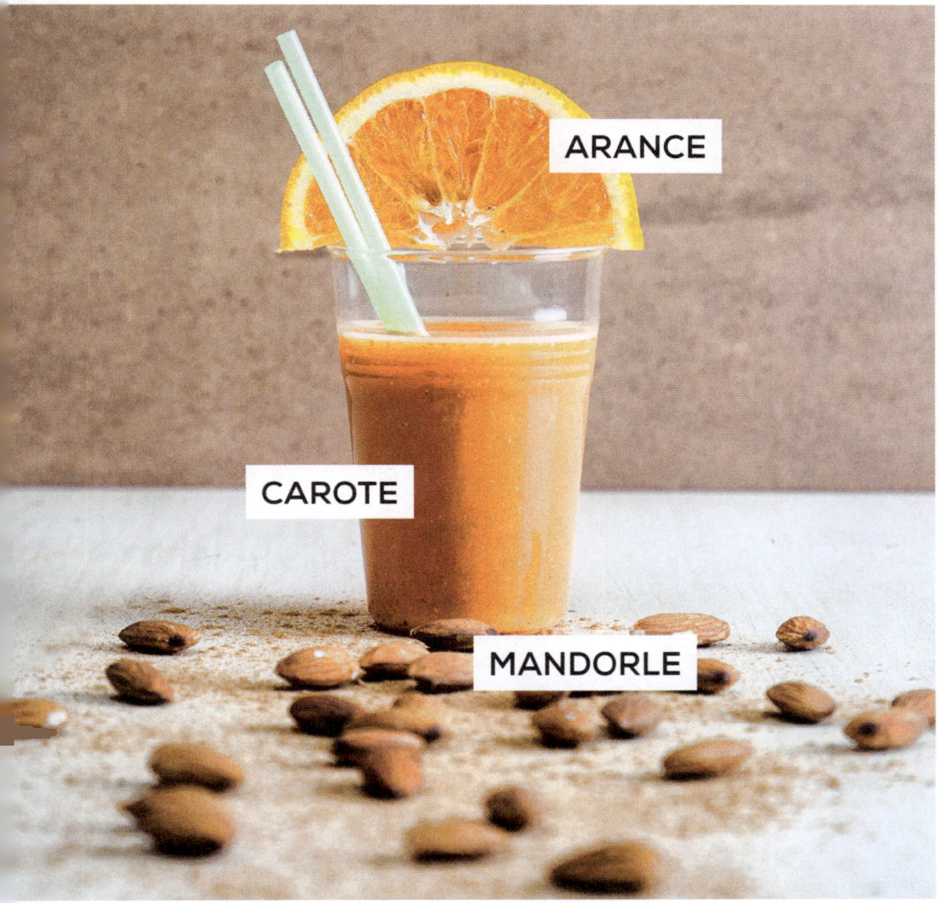

PER 1 PERSONA

Preparazione: 10 minuti
Difficoltà: 1

CONSIGLIATA PER:

SCONSIGLIATA PER:

INGREDIENTI

2 carote
2 arance biologiche
100 g di mandorle tostate
½ cucchiaino di cannella

DRINK GREEN

Mondare la frutta e le verdure: pelare a vivo il lime e lasciare invece la buccia a sedano, cetriolo e mela. Utilizzando un estrattore, ottenere un succo verde profumatissimo.

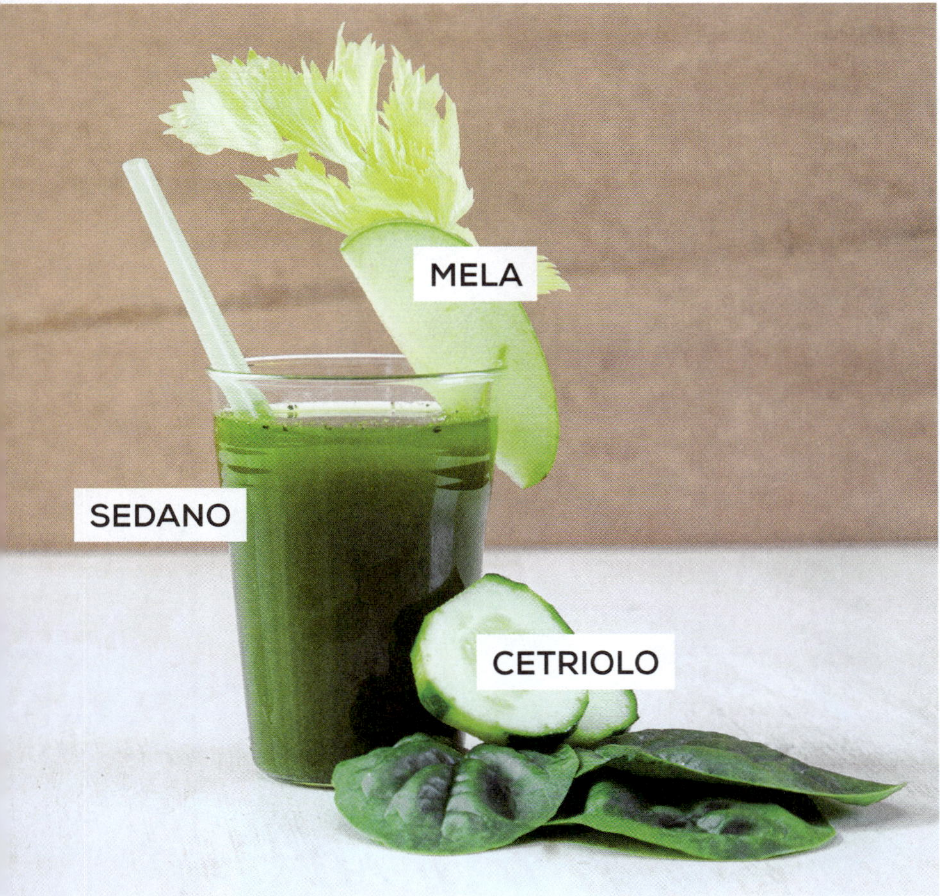

PER 1 PERSONA

Preparazione: 5 minuti
Difficoltà: 1

CONSIGLIATA PER:

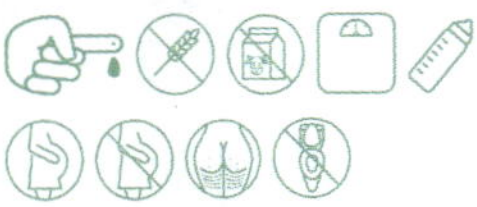

SCONSIGLIATA PER:

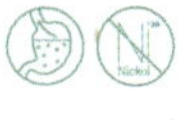

INGREDIENTI

2 coste di sedano
1 cetriolo
1 mela verde
1 lime biologico
10-15 foglie di spinaci freschi

LA VIE EN ROSE

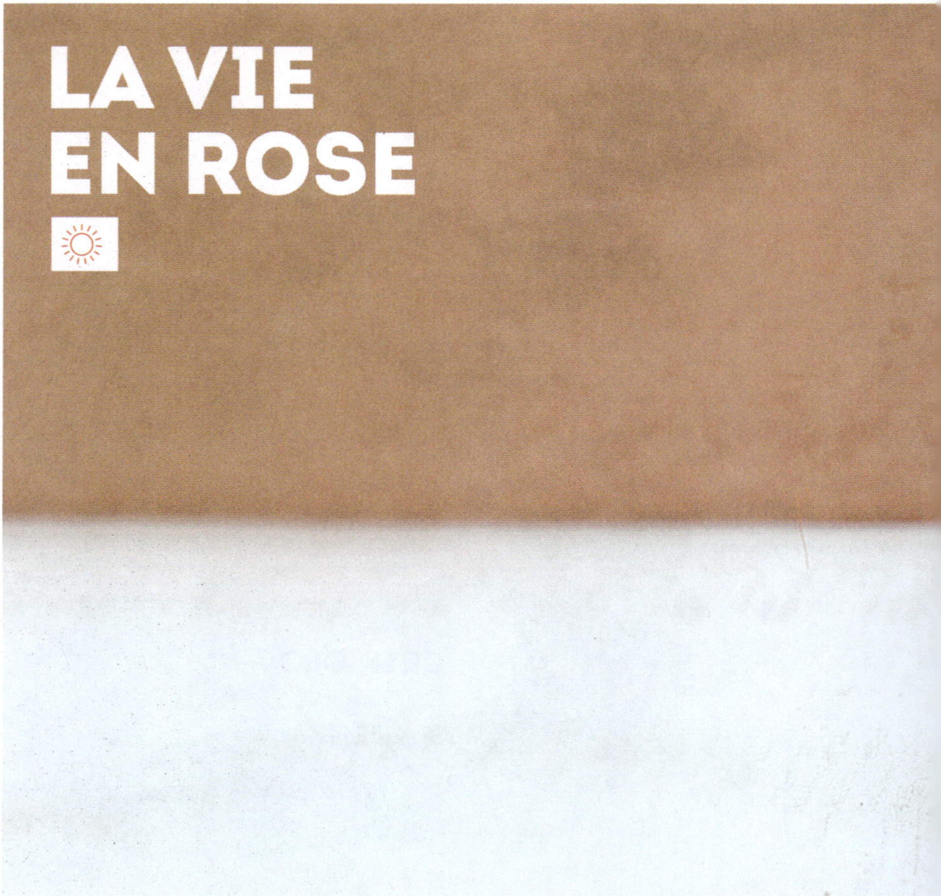

Pelare a vivo l’arancia e frullarla con i lamponi. Setacciare il succo per eliminare i semini dei lamponi, poi unire il latte di cocco e frullare per mescolare il tutto.

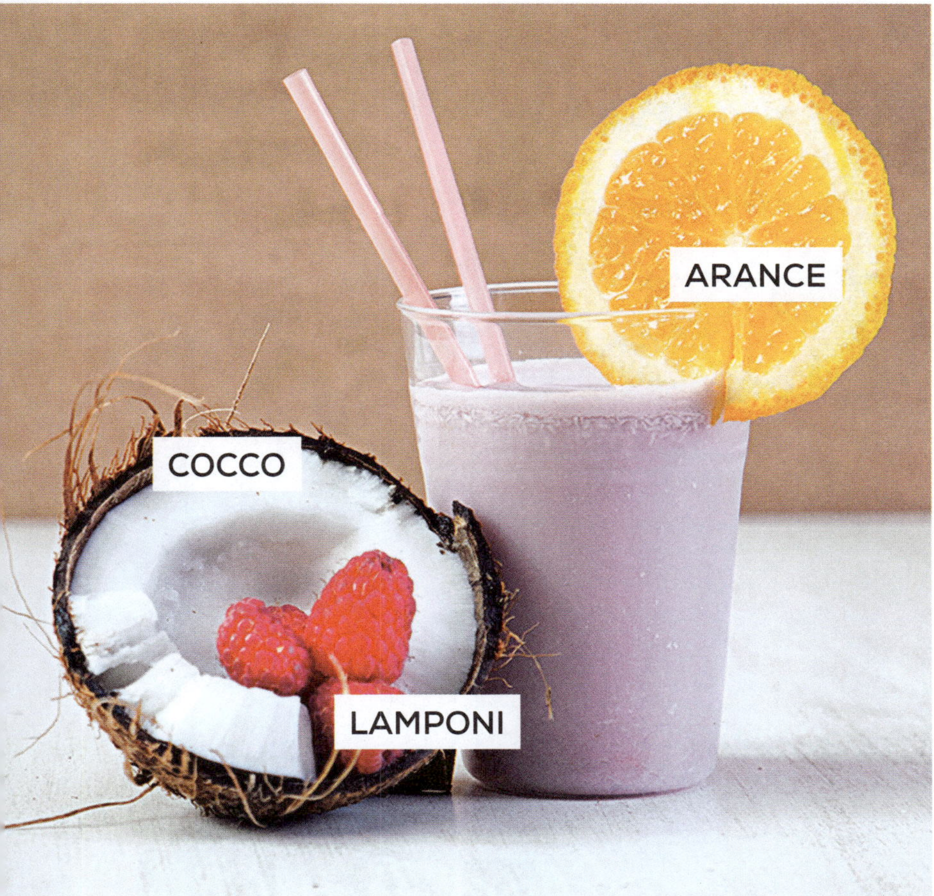

PER 1 PERSONA

Preparazione: 10 minuti
Difficoltà: 1

CONSIGLIATA PER:

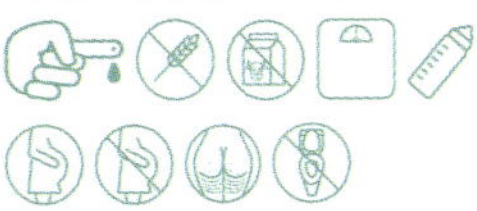

SCONSIGLIATA PER:

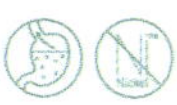

INGREDIENTI

1 arancia biologica
125 g di lamponi
150 ml di latte di cocco

SUMMER CHRISTMAS

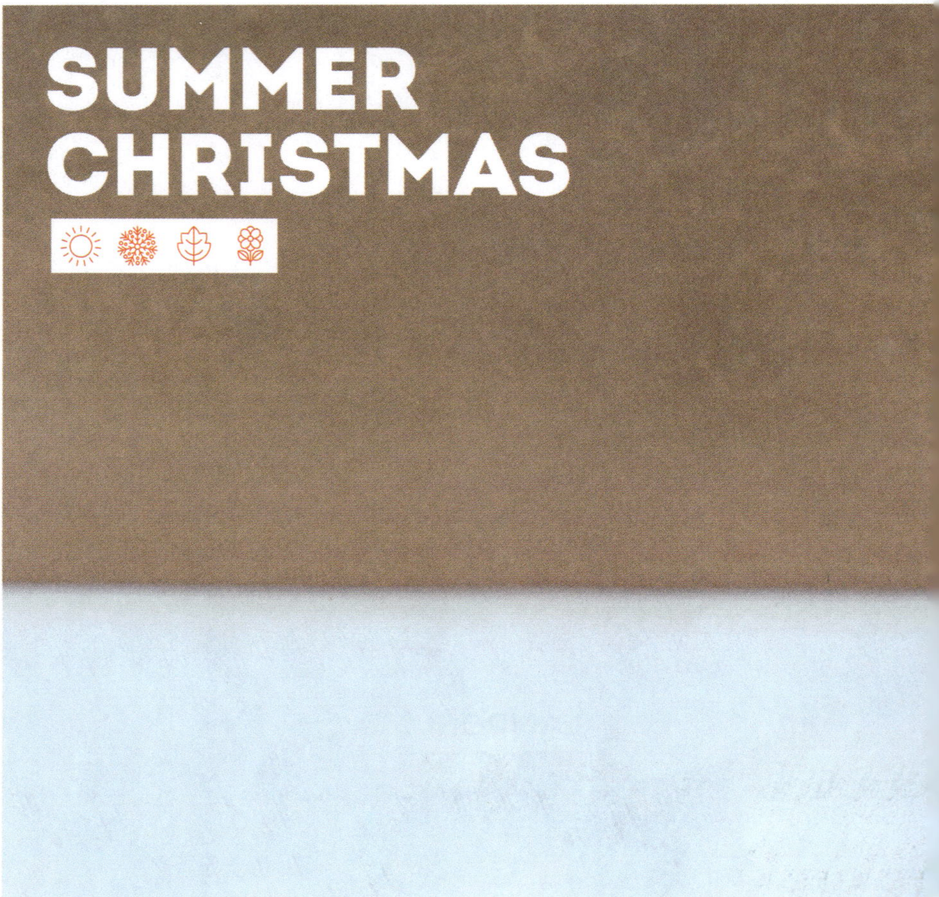

Mondare l'ananas, lasciando il gambo centrale. Centrifugarlo e frullare il succo ottenuto con il cacao amaro, il latte di cocco e le foglioline di menta.

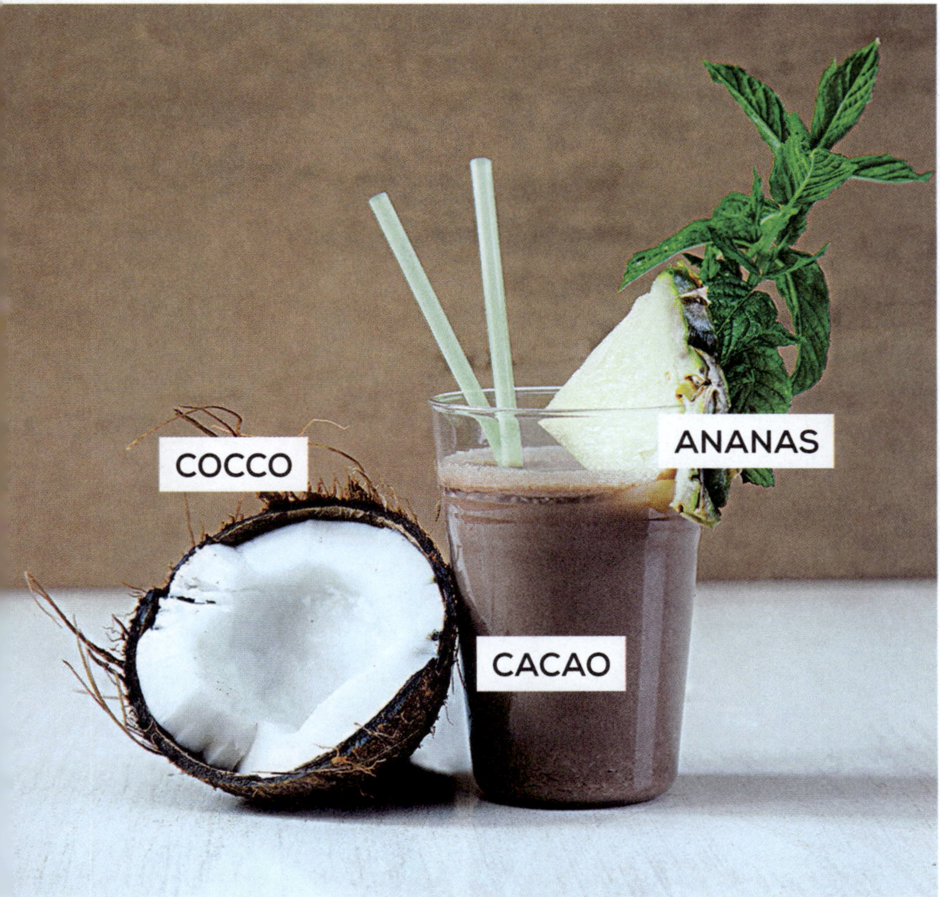

PER 1 PERSONA

Preparazione: 10 minuti
Difficoltà: 1

CONSIGLIATA PER:

SCONSIGLIATA PER:

INGREDIENTI

¼ di ananas fresco
15 g di cacao amaro
5 foglioline di menta
100 ml di latte di cocco

NATURAL SWEET

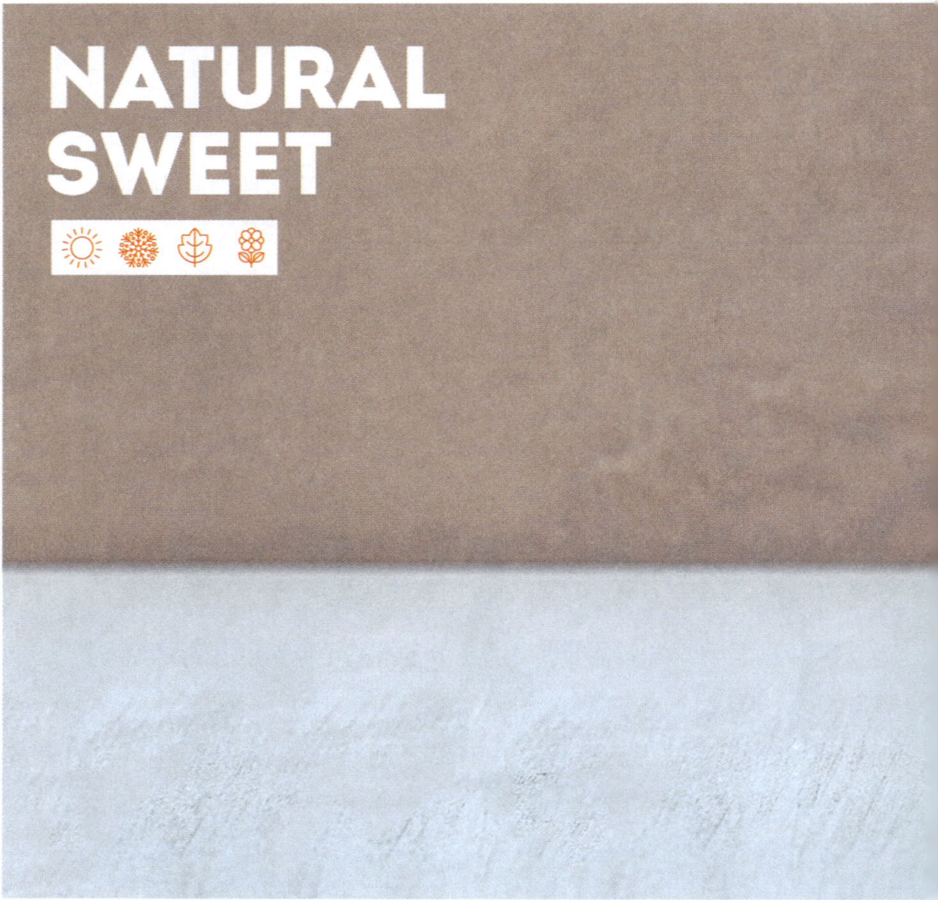

Mondare e tagliare a pezzi la frutta e la verdura. Con l'uso di un estrattore, ricavarne un succo ambrato naturalmente dolce, senza l'aggiunta di zuccheri.

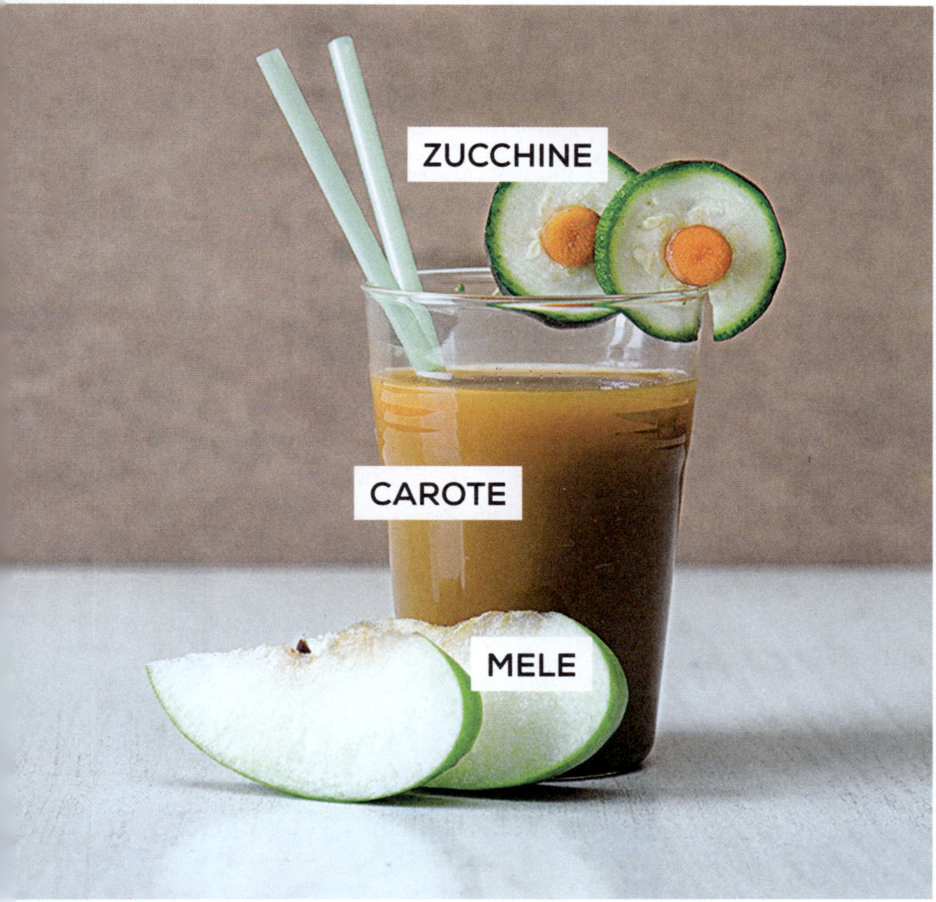

PER 1 PERSONA

Preparazione: 5 minuti
Difficoltà: 1

CONSIGLIATA PER:

SCONSIGLIATA PER:

INGREDIENTI

3 carote
2 mele verdi
2 zucchine

IN GOLD WE TRUST

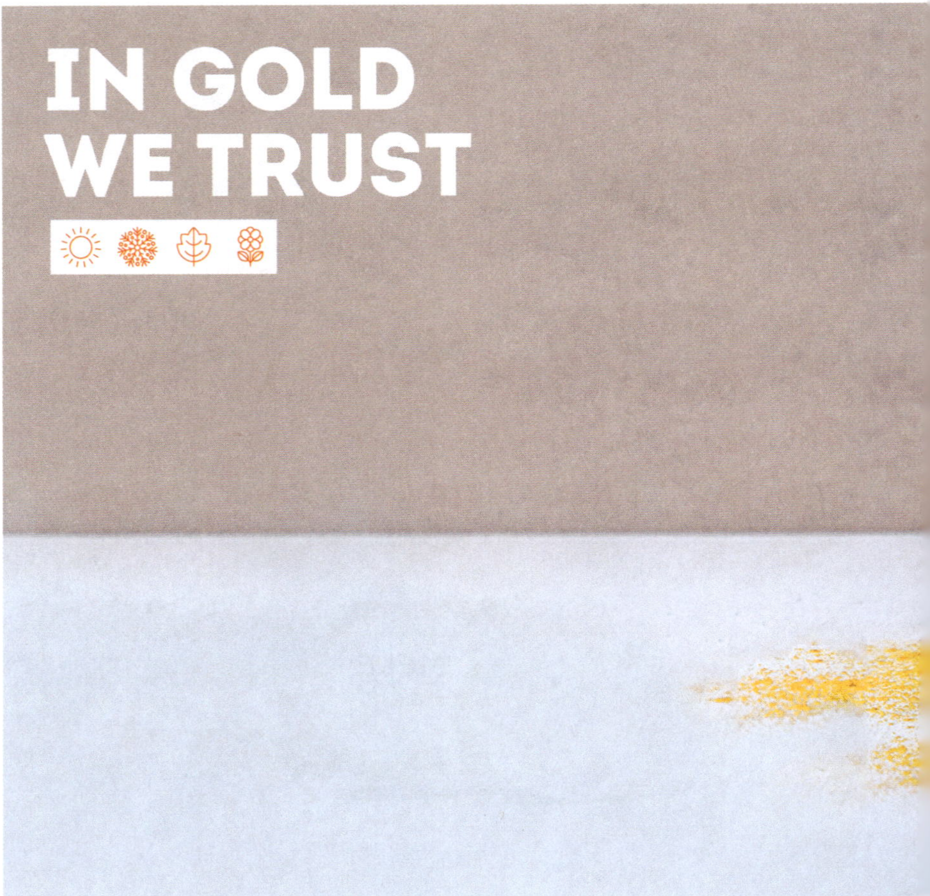

Mondare le verdure. Sbucciare il mango e tagliarlo a cubetti. Pelare la radice di curcuma (indossando dei guanti in lattice altrimenti si rischia di colorarsi le mani di giallo per giorni). Mettere tutto nell'estrattore per ottenere un succo dal colore dorato intenso.

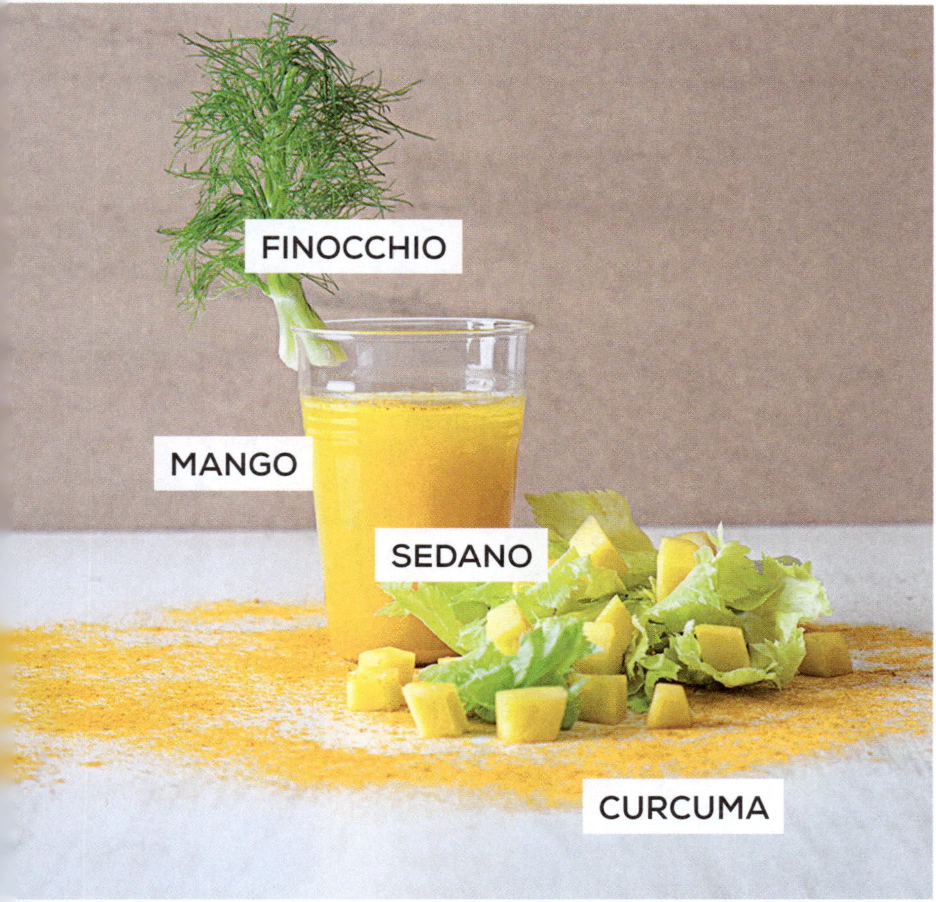

PER 1 PERSONA

Preparazione: 10 minuti
Difficoltà: 1

CONSIGLIATA PER:

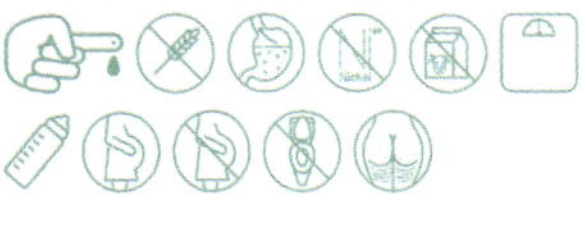

INGREDIENTI

3 coste di sedano

1 mango

1 finocchio

2 cm di radice di curcuma fresca oppure ½ cucchiaino di curcuma in polvere

SUNFRITTO

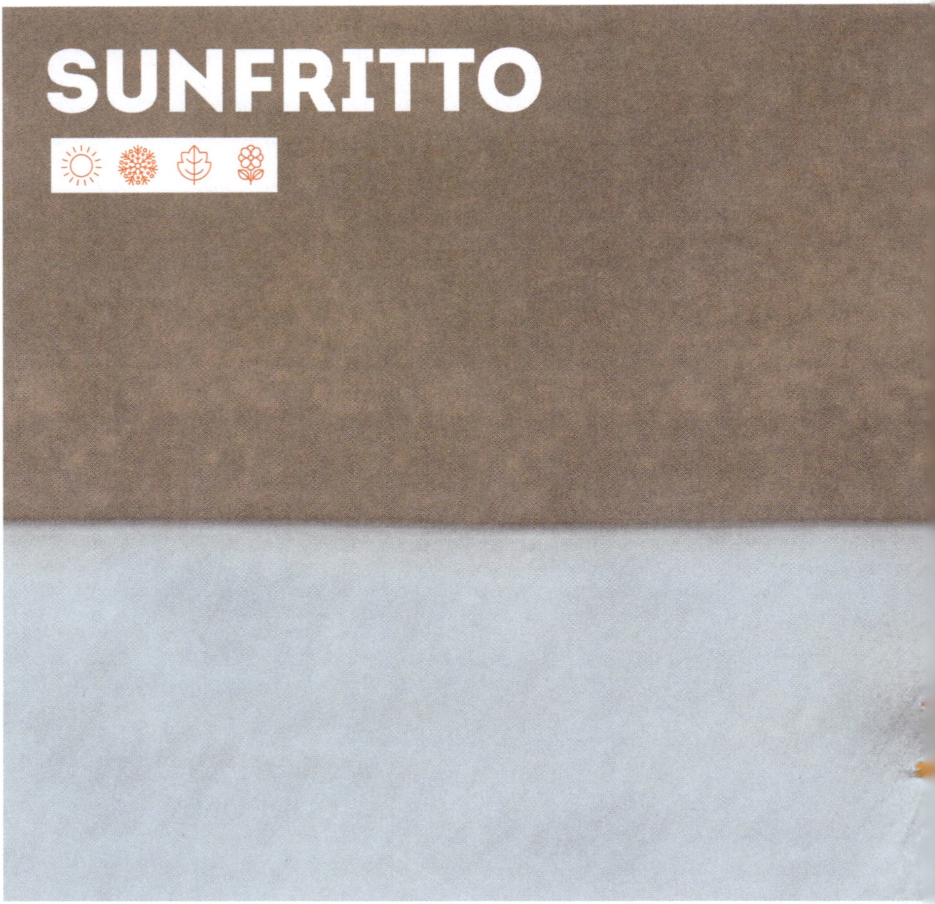

Mondare le verdure e centrifugarle. Pelare a vivo i limoni, unirli al centrifugato di sedano e carote e frullare con un mixer a immersione.

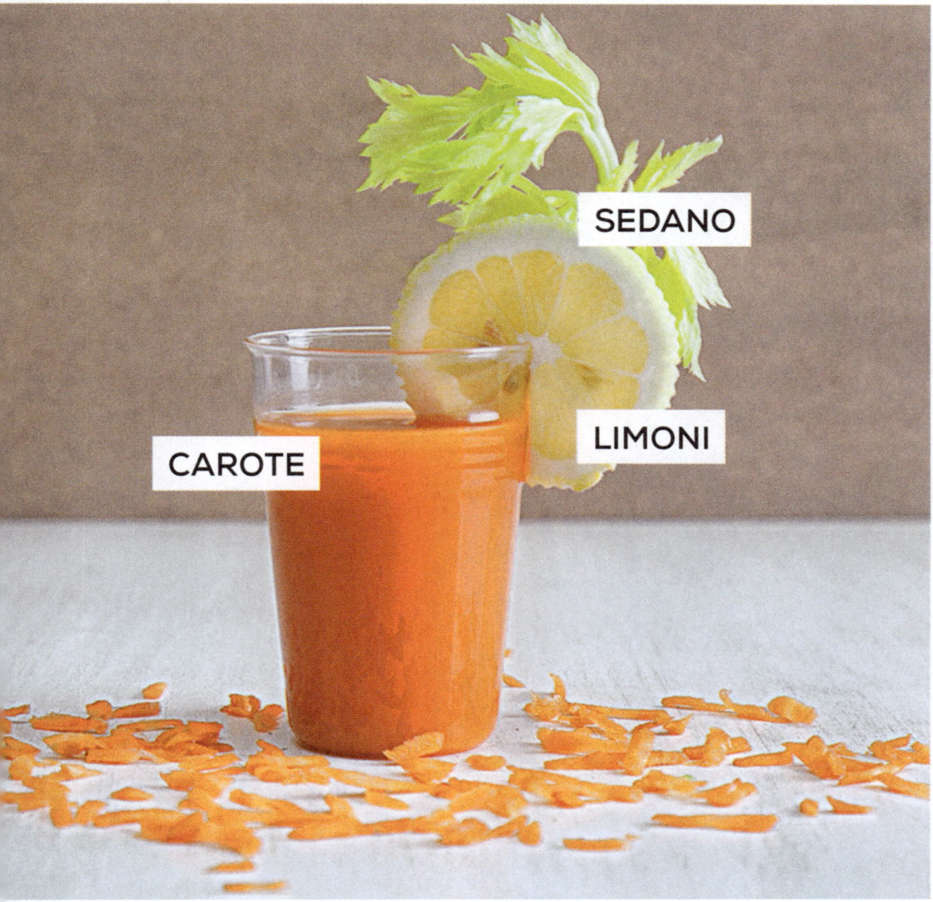

PER 1 PERSONA

Preparazione: 5 minuti
Difficoltà: 1

CONSIGLIATA PER:

SCONSIGLIATA PER:

INGREDIENTI

5-6 carote
4 coste di sedano
2 limoni biologici

PINK MILK

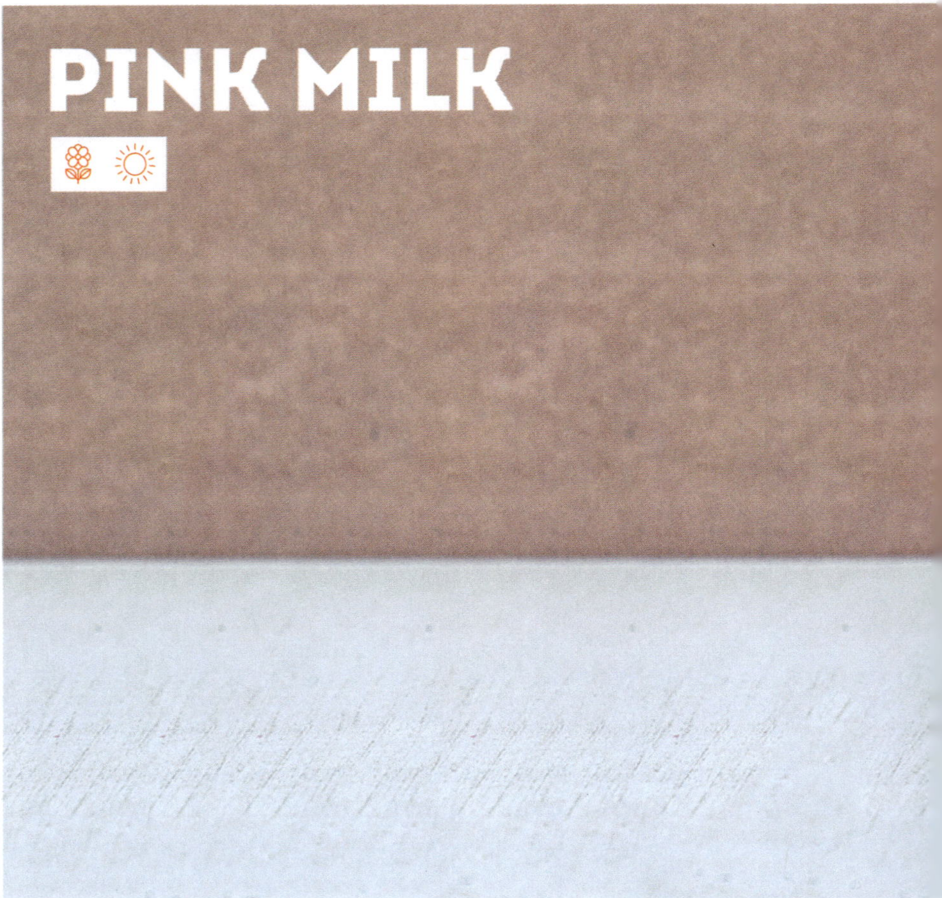

Mondare le fragole e tagliarle a pezzettini. Unirle allo yogurt e aggiungere anche le foglie di basilico. Frullare il composto e, se necessario, filtrarlo per eliminare eventuali semini di fragola e pezzettini di basilico.

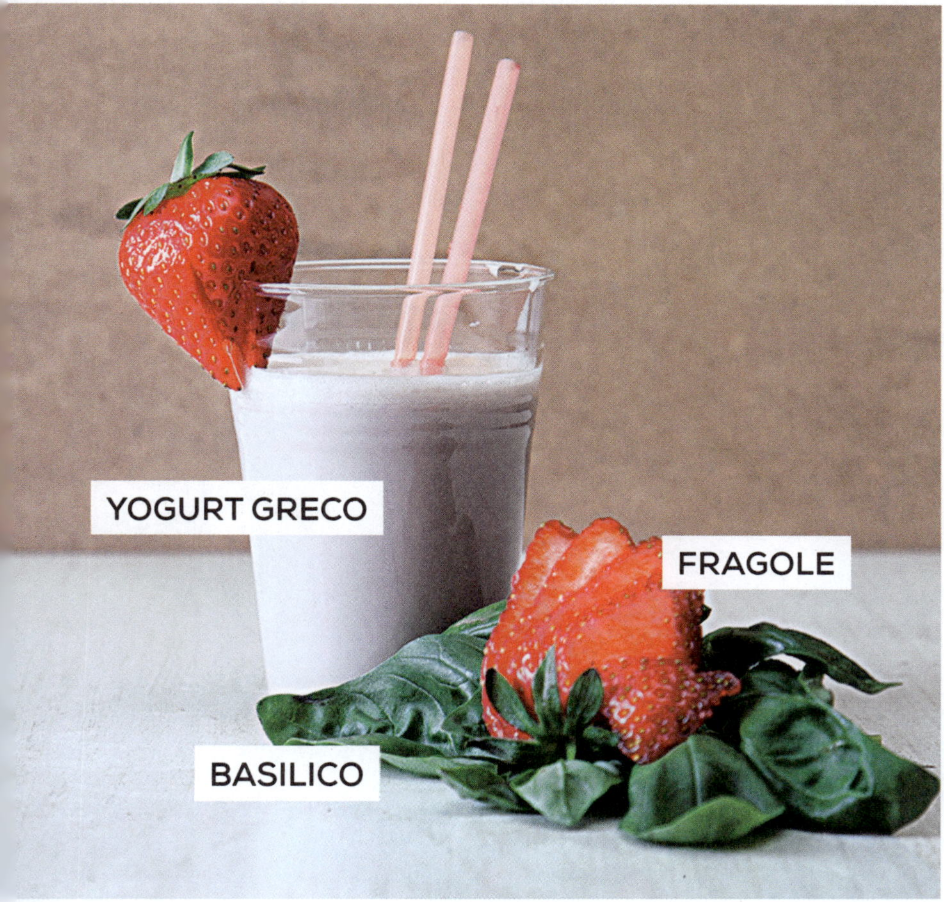

285

PER 1 PERSONA

Preparazione: 5 minuti
Difficoltà: 1

CONSIGLIATA PER:

SCONSIGLIATA PER:

INGREDIENTI

150 g di yogurt greco magro
6-7 fragole
5 foglie di basilico

MIRACLE BITTER

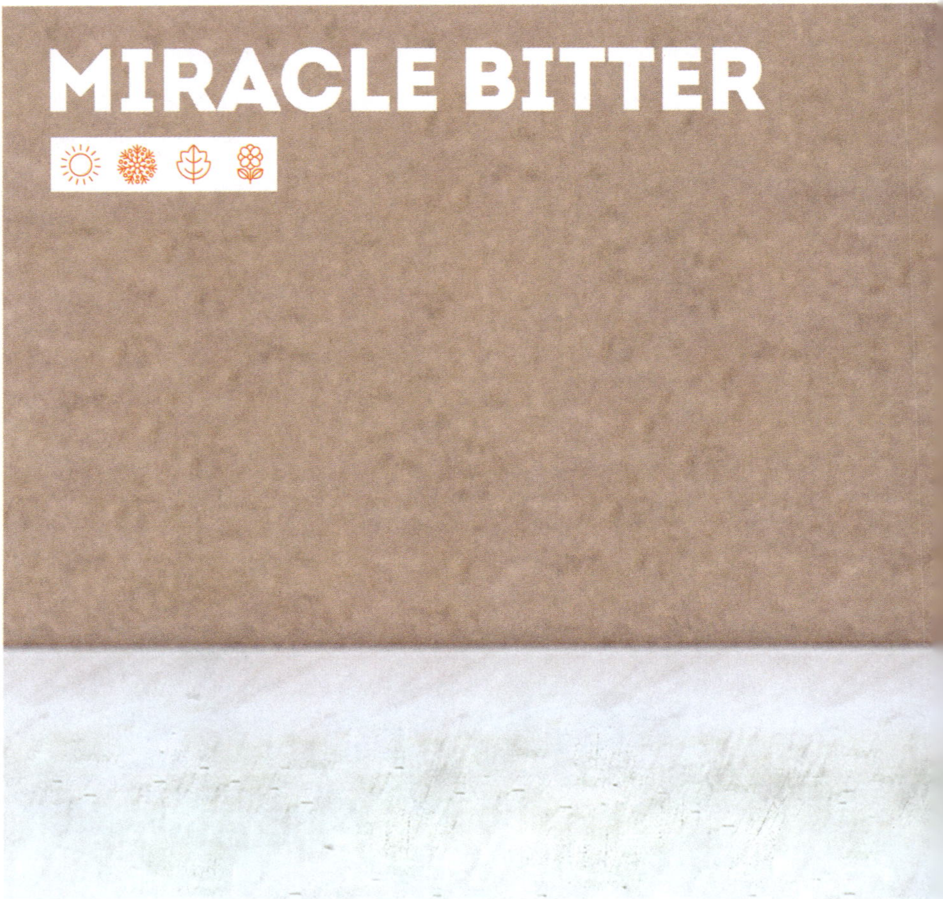

Mondare le verdure e spellare la radice di zenzero. Pelare a vivo il limone. Centrifugare o usare un estrattore di succo.

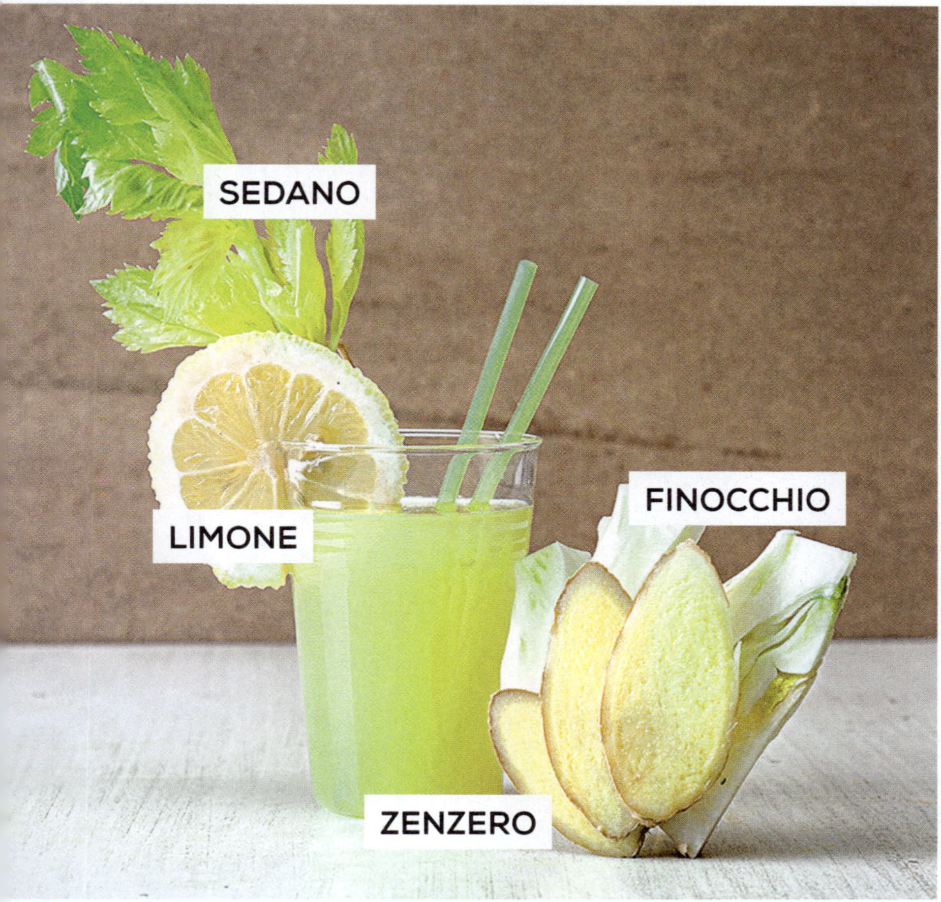

PER 1 PERSONA

Preparazione: 5 minuti
Difficoltà: 1

CONSIGLIATA PER:

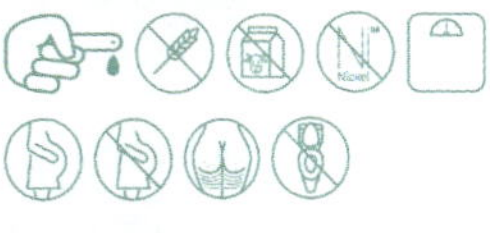

SCONSIGLIATA PER:

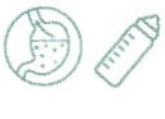

INGREDIENTI

3 coste di sedano
1 finocchio grande
1 limone
1 cm di radice di zenzero fresco

OLD LONDON TASTE

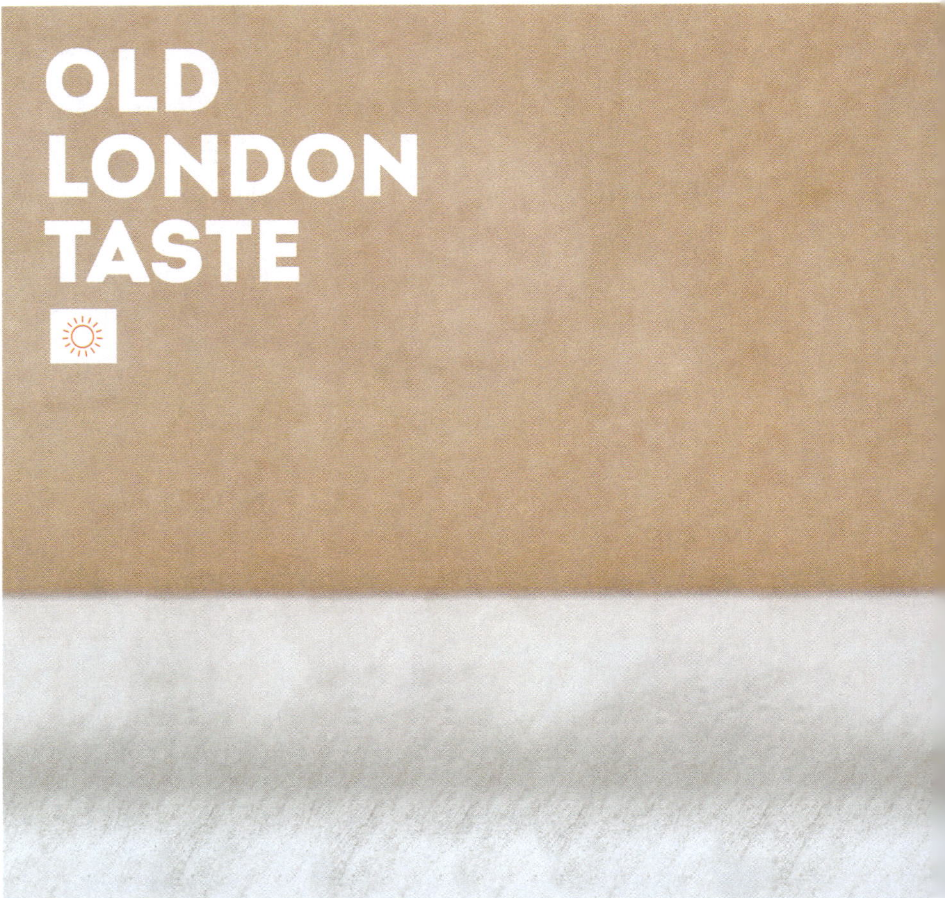

Centrifugare le carote. Pelare a vivo l'arancia. Lavare more e mirtilli. Unire tutti gli ingredienti e frullare. Eventualmente setacciare per eliminare i semini delle more e dei mirtilli.

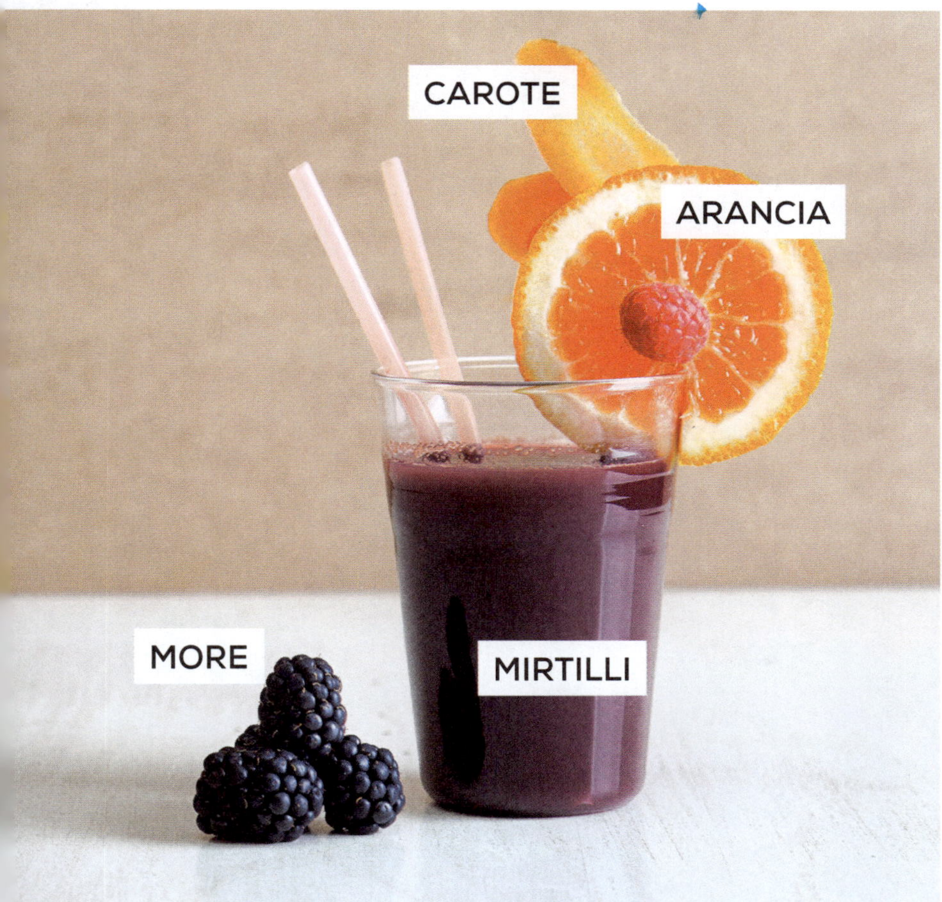

PER 1 PERSONA

Preparazione: 10 minuti
Difficoltà: 1

CONSIGLIATA PER:

SCONSIGLIATA PER:

INGREDIENTI

4 carote
1 arancia biologica
15 more
15-20 mirtilli

CHERRY FRESH

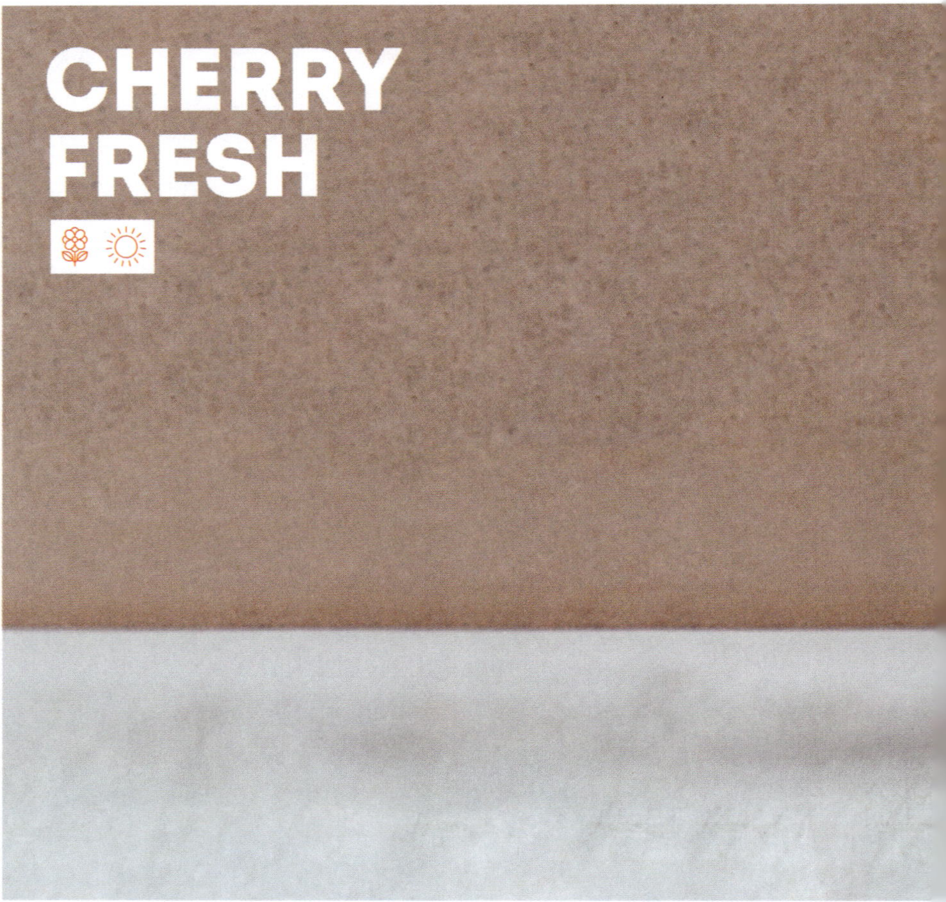

Mondare le mele e il finocchio e centrifugare. Denocciolare le ciliegie, unirle al succo di mela e finocchio, poi aggiungere le foglie di menta e frullare.

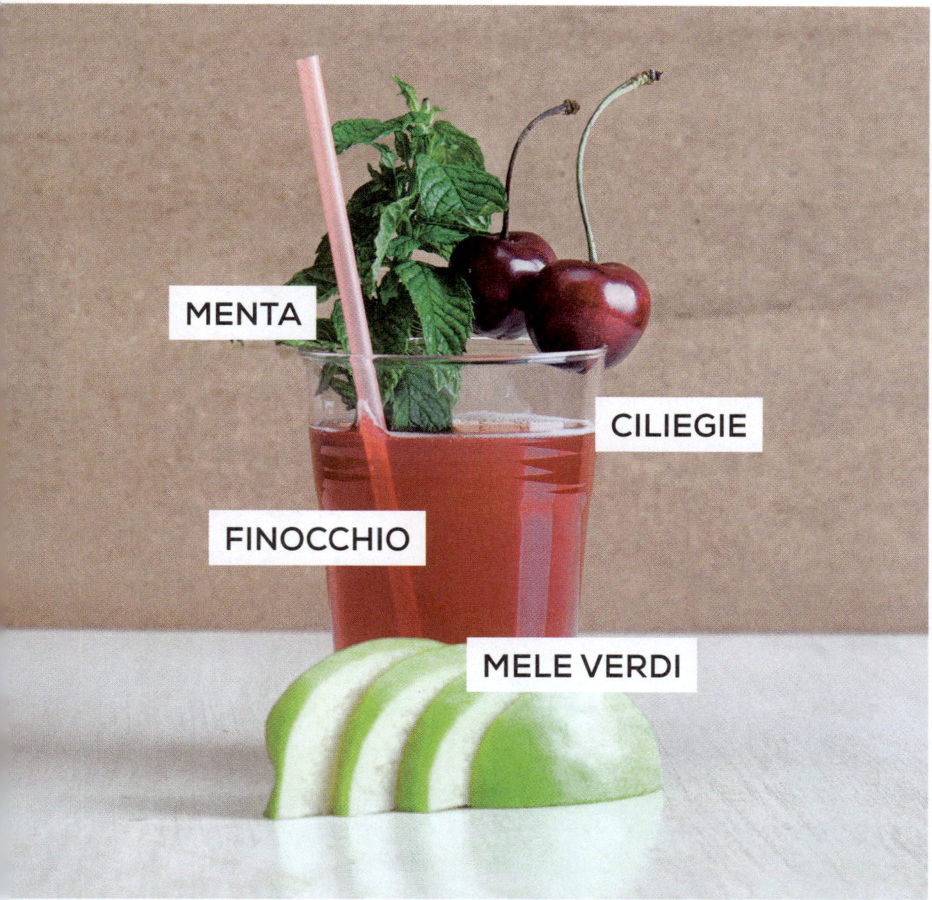

PER 1 PERSONA

Preparazione: 15 minuti
Difficoltà: 1

CONSIGLIATA PER:

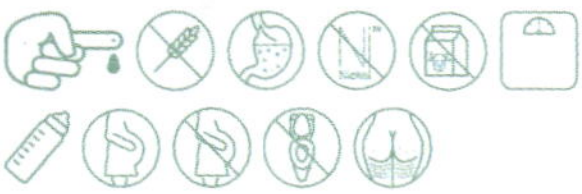

INGREDIENTI

2 mele verdi
1 finocchio
10 ciliegie
5-7 foglie di menta

MIDORI TZATZIKI

Pulire il melone bianco, tagliarlo a pezzettoni e centrifugarlo con il cetriolo. Pelare a vivo il limone e unire al centrifugato. Aggiungere anche le foglie di menta e lo yogurt greco, infine frullare con un mixer ad alta velocità.

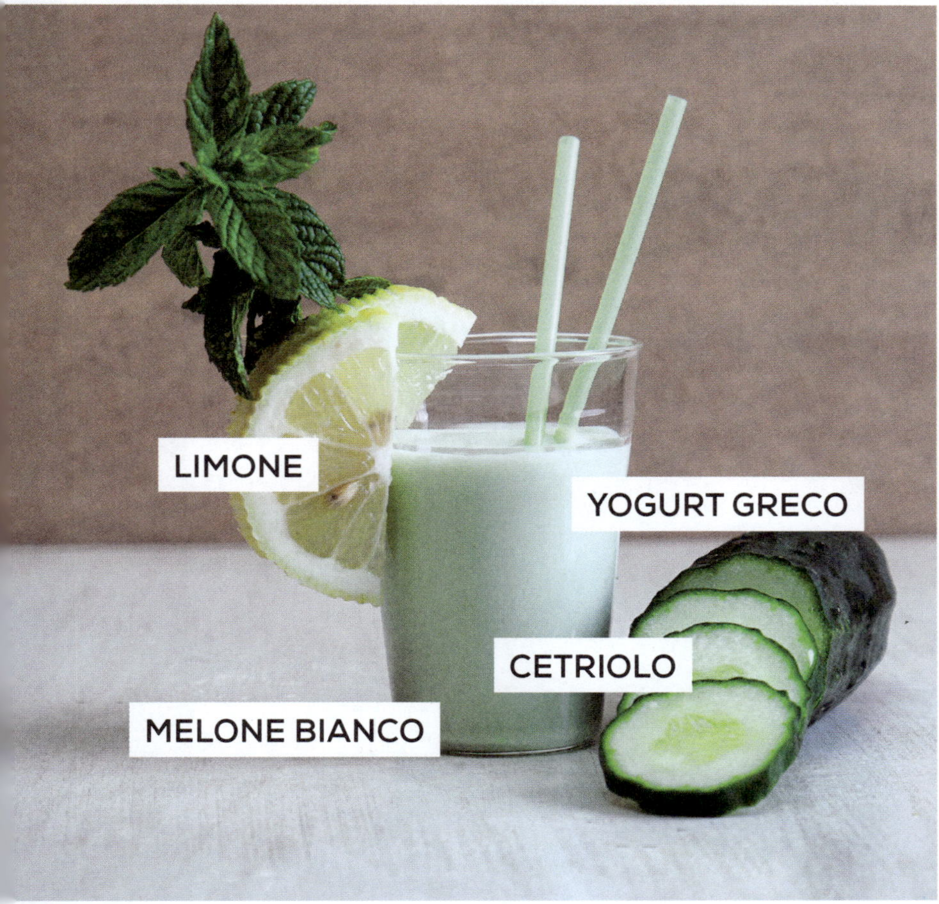

PER 1 PERSONA

Preparazione: 10 minuti
Difficoltà: 1

CONSIGLIATA PER:

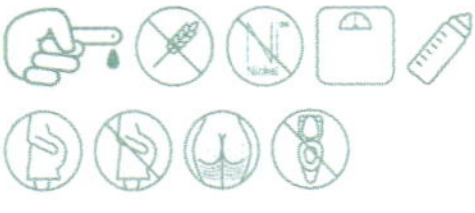

SCONSIGLIATA PER:

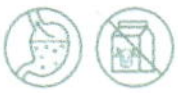

INGREDIENTI

1 cetriolo
1 limone biologico
2 fette di melone bianco
100 g di yogurt greco magro
5 foglie di menta

A, B, C, D, E... FERRO

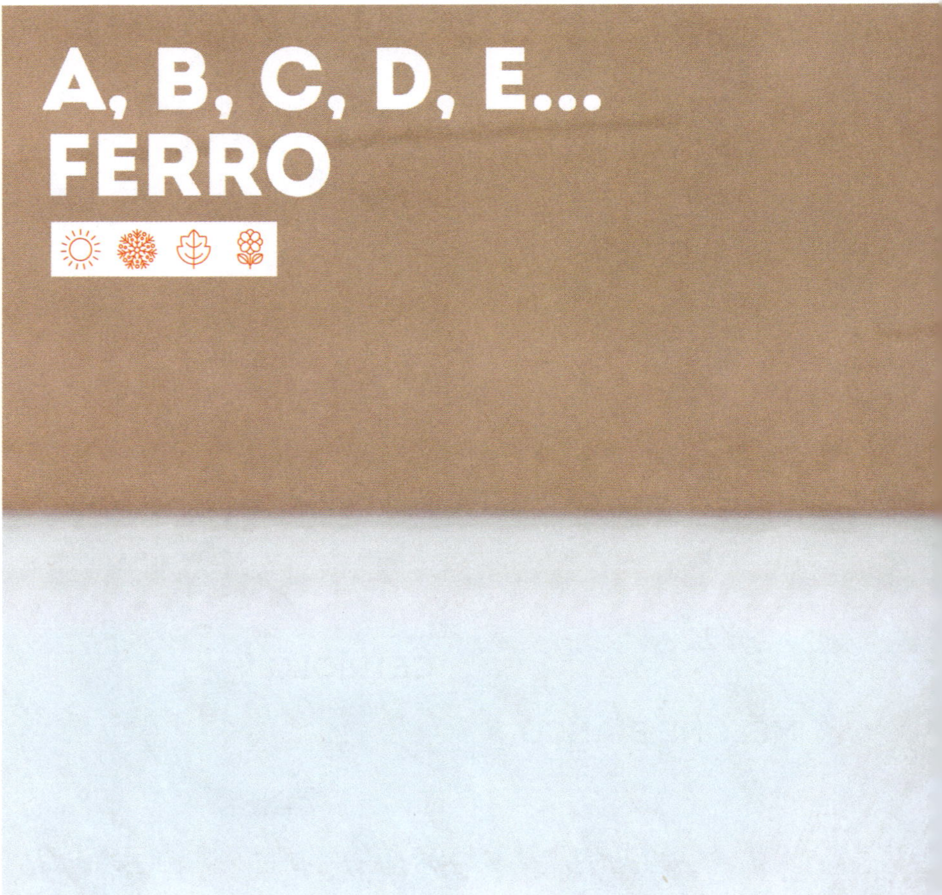

Pulire a vivo l'arancia e il limone. Mondare le carote e la mela, poi tagliarle a cubetti e centrifugarle. Unire al succo ottenuto gli agrumi, gli spinaci, la noce moscata grattugiata e il cacao. Frullare con un mixer ad alta velocità e fare il pieno di vitamine!

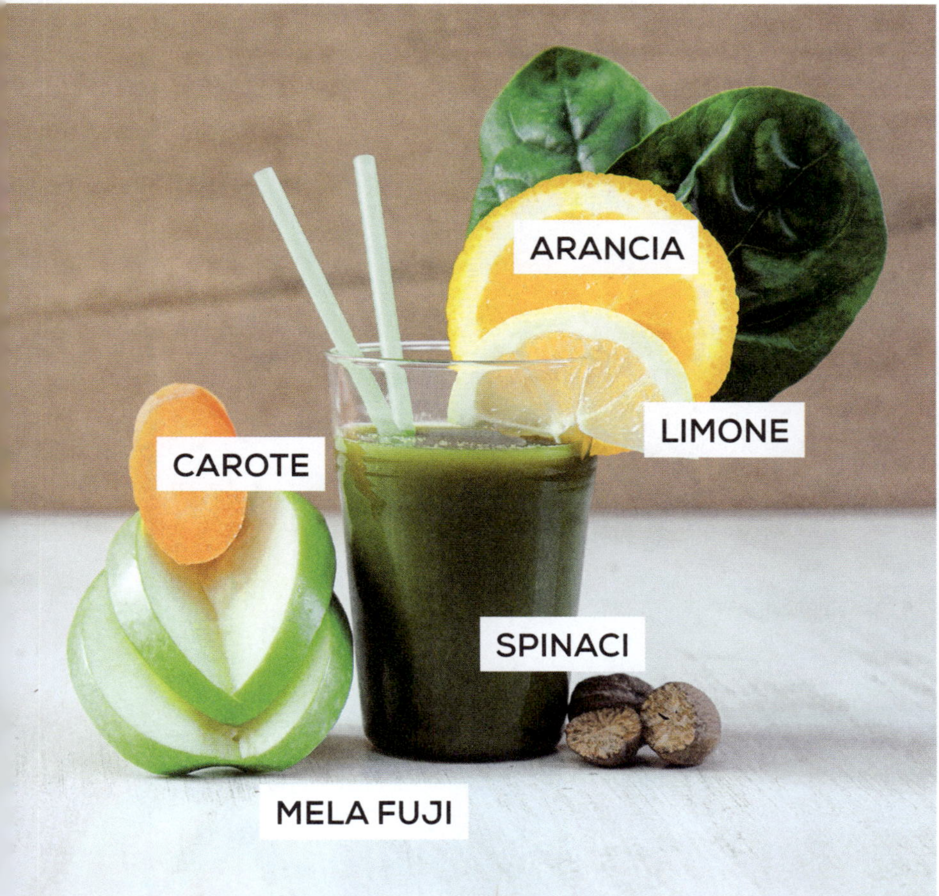

PER 1 PERSONA

Preparazione: 10 minuti
Difficoltà: 1

CONSIGLIATA PER:

SCONSIGLIATA PER:

INGREDIENTI

1 arancia biologica
2 carote
1 mela fuji
1 limone biologico
15 foglie di spinaci freschi
50 g di cacao amaro
noce moscata q.b.

ORANGE IS THE NEW BLACK

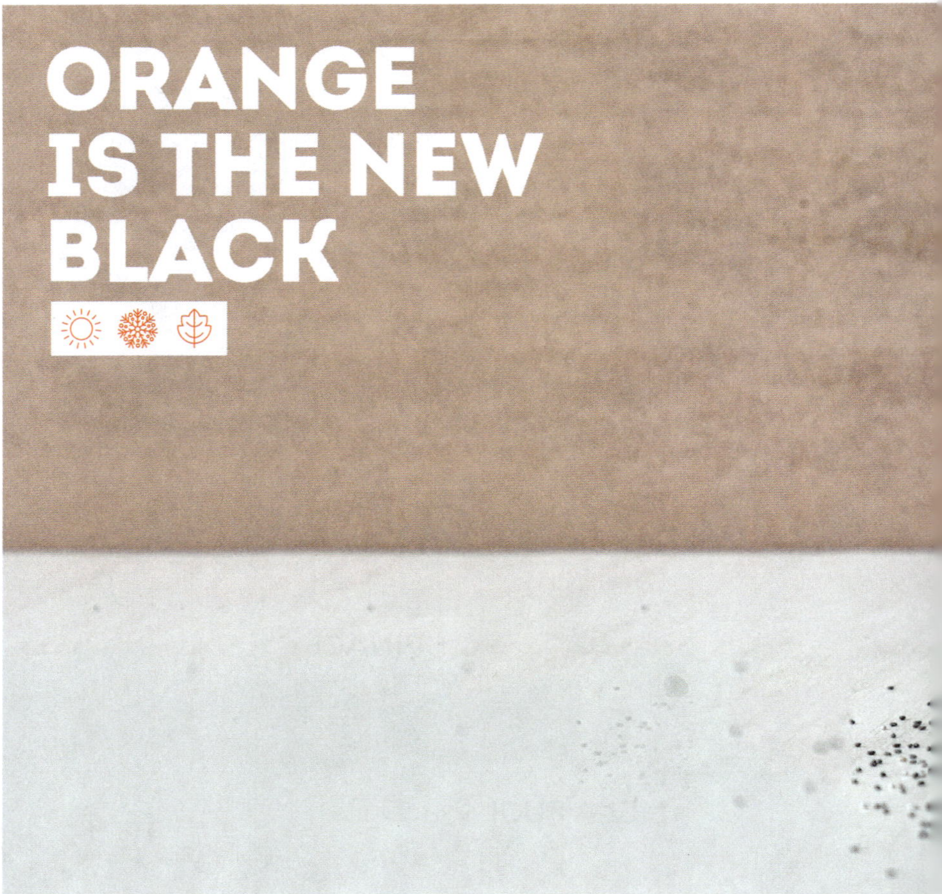

Centrifugare zucca, papaya e carota. Spremere l'arancia e aggiungere i semi di chia.
Mescolare e servire decorando con della papaya fresca e qualche ricciolo di carota (ma è ottimo anche spoglio!).

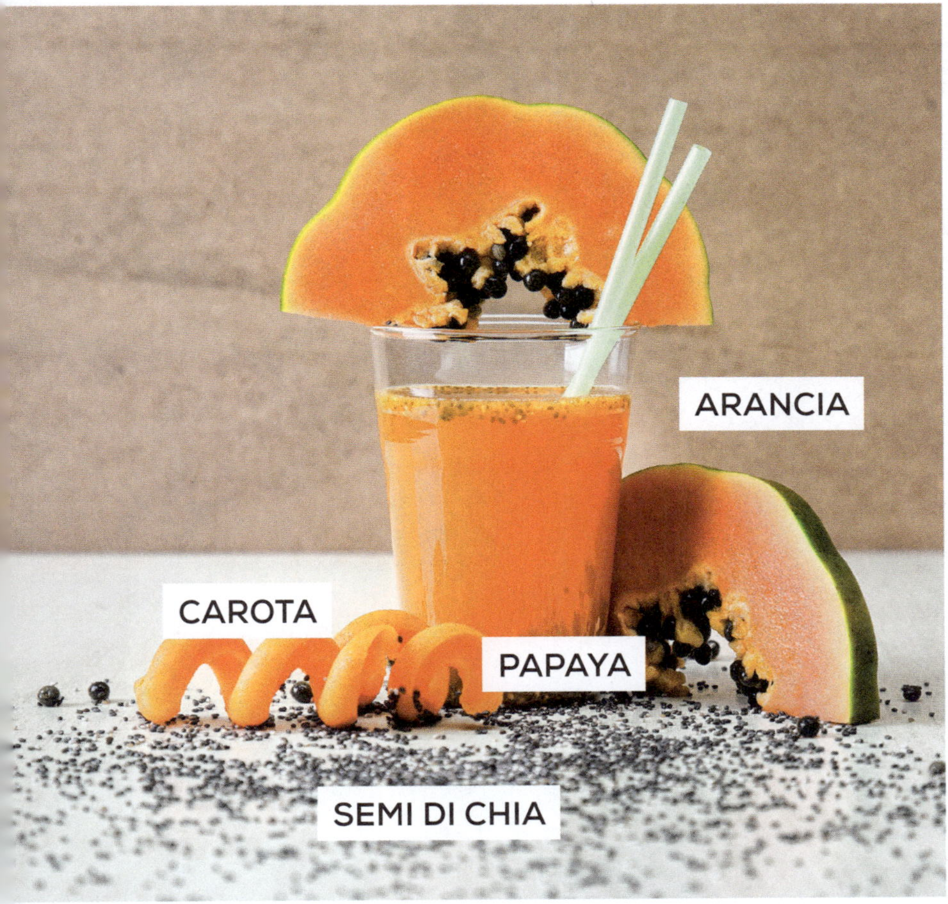

PER 1 PERSONA

Preparazione: 5-10 minuti
Difficoltà: 1

CONSIGLIATA PER:

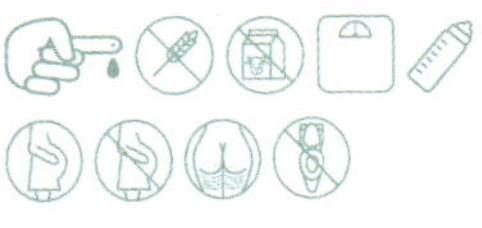

SCONSIGLIATA PER:

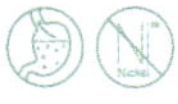

INGREDIENTI

1 carota
1 arancia biologica
100 g di papaya
50 g di zucca
1 cucchiaino di semi di chia

PINK IS DARKER

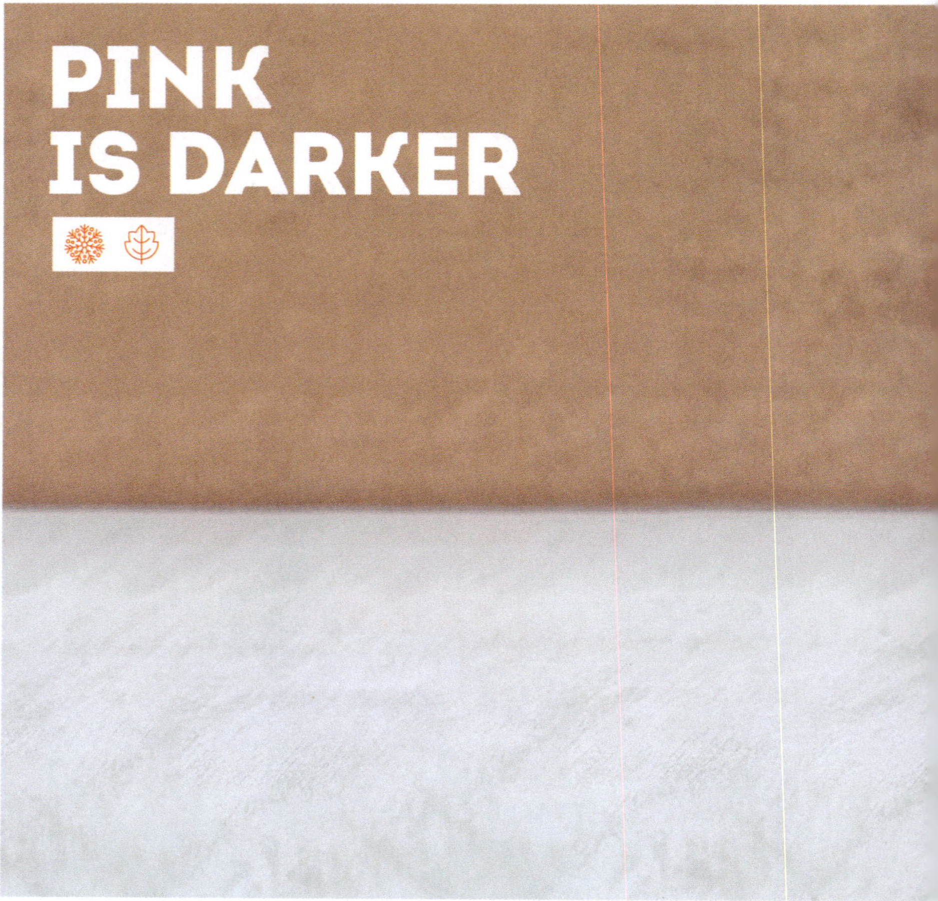

Sgranare i melograni e pelare a vivo il pompelmo rosa. Mettere tutto nell'estrattore e shakerare aggiungendo i semi della bacca di vaniglia. Servire con la bacca al posto della cannuccia!

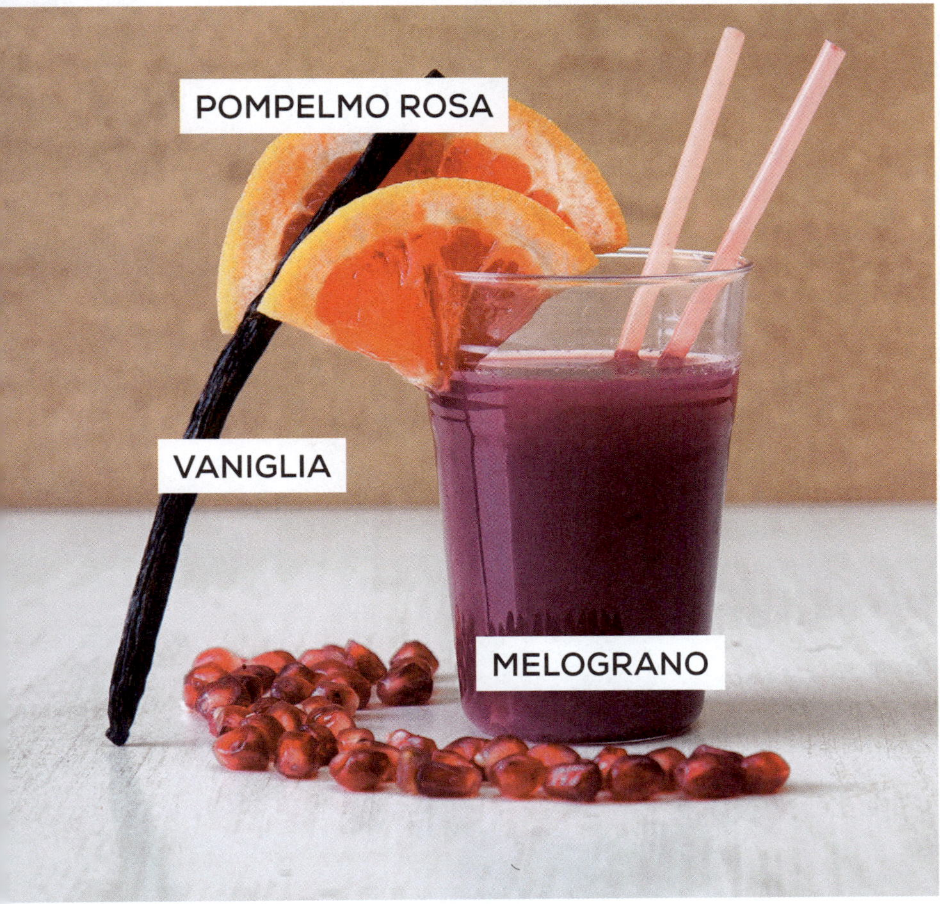

PER 1 PERSONA

Preparazione: 10-15 minuti
Difficoltà: 2

CONSIGLIATA PER:

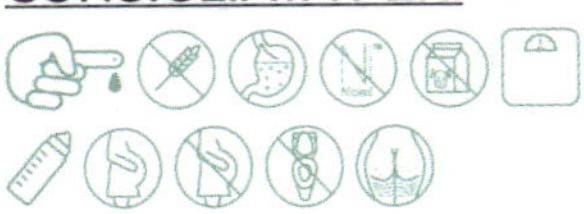

INGREDIENTI

1-2 melograni
1 pompelmo rosa
1 bacca di vaniglia

RINGRAZIAMENTI

Scrivere i ringraziamenti può sembrare una cosa difficile, ma per me non lo è.

Se sono arrivata fin qui è grazie a coloro che mi hanno dato la soddisfazione più grande: i miei pazienti. Non immaginavo che così tante persone potessero affidarsi a me. Oggi lo so e non posso che ringraziarvi tutti. Ringrazio chi ha lasciato una recensione, un commento, un messaggio, chi mi ha contattato in privato ma anche chi non ha fatto nulla e ha deciso semplicemente di seguirmi, perché tutti avete contribuito alla realizzazione del mio sogno.

INDICE DEGLI INGREDIENTI

Finito di stampare
nel mese di settembre 2018
presso Grafica Veneta Trebaseleghe (PD)